LA
PRESSE MÉDICALE

GUIDE MÉDICAL

RÉDIGÉ PAR

E. DE LAVARENNE ET F. JAYLE

1896

PRIX 1 FRANC

PARIS

GEORGES CARRÉ, ÉDITEUR

3, RUE RACINE, 3

GEORGES CARRÉ, Éditeur, 3, rue Racine, PARIS

LEÇONS SUR LA CELLULE

MORPHOLOGIE ET REPRODUCTION

Faites au Collège de France pendant le semestre d'hiver 1893-1894
Par **L. Félix HENNEGUY**, chargé, comme remplaçant, du Cours d'Embryogénie comparée
1 beau volume in-8° jésus, de XX-544 pages, avec 362 figures noires et en couleurs
Prix relié : **25 francs**

L'étude de la cellule, qui se rattache si intimement à celle de toutes les autres sciences biologiques et à laquelle se trouvent subordonnées tant de questions d'intérêt général, a fait, dans ces dix dernières années, des progrès considérables. Chaque jour, la cytologie voit s'étendre les limites de son domaine ; chaque jour de nouveaux faits viennent s'ajouter aux faits déjà recueillis et rendent plus difficile la connaissance complète du sujet, indispensable cependant à ceux qui voudraient aborder de nouvelles recherches.

Par la nature même de ses travaux, M. le Professeur Henneguy était mieux placé qu'aucun autre pour sentir la nécessité de grouper tous ces faits en les résumant, et d'éviter ainsi à chacun la perte de temps qu'occasionne la lecture des mémoires originaux. C'est à la classification et à l'examen critique des découvertes cytologiques qu'il a employé plusieurs années de labeur, et c'est à leur exposé méthodique qu'il a consacré un semestre de son cours du Collège de France que nous offrons aujourd'hui au public savant sous la forme d'un Traité de Cytologie.

En entreprenant et en menant à bien une tâche aussi ardue, M. Henneguy vient de combler une regrettable lacune de la littérature scientifique, car nulle part encore n'existait un traité analogue sur la Morphologie de la Cellule.

L'auteur a pensé avec raison qu'à côté de la tentative inachevée de Carnoy, de l'ouvrage remarquable d'Hertwig, il y avait place pour un livre classique moins exclusivement physiologique que le dernier, plus complet et plus éclectique que le premier. Il a estimé fort justement que, dans une science où l'observation prime tout, la parole devait être donnée aux faits et que la théorie ne devait en être que le corollaire et l'accessoire. Aussi ses Leçons sur la Cellule sont-elles une mine inépuisable de documents, rationnellement exposés et scrupuleusement critiqués. La théorie y tient une place fort petite, qui se trouve plus utilement remplie par des développements sur ses propres recherches et sur celles des auteurs les plus estimés.

LA CELLULE ET LES TISSUS

Éléments d'anatomie et de Physiologie générales, par **Oscar HERTWIG**
Directeur du second Institut d'anatomie de l'Université de Berlin
Traduit de l'allemand par **Charles JULIN**, chargé de Cours à la Faculté de médecine de Liège
1 vol. in-8 raisin de xvi-350 pages, avec 168 figures. — **Prix : 12 francs**

Quand on parcourt les nombreux traités d'histologie, on constate qu'une foule de questions d'un intérêt scientifique puissant y sont à peine touchées et que maintes études, qui offrent avec l'histologie les connexions les plus étroites, en sont plus ou moins exclues. Le lecteur y trouve de nombreux renseignements sur l'aspect que présentent au microscope les cellules et les tissus selon les diverses méthodes que l'on emploie pour les préparer ; mais il n'y trouve que bien peu de documents relatifs aux propriétés vitales de la cellule, aux forces remarquables qui siègent dans ce petit organisme, et qui se manifestent aux yeux de l'observateur d'une façon si variable par les phénomènes de la contractilité du protoplasme, de l'irritabilité, de la nutrition et de la reproduction. Quand on veut se rendre compte de l'état de la science sur ces questions, on est obligé de recourir à la littérature spéciale.

La cause de cette situation est facile à découvrir ; elle réside surtout dans la subdivision que l'on a faite d'une science, primitivement unique, en deux sciences distinctes : l'anatomie humaine et la physiologie. Cette subdivision, on l'a étendue jusqu'à la cellule, ce qui nous paraît hors de propos. En effet, si, en dépit d'une foule d'inconvénients qu'elle entraîne naturellement, cette subdivision offre, à maints points de vue, une certaine utilité, si elle est même une nécessité quand il s'agit de l'étude du corps humain, il n'en est nullement de même quand il s'agit de l'étude de la cellule. En réalité, elle n'a conduit qu'à diminuer la portée de la physiologie de la cellule, non pas comme science, mais comme sujet d'enseignement ; elle n'a conduit qu'à diminuer le fruit que l'on pouvait retirer d'une foule d'observations, et des meilleures, qu'ont fait connaître les chercheurs.

TABLE DES MATIÈRES

MANUEL
DE
TECHNIQUE MICROSCOPIQUE
APPLIQUÉE
à l'Anatomie pathologique
et à la Bactériologie
PAR
C. von KHALDEN et O. LAURENT

Un volume in-8° raisin, de 192 pages. Prix : **5** fr.

La technique microscopique s'est considérablement développée dans ces dernières années, et il est devenu impossible au praticien de suivre en détail ses perfectionnements. C'est ce qui fait l'utilité d'un traité élémentaire. Le livre de M. le professeur von Kahlden est arrivé rapidement, en Allemagne, à sa troisième édition. C'est un résumé succinct, systématique et précis, des méthodes de technique microscopique, appliqué à l'anatomie pathologique et à la bactériologie.

Nous avons cru, pour ce motif, qu'il méritait d'être traduit en français, d'autant plus qu'il n'existe pas dans notre langue de travail d'ensemble sur le sujet.

TABLE DES MATIÈRES

MANUEL PRATIQUE DE BACTÉRIOLOGIE
BASÉE SUR LES MÉTHODES DE KOCH
Par Edgar-M. CROOKSHANK, professeur au King's College

Un beau volume in-8°, de 300 pages, orné de 32 magnifiques planches en chromolithographie et de 44 gravures sur bois. — Prix, cartonné à l'anglaise : **26** fr. **50**

ÉLÉMENTS
DE

PHARMACODYNAMIE

PAR

OSWALD SCHMIEDEBERG

PROFESSEUR ORDINAIRE DE PHARMACOLOGIE A L'UNIVERSITÉ DE STRASBOURG

Traduit de l'allemand, par le Dr HENRI WOUTERS

Un volume in-8° de 330 pages........................ Prix : 9 francs

Ce livre résume tout ce qui peut être admis comme scientifiquement établi dans l'action des agents pharmaceutiques sur l'être organisé, et en particulier sur l'homme. L'auteur y expose d'une manière distincte, mais toujours claire et précise, l'action physiologique et toxique des médicaments, et déduit de celle-ci, dans la mesure du possible, l'action thérapeutique.

Dans l'état actuel de la science, le lien entre l'état pathologique et l'action thérapeutique nous échappe malheureusement encore souvent. Lorsqu'il en est ainsi, toutes les hypothèses mal étayées, toutes les théories prématurées ne sont que nuisibles, et c'est un grand mérite de l'auteur que d'avoir su se tenir constamment en garde contre elles. Partout où la lumière n'est pas faite, le professeur Schmiedeberg se borne à rappeler les applications empiriques, non encore raisonnées, des agents médicamenteux, reconnaissant ainsi, en toute sincérité, que si tantôt il est possible de déduire logiquement l'action thérapeutique de l'action pharmacodynamique, d'autres fois ce rapport nous fait défaut et nous sommes obligés de nous fier à la seule expérience clinique.

Ainsi conçu, l'ouvrage devient un résumé précieux de la science pharmacodynamique actuelle. Le médecin y puisera des renseignements toujours utiles sur les agents qu'il emploie et fera la distinction si nécessaire entre ce que nous enseigne l'expérience clinique, ce que nous apprend la science exacte du laboratoire et ce qui demeure jusqu'ici totalement ignoré.

COURS
DE

CHIMIE BIOLOGIQUE ET PATHOLOGIQUE
Par BUNGE

PROFESSEUR DE CHIMIE BIOLOGIQUE A L'UNIVERSITÉ DE BALE

Traduit de l'allemand par le Dr JAQUET, *assistant au laboratoire de pharmacologie expérimentale*
de *l'Université de Strasbourg.*

Un beau volume in-8° raisin de VIII-396 pages. Prix : 12 fr.

Cet ouvrage a obtenu en Allemagne le plus vif succès. Incontestablement, étant donné surtout le manque d'ouvrages de ce genre dans la littérature médicale française, ce livre obtiendra le même accueil en France. Il est du reste des plus utiles, et pour ainsi dire indispensable à tous les étudiants et à tous les praticiens.

TABLE DES MATIÈRES

Vitalisme et mécanisme. — Evolution des éléments. — Conservation de l'énergie. — Les aliments de l'homme. Définition et classification des aliments. Les aliments organiques. Matières albuminoïdes et gélatineuses. — Hydrates de carbone et graisses. Importance de chacun des trois groupes d'aliments organiques. — Combinaisons organiques contenant du fer et du phosphore. — Les aliments inorganiques. — Les aliments d'épargne. — Salive et suc gastrique. — La digestion dans l'intestin. Le suc pancréatique et son action fermentescible. Les ferments en général. L'action du suc pancréatique sur les hydrates de carbone, les graisses et les matières albuminoïdes. Définition et rôle des peptones. — **Le suc entérique et la bile.** — Les voies de résorption et les premières transformations des aliments résorbés. — Le sang et la lymphe. — Les gaz du sang et la respiration. Rôle de l'oxygène dans la respiration. — L'acide carbonique dans la respiration interne et externe. La respiration cutanée. Les gaz de l'intestin. — Les produits azotés de la désassimilation. — La sécrétion urinaire et la composition de l'urine. — La nutrition dans le foie. La fonction glycogénique du foie. — La source du travail musculaire. — Formation de la graisse dans l'organisme. — Le diabète sucré.

ÉLÉMENTS
DE

CHIMIE PHYSIOLOGIQUE

PAR

G. MOSSELMAN & G. HEBRANT
PROFESSEUR   ASSISTANT

A l'Ecole de Médecine Vétérinaire de l'Etat à Bruxelles

Un volume in-8° raisin, de 264 pages, avec figures. Prix : 5 francs

La compréhension de tous les faits que la physiologie comporte n'est possible que lorsqu'on est bien familiarisé avec la chimie des êtres vivants, et certaines fonctions de ceux-ci, comme la nutrition, par exemple, se résument en une série de réactions se passant entre divers corps chimiques qu'il faut au préalable nécessairement connaître à fond.

La chimie physiologique qui, il y a quelques années encore, était assez délaissée, prend une importance chaque jour plus grande, en raison des découvertes faites par les nombreux chercheurs; aussi, il n'est pas téméraire d'avancer que cette chimie deviendra dans l'avenir beaucoup plus importante encore, jusqu'au point de constituer une branche essentielle des études médicales.

Appelés à l'enseignement de la chimie physiologique à l'Ecole de médecine vétérinaire de l'Etat, à Bruxelles, les auteurs ont été amenés à réunir, à étudier et à grouper les diverses données ayant trait à ce cours, et ils ont pensé faire œuvre utile en réunissant dans le présent volume, sous une forme aussi concise que possible, les **éléments de chimie physiologique** qu'il est utile de connaître.

ANESTHÉSIE PHYSIOLOGIQUE

ET SES APPLICATIONS

Par le Docteur Raphaël DUBOIS

PROFESSEUR DE PHYSIOLOGIE GÉNÉRALE ET COMPARÉE A L'UNIVERSITÉ DE LYON

Un volume in-8° écu, de VIII-200 pages, avec figures

Prix : 4 francs

PREMIÈRE PARTIE. — **Historique et classification.**

TRAITÉ

DES

MALADIES DE LA PROSTATE

ET DES

VÉSICULES SÉMINALES

Par le Docteur Henri PICARD

Un volume in-18 de 280 pages, relié

Prix : 5 francs

L'ouvrage du Dr PICARD débute par un exposé rapide, mais clair, de l'anatomie et de la physiologie de la prostate, suivi de quelques courtes considérations générales.

Passant rapidement sur les traumatismes (contusions, plaies, fausses routes), l'auteur décrit en détails les inflammations, l'hypertrophie, le cancer, la tuberculose. Sans s'arrêter plus qu'il ne convient sur les concrétions, les calculs, les phlébolithes, il s'appesantit, au contraire, et à juste titre, sur la description des maladies des vésicules séminales dont la pathologie est intimement liée à celle de la prostate. Cette partie de l'ouvrage se termine par une étude du sperme, des pollutions et de la spermatorrhée.

Suit la description des microbes (gonocoque, bacterium pyogènes, microorganismes de l'urèthre normal, bacille de Koch) des cystites et des maladies qu'ils provoquent (uréthrites simples, par infection, secondaires). Puis M. PICARD indique les précautions à prendre pour éviter les infections par cathétérisme et la manière de les combattre par les lavages de l'urèthre et de la vessie.

L'ouvrage se termine par une description de l'endoscopie et des instruments servant dans la pratique, uréthroscopes et cystoscopes.

Simplement et clairement écrit, ce petit livre sera utile aux médecins et même aux malades, qui y trouveront exposé, sans aucune digression inutile, tout ce qu'il faut savoir, non seulement pour reconnaître, mais surtout pour traiter les maladies de la prostate.

LA PRESSE MÉDICALE

Guide Médical

ANNÉE 1896

RÉDIGÉ PAR

MM. de LAVARENNE et JAYLE

ENSEIGNEMENT DE LA MÉDECINE

FACULTÉS ET ÉCOLES

L'enseignement de la médecine, en France, se donne dans : *a*) des Ecoles préparatoires ; *b*) des Ecoles de plein exercice ; *c*) des Facultés appartenant à l'Etat ; *d*) dans des Ecoles et Facultés libres.

Les Facultés et Ecoles de médecine de l'Etat ressortissent au ministère de l'Instruction publique. Elles comprennent les écoles préparatoires de médecine et de pharmacie, les écoles de médecine et de pharmacie de plein exercice, les facultés mixtes de médecine et de pharmacie, les facultés de médecine.

Il existe actuellement : Treiz : *Ecoles préparatoires* qui se divisent en écoles *réorganisées* : Angers, Besançon, Caen, Reims, Rennes. Rouen et en écoles *non réorganisées* : Amiens, Clermont, Dijon, Grenoble, Limoges, Poitiers, Tours. — Trois *Ecoles de plein exercice* : Alger, Marseille, Nantes. — Quatre *Facultés mixtes de médecine et de pharmacie* : Bordeaux, Lille, Lyon, Toulouse. — Trois *Facultés de médecine* : Paris, Montpellier, Nancy.

Les écoles de Caen, Rouen, Rennes, Nantes, Angers, Tours, dépendent de la Faculté de Paris. — Les écoles de Limoges et de Poitiers, de la Faculté de Bordeaux. — L'école d'Amiens, de la Faculté de Lille. — Les écoles de Besançon et de Reims, de la Faculté de Nancy. — Les écoles de Dijon et de Grenoble, de la Faculté de Lyon. — Les écoles de Marseille et d'Alger, de la Faculté de Montpellier. — L'école de Clermont, de la Faculté de Toulouse.

Il n'existe en France qu'une seule *Faculté libre de médecine*, c'est celle de Lille.

Les études médicales durent quatre années, pendant lesquelles, de trimestre en trimestre, sont prises seize inscriptions.

Les études peuvent être faites pendant les trois premières années, soit dans les Ecoles préparatoires, soit dans les Ecoles de plein exercice, soit dans les Facultés. Les études de la quatrième année ne peuvent être faites que dans une Ecole de plein exercice ou dans une Faculté.

Les examens sont au nombre de cinq et sont suivis de la soutenance d'une thèse. Les premier et second examens peuvent être subis dans les Ecoles (selon les règlements qui suivent) ou dans les Facultés ; les troisième, quatrième, cinquième examens et la thèse ne peuvent être subis que devant une Faculté.

Les étudiants inscrits dans les *Ecoles préparatoires non réorganisées* subissent le premier et le second examens devant une Faculté. En cas d'ajournement, ils sont tenus de se représenter devant la même Faculté.

Cependant, les élèves de ces Ecoles peuvent, sans interrompre leurs cours d'études, ne subir le premier examen qu'après la douzième inscription. Dans ce dernier cas, ils subissent le deuxième examen (1re et 2e partie) avant la treizième inscription et sont soumis chaque semestre, à partir du début de la seconde année d'études, à des interrogations dont le résultat est transmis aux Facultés, pour qu'il en soit tenu compte dans les examens du doctorat. Ces interrogations portent sur les matières suivantes :

2e année : Fin du premier semestre : éléments d'anatomie descriptive. Fin du second semestre : éléments de physiologie ;

3e année : Fin du premier semestre : éléments de pathologie externe. Fin du second semestre : éléments de pathologie interne.

Depuis le 1er novembre 1895, ces élèves doivent subir le premier examen entre la sixième et la huitième inscription, et le second examen entre la huitième et la dixième.

Les étudiants inscrits dans les *Ecoles préparatoires réorganisées* subissent le premier et la première partie du second examen dans l'Ecole à laquelle ils appartiennent et devant un jury composé de deux professeurs et d'un agrégé de Faculté ; à cet effet, deux sessions d'examen sont ouvertes dans ces Ecoles, l'une au mois d'août, pour le premier examen, l'autre au mois d'avril pour la première partie du deuxième examen. Toutefois, ces différentes épreuves peuvent être subies devant les Facultés de médecine.

Les élèves refusés au premier examen, à la session d'août, peuvent se présenter pour le même examen, à la session de novembre suivant, devant une Faculté de médecine. Les élèves des mêmes écoles, refusés à la session d'avril, à la première partie du deuxième examen, peuvent se présenter pour le même examen, après un délai de trois mois, devant une Faculté. Pendant la durée de l'ajournement, le cours des inscriptions est suspendu.

Depuis le 1er novembre 1895, les étudiants inscrits dans les Ecoles préparatoires réorganisées doivent subir le premier et le second examens, aux dates fixées par le Ministre, devant l'Ecole à laquelle ils appartiennent. Le jury est présidé par un professeur de Faculté délégué par le Ministre.

Les étudiants inscrits dans les *Ecoles de plein exercice* passent le premier examen et les deux parties du deuxième dans ces Ecoles, devant un jury composé de deux professeurs et d'un agrégé de Faculté. A cet effet, deux sessions d'examens sont ouvertes dans les Ecoles, l'une au mois d'août, pour le premier examen et la deuxième partie du second, l'autre au mois d'avril, pour la première partie du second examen. Toutefois, ces différentes épreuves peuvent être subies devant les Facultés de médecine.

Depuis le 1er novembre 1895, les étudiants inscrits dans les Ecoles de plein exercice subissent dans ces Ecoles, les 1er, 2e et 3e examens. Le jury est présidé par un professeur de Faculté délégué par le Ministre.

Les élèves refusés au premier examen, à la session d'août, peuvent se présenter pour le même examen, à la session de novembre suivant, devant toute Faculté de médecine. Les élèves refusés à la première ou à la deuxième partie du second examen, peuvent se présenter pour la même épreuve, après un délai de trois mois, devant une Faculté de médecine. Pendant la durée de l'ajournement, le cours des inscriptions est suspendu.

Lorsqu'un étudiant veut changer de Faculté ou d'Ecole, ou passer d'une Ecole dans une Faculté, en conservant le bénéfice de ses inscriptions, il doit, à cet effet, adresser une demande au siège de l'Ecole ou de la Faculté à laquelle il appartient. Son dossier composé de : 1° son acte de naissance, 2° un certificat de scolarité délivré par le doyen ou directeur et visé par le recteur, comprenant : inscriptions, examens, notes, ajournements, stages, travaux pratiques (le certificat d'assiduité aux cours et aux travaux pratiques de l'année précédente doit accompagner la demande, s'il s'agit d'inscriptions de deuxième, troisième ou quatrième année) est alors transmis par les soins du recteur à la nouvelle Ecole ou Faculté désignée par l'étudiant. En cas de refus du doyen ou du directeur de délivrer le certificat, le Ministre statue après enquête.

Les demandes de transfert *en vue d'une nouvelle année scolaire* devront être produites assez à temps pour que le transfert des dossiers puisse avoir lieu avant le 15 octobre.

D'autre part, les demandes de transfert *formées au cours de l'année scolaire* seront soumises à un double avis : celui de la Faculté ou école que l'étudiant veut quitter, celui du doyen de la Faculté de médecine de Paris. Dans le cas où l'étudiant ou sa famille n'accepterait pas la suite donnée à la demande il en serait référé au ministre de l'instruction publique.

Si un élève ajourné à un examen veut changer de Faculté ou d'Ecole, il doit se munir d'une autorisation spéciale du recteur, laquelle n'est accordée que pour des motifs graves et après avis de la Faculté ou Ecole.

Tout étudiant convaincu de s'être fait inscrire concurremment dans deux Facultés ou Ecoles, pour y subir le même examen, peut être exclu à temps ou pour toujours de toutes les Facultés ; il en est de même, s'il s'est fait inscrire avant l'expiration du délai réglementaire, après l'ajournement à son examen.

ENSEIGNEMENT PRÉPARATOIRE

AU CERTIFICAT D'ETUDES PHYSIQUES, CHIMIQUES ET NATURELLES

Il est institué dans les Facultés des sciences un enseignement préparatoire des sciences physiques, chimiques et naturelles.

Sont admis à suivre cet enseignement : les jeunes gens pourvus d'un diplôme de bachelier, et après constatation de leur aptitude par la Faculté, les jeunes gens âgés de dix-sept ans au moins, pourvus soit du brevet supérieur de l'enseignement primaire, soit du certificat d'études primaires supérieures.

A la suite de cet enseignement et après examens subis devant les Facultés des sciences, il est délivré un certificat d'études physiques, chimiques et naturelles.

L'enseignement préparatoire au certificat d'études physiques, chimiques et naturelles, peut être organisé par des Ecoles de médecine de plein exercice et par les Ecoles préparatoires réorganisées, situées dans les villes où il n'existe pas de Facultés des sciences.

Examens. — Les examens se passent aux sessions de juillet et de novembre. Les élèves peuvent se présenter à l'une ou à l'autre de ces sessions. En cas d'échec à la session de juillet, ils peuvent se représenter en novembre. En cas d'échec à la session de novembre, ils sont obligés de recommencer une nouvelle année de préparation.

Pour être admis à l'examen, les aspirants doivent justifier de quatre inscriptions trimestrielles et de leur participation aux travaux pratiques.

L'examen est subi devant la Faculté dans laquelle le candidat est inscrit. Il comprend : une interrogation et une épreuve pratique de physique, de chimie, de zoologie et de botanique.

Le jury est composé de trois membres de la Faculté.

Personnel enseignant. — Le personnel enseignant se compose de professeurs, de chefs de travaux et de préparateurs.

Les professeurs et chefs de travaux sont nommés sur la proposition du Directeur de l'Enseignement supérieur et du Doyen de la Faculté des Sciences. Ils sont choisis parmi les docteurs ès sciences.

Les préparateurs sont choisis parmi les licenciés ès sciences et sont nommés sur la proposition du Doyen de la Faculté des Sciences. Tous les préparateurs d'histoire naturelle sont docteurs et agrégés ès sciences naturelles.

La durée de ces fonctions n'est pas déterminée.

Le titre de docteur en médecine ne donne aucun droit, ni aucune faveur.

Les traitements des professeurs et chefs de travaux ne sont pas fixes. Ils varient actuellement pour les professeurs de 4.000 fr. à 8.000 fr., et pour les chefs de travaux de 1.000 fr. à 2.500 fr. Ils sont fixés par le ministère qui tient compte des titres scientifiques, des services antérieurs et des autres fonctions dont peuvent être chargés les professeurs et chefs de travaux.

Les préparateurs ont un traitement fixe de 1.500 fr. qui est évidemment insuffisant.

Fonctionnement des cours et des travaux pratiques. — *Cours.* — Les élèves sont au nombre de 400 à Paris, que l'on a divisés en deux cours (numéros pairs et numéros impairs).

Chaque cours est donc suivi par 200 élèves. Sa durée est de une heure.

Les cours sont obligatoires et la présence des élèves est contrôlée.

Chaque élève est tenu de se munir d'un cahier d'un type spécial, revêtu du cachet de la Faculté des Sciences, sur lequel il doit écrire le cours du professeur. Le cahier est vérifié de temps en temps par le professeur lui-même qui l'annote au besoin. Des notes, dont on tient compte aux examens, sont données par le professeur sur chaque élève.

Travaux pratiques. — Les 400 élèves sont divisés en quatre séries de 100 chacune pour les travaux de physique, de zoologie et de botanique; en deux séries de 200 chacune pour les travaux de chimie.

Chaque série doit exécuter des travaux de physique, de zoologie et de botanique une fois par semaine et de chimie deux fois par semaine.

Chaque série est à son tour divisée en groupes de 15 à 25 élèves qui sont surveillés par un préparateur.

Au commencement de chaque séance, le préparateur indique l'objet de la leçon et donne des conseils sur les préparations ou manipulations à faire. En outre, chaque élève reçoit une « feuille de manipulation » qui est imprimée et contient l'exposé très détaillé des manipulations ou préparations qui sont à exécuter. Des figures sont ajoutées en nombre suffisant pour qu'il n'y ait pas le moindre équivoque. A la feuille imprimée est annexée une feuille blanche, sur laquelle l'élève écrit ce qu'il a vu et donne les résultats de ses expériences. Cette feuille est *toujours corrigée* par le préparateur qui donne une note. Cette note est consignée sur un registre.

De cette manière, l'élève n'est jamais abandonné à lui-même et se trouve très heureusement surveillé.

En outre, de temps en temps, environ tous les mois, les élèves subissent une épreuve interrogatoire pour laquelle il est encore délivré une note.

Toutes les notes sont réunies à la fin de l'année et communiquées aux examinateurs qui en tiennent compte.

Droits universitaires. — Le prix des inscriptions est de 55 fr. et celui d'examens de fin d'année de 80 fr. En outre chaque élève paie pour la casse 25 fr. (chimie 10 fr., zoologie 5 fr., botanique 5 fr., physique 5 fr.) et 10 francs de droits de bibliothèque (Bibliothèque de la Sorbonne).

PROGRAMME DES COURS

Depuis le commencement de l'année scolaire 1894-1895, cet enseignement fonctionne à la Faculté des Sciences de Paris (rue Rataud).

Les cours ont commencé cette année le 11 novembre; les travaux pratiques le 9 décembre.

Physique. — 1er *cours* : M. JANET, professeur à la Faculté des sciences de Grenoble, chargé du cours : Notions de mécanique, hydrostatique pneumatique, chaleur, mouvement ondulatoire, acoustique, les *lundis, mercredis* et *vendredis*, à 9 h. — 2e *cours* : M. Lucien POINCARÉ : Principes de mécanique, chaleur, électricité, magnétisme, électromagnétisme, les *mardis, jeudis, samedis*, à 9 heures. Préparateurs du cours : MM. Cheneveau, Hemardinguer.

Travaux pratiques. — M. KROUCHKOLL, chef de travaux pratiques dirigera les manipulations de physique, 4 fois par semaine (*lundi, mardi, vendredi, samedi*), de 1 h. 1/2 à 4 h. 1/2. Préparateurs : MM. Tombeck, Urbain, A. Durand, Gouré, de Villemontel.

Chimie. — 1er *cours* : M. JOANNIS, professeur à la Faculté des sciences de Bordeaux, chargé du cours : Les métalloïdes, les métaux et la chimie analytique, les *mardis, jeudis* et *samedis*, à 9 h. — 2e *cours* : M. PÉCARD, sur le même programme, les *mardi, mercredi, vendredi et samedi*. de 1 h. 1/2 à 4 h. 1/2. Préparateurs du cours : MM. Fournier, Chrétien.

Travaux pratiques. — Préparateur-chef: M. Simon. Préparateurs : MM. Hélier, Lavaux, Goisot, Niewenglowski, Varet, Rubénowitch, Mouneyrat, Patourel.

Zoologie. — M. PERRIER, chargé du cours, les *lundis* et *mercredis*, à 10 h. 1/2; M. FISCHER, chef de travaux pratiques, dirigera les manipulations de zoologie, *lundi, mardi, mercredi*, de 1 h. 1/2 à 4 h. 1/2. Préparateur du cours : M. Bolm.

Préparateurs : MM. Anglas, Loisel, Le Dantec, Lamy, Gravier, de Ribaucourt.

Botanique. — M. DAGUILLON, maître de conférences: Cryptogames, les *vendredis* (1re série) et *mardis* (2e série), à 10 h. 1/2; M. CHAUVEAU, chef de travaux pratiques, dirigera les manipulations de botanique, *mercredi, jeudi, vendredi, samedi*, de 1 h. 1/2 à 4 h. 1/2. Préparateur du cours : M. Ricôme.

Travaux pratiques. — Préparateurs : MM. Jacob, de Cordemoy, Boirivant, Boulet, Chéron, Rey.

ÉTUDES MÉDICALES

ENSEIGNEMENT

L'enseignement de la médecine est réparti sur quatre années.

Il vient d'être modifié et réorganisé. Les étudiants inscrits à la Faculté avant l'ouverture de l'année scolaire 1895-1896 restent soumis aux termes du décret du 20 juin 1878, mais les nouveaux aspirants au doctorat en médecine sont régis par le décret du 31 juillet 1893. Il existe par suite deux régimes en vigueur : l'*ancien régime* et le *nouveau régime*.

L'enseignement est organisé de telle façon qu'une partie seulement est obligatoire (travaux pratiques, stage hospitalier), l'autre partie (cours, conférences) restant absolument facultative.

Enseignement obligatoire.

Travaux pratiques. — Ces travaux sont établis de la façon suivante :

Ancien régime

1re année. Manipulations de physique ;
        de chimie ;
       Exercices d'histoire naturelle ;
       Exercices et démonstrations d'histologie ;
2e année. Exercices de dissection ;
       Exercices et démonstrations d'histologie ;

Exercices et démonstrations de physiologie;

3° année. Comme en seconde année. (Les exercices d'histologie sont facultatifs.)

4° année. Exercices de médecine opératoire;
— d'anatomie pathologique.

Les travaux pratiques de première année durent toute l'année.

En deuxième et troisième années, les exercices de dissection ont lieu en hiver : l'admission à ces exercices n'est prononcée qu'après un examen satisfaisant sur l'ostéologie.

Les exercices d'histologie sont annuels. (Le semestre d'hiver est consacré aux élèves de première année; celui d'été à ceux de deuxième et de troisième années).

Les démonstrations de physiologie ont lieu pendant le semestre d'été.

En quatrième année, les exercices d'anatomie pathologique sont annuels : ceux de médecine opératoire sont semestriels et commencent le 16 mars.

Nouveau régime

1re année. Chimie biologique, dissection, physique, histologie et physiologie.

2° année. Dissection, physique et chimie biologiques, histologie, physiologie.

3° année. Anatomie pathologique, parasitologie (Parasites animaux et végétaux), douze séances de chimie pathologique, médecine opératoire (Ligatures et opérations).

4° année. Douze séances de travaux de chimie clinique (obligatoires).
Matière médicale botanique (facultatifs).
— — chimique (Id.).
— — pharmaceutique (Id.).
Bactériologie (Id.).

5° année. Matière médicale botanique (facultatifs).
— — chimique (Id.).
— — pharmaceutique (Id.).
Bactériologie, etc., etc. (Id.).

En première année, les exercices de chimie, de dissection ont lieu pendant le semestre d'hiver; ceux de physique, d'histologie et de physiologie ont lieu en été.

Certificats d'assiduité aux travaux pratiques. — En pratique, les certificats d'assiduité aux travaux pratiques sont directement adressés à l'administration de la Faculté, par les chefs des travaux.

Stage hospitalier. — Le stage hospitalier imposé commence en novembre, à partir de la cinquième incription ; *il se continue sans interruption jusqu'à la fin du trimestre qui suit la seizième inscription.*

Chaque année de stage, déduction faite des deux mois de vacances, est de dix mois de service dans un hôpital. Le nombre de jours de stage par trimestre est ainsi déterminé :

1er trimestre, novembre et décembre,	56	jours.
2° —	janvier, février et mars,	86 —
3° —	avril, mai et juin,	86 —
4° —	juillet à octobre,	56 —

Après la seizième inscription, chaque étudiant en médecine est tenu de faire un stage dans une des cliniques obstétricales des Facultés.

Jusqu'en 1895 les étudiants pouvaient faire leur stage dans un service de leur choix; désormais, les étudiants seront astreints à un règlement dont la première application a été faite le 1er décembre 1894. (Voir p. 22.)

Enseignement facultatif.

Cours et conférences.—Ces cours ont lieu dans les divers amphithéâtres des Facultés et des Ecoles, ainsi que dans les services de clinique, aux jours et heures indiqués par voie d'affiches. Ils sont divisés en deux semestres, d'hiver et d'été.

Ne peuvent en principe être admis à suivre les cours et les conférences [1] que les personnes munies de cartes délivrées à cet effet.

Carte d'inscription ou carte d'étudiant. — Tout étudiant reçoit gratuitement au début de chaque année scolaire, une carte, dite *carte d'étudiant* ou *d'inscription.* La remise d'une nouvelle carte n'est faite que contre échange de la carte précédente.

Les étudiants qui désirent une carte avec photographie feront coller la photographie au verso de cette carte qu'ils présenteront ensuite au secrétariat (guichet n° 4), les lundis ou mardis, de midi à 3 heures, pour apposition du cachet de la Faculté.

En cas de perte de sa carte, le titulaire en fait la déclaration au secrétariat pour obtenir un duplicata s'il y a lieu.

L'étudiant qui prête sa carte, encourt la perte d'une à quatre inscriptions. S'il a toutes ses inscriptions, il est ajourné, pour les épreuves qu'il lui reste à subir, pour un temps qui ne peut excéder une année.

Cartes d'admission. — Les personnes qui désirent suivre les cours à titre d'auditeur bénévole doivent en faire la demande à la Faculté. Elles inscrivent sur un registre spécial, leurs noms, prénoms, date et lieu de naissance et leur domicile; elles reçoivent alors une carte signée du doyen ou du secrétaire, sur laquelle elles apposent également leur signature. Les cartes ainsi délivrées, et dites *cartes d'admission*, ne sont valables que pour les cours et conférences designés.

Le professeur intéressé peut s'opposer à la remise d'une carte à un auditeur bénévole. Dans ce cas, il expose ses motifs devant la Faculté ou Ecole, qui statue.

Les inscriptions au registre spécial et la délivrance des cartes sont faites sans aucuns frais.

Les cartes d'admission ne sont valables que pour une année. Elles doivent être remplacées par de nouvelles cartes au commencement de chaque année scolaire, contre la remise de la carte de l'année précédente.

Lorsqu'une carte d'admission est perdue, le titulaire en fait la déclaration au secrétariat; il lui est délivré un duplicata, s'il y a lieu.

Tout auditeur bénévole pourvu d'une carte d'admission, qui assiste à un cours, doit, à la première réquisition du professeur ou du doyen faite, soit directement, soit par l'intermédiaire de leurs agents, exhiber sa carte d'inscription.

En cas de trouble occasionné par le porteur d'une carte d'admission, la carte peut être annulée.

La Faculté peut refuser la délivrance d'une nouvelle carte.

Tout auditeur bénévole qui a prêté sa carte d'admission peut en être privé et être exclu des cours, conférences et exercices pratiques, pour toute l'année scolaire. L'exclusion est prononcée, sans recours, par la Faculté.

Carte d'admission aux cliniques obstétricales. — Pour assister aux cliniques obstétricales, il est nécessaire de se munir d'une carte d'admission. Cette carte est délivrée au secrétariat de la Faculté, tous les jours, de midi à cinq heures, aux étudiants justifiant au moins de la 13° inscription. En cas de perte de la carte, le titulaire en fait la déclaration écrite au doyen ou au secrétaire de la Faculté, pour obtenir un duplicata.

---

1. *A-t-on le droit de reproduire, soit dans une brochure, soit comme article de journal, sans l'autorisation du professeur, un cours ou une conférence faits en public, dans une Ecole de médecine ou dans un Hôpital?*

Georges CARRÉ, Éditeur, 3, rue Racine, PARIS

THÈSES DE MÉDECINE

Impression soignée et rapide. — Prix modérés

TARIF D'IMPRESSION DES THÈSES

NOMBRE de PAGES	PRIX des exemplaires DE FACULTÉ	PRIX DES EXEMPLAIRES D'AUTEUR							
		50	100	150	200	250	300	400	500
	FR.	FR.	FR.	FR.	FR.	FR.	FR.	FR.	FR.
32	65	15	21	26	32	38	43	53	60
40	82	20	27	34	40	47	54	65	77
48	99	21	28	35	42	49	56	70	81
56	115	25	34	43	51	58	66	83	98
64	131	26	35	47	58	68	79	87	102
72	147	31	42	51	62	71	82	100	119
80	163	33	43	54	65	77	88	104	122
88	180	36	49	61	71	83	95	118	140
96	195	37	51	63	75	86	99	122	144
104	211	42	56	69	83	97	110	137	162
112	229	46	62	76	91	116	121	152	180
120	245	51	69	81	100	128	132	168	198

AVIS IMPORTANT. — Les prix du Tarif ci-dessus sont établis pour une bonne impression ordinaire, d'après un type uniforme. **Nous apportons le plus grand soin dans la correction des épreuves.**

ANATOMIE

DES

CENTRES NERVEUX

Guide pour l'étude de leur structure à l'état normal et pathologique

par le D' HEINRICH OBERSTEINER

PROFESSEUR A L'UNIVERSITÉ DE VIENNE

Traduit de l'allemand sur la deuxième édition par le Docteur J.-X. COROËNNE

Un volume in-8° raisin de xx-512 pages, avec 184 gravures sur bois

PRIX : 18 Francs

Irᵉ Partie. **Méthodes de recherche.** — Méthode de dissociation. Exécution de séries continues de coupes. Etude du système nerveux central dans les cas d'incomplet développement ou d'altérations pathologiques. Méthode d'anatomie comparée. Méthode de physiologie expérimentale.
IIᵉ Partie. **Morphologie du système nerveux central.** — Division du système nerveux central : *A.* la moelle épinière; *B.* l'encéphale. Volume et poids du cerveau.
IIIᵉ Partie. **Eléments histologiques du système nerveux central.** — *A.* Eléments nerveux : Fibres nerveuses; cellules nerveuses. — *B.* Eléments non nerveux : Epithéliums; vaisseaux sanguins; tissu de soutènement; divers éléments histologiques du système nerveux central.
IVᵉ Partie. **Structure fine de la moelle épinière.** — Considérations générales sur la structure fine des centres nerveux : aperçu topographique de la moelle épinière; structure histologique de la moelle épinière; parcours des fibres de la moelle épinière; vaisseaux de la moelle épinière; altérations anatomo-pathologiques de la moelle épinière.

Vᵉ Partie. **Aperçu topographique du cerveau.**
VIᵉ Partie. **Faisceaux et voies nerveuses.** — *A.* Faisceaux de la moelle épinière : Faisceaux pyramidaux; cordons postérieurs et les faisceaux qui en naissent; cordons latéraux du cervelet; faisceau de Gower; restes du cordon antérieur et du cordon latéral. — *B.* Nerfs cérébraux : nerf olfactif; nerf optique; nerf oculomoteur; nerf trochléaire; nerf abducteur; nerf trijumeau; nerf facial; nerf acoustique; nerf glossopharyngien; nerf vague; nerf accessoire; nerf hypoglosse. — *C.* Cervelet : masses centrales ganglionnaires; fibres médullaires du cervelet; écorce du cervelet; vaisseaux sanguins du cervelet; altérations anatomo-pathologiques du cervelet. — *D.* Cerveau : ganglions du cerveau; masses médullaires centrales du cerveau; écorce du cerveau; vaisseaux sanguins du cerveau; altérations anatomo-pathologiques du cerveau.
VIIᵉ Partie. **Enveloppes du système nerveux central.** — Dure-mère. Arachnoïde. Pie-mère. Les plus gros vaisseaux du cœur.

ATLAS DU CERVEAU HUMAIN

ET DU

TRAJET DES FIBRES NERVEUSES

Par le Docteur EDWARD FLATAU

Avec une préface de M. le Professeur **MENDEL**

1 volume grand in-4°, comprenant 8 planches en héliogravure et 2 planches en chromolithographie. Prix **22** francs.

Cet atlas est très utile pour l'étude de la structure intime du cerveau. L'intérêt principal de cet ouvrage réside dans huit grandes et belles planches donnant en grandeur naturelle, et d'après photographies, la surface et des coupes du cerveau frais. Pour faciliter l'étude, l'auteur y a joint une description succincte, mais très claire et très pratique, des tissus nerveux du système central, ainsi qu'un tableau schématique, comprenant 13 figures.

TABLE DES MATIÈRES

Carte d'admission aux conférences de médecine légale. — Pour suivre les conférences de médecine légale, il est nécessaire de se munir d'une carte d'admission qui est délivrée au jour et heure et dans les conditions indiquées aux affiches spéciales.

Police des cours. — Il est défendu aux étudiants de prendre la parole durant un cours.

Si un cours vient à être troublé, le professeur invite immédiatement les auteurs du désordre à sortir, et les signale au doyen pour qu'il soit pris contre eux telle mesure que de droit.

S'il ne parvient pas à les connaître et qu'un avertissement n'ait pas suffi pour rétablir le bon ordre, il lève la séance.

Si les circonstances l'exigent, après délibération conforme de la Faculté, nul n'est admis au cours s'il ne présente ou ne dépose sa carte d'inscription ou d'admission, ou une carte spéciale délivrée à cet effet au secrétariat de la Faculté.

En cas d'urgence, le doyen peut lever la séance.

EXAMENS — THÈSE

Examens.

Les étudiants en médecine ont à subir cinq examens et à soutenir une thèse.

ANCIEN RÉGIME.

Les deuxième, troisième et cinquième examens sont divisés en deux parties :

Premier examen.

Physique, chimie et histoire naturelle médicales.

Deuxième examen.

1re partie : Épreuve pratique de dissection (éliminatoire); Anatomie et histologie (épreuve orale).

2e partie : Physiologie (épreuve orale).

Troisième examen.

1re partie : Épreuve pratique de médecine opératoire (éliminatoire); Pathologie externe, accouchements, médecine opératoire (épreuve orale).

2e partie : Pathologie interne, pathologie générale.

Quatrième examen.

Hygiène, médecine légale, thérapeutique, matière médicale et pharmacologie.

Cinquième examen.

1re partie. La première partie se compose : 1° d'une épreuve de clinique chirurgicale, subie dans une des cliniques chirurgicales de la Faculté; 2° d'une épreuve de clinique obstétricale, subie dans une des cliniques obstétricales de la Faculté; (Chacune de ces épreuves est éliminatoire; le candidat conserve le bénéfice de l'épreuve antérieurement subie avec succès.)

2e partie. — Clinique interne, épreuve pratique d'anatomie pathologique.

Le premier examen est subi après la quatrième inscription et avant la cinquième. La première partie du deuxième examen est subie trois mois après la dixième inscription et avant la douzième, c'est-à-dire après quatre trimestres de dissection; la seconde partie de cet examen est subie après la douzième et avant la quatorzième inscription. Le troisième examen ne peut être passé qu'après l'expiration du seizième trimestre d'études, c'est-à-dire trois mois après la seizième inscription.

NOUVEAU RÉGIME.

Les candidats au diplôme de docteur en médecine subissent cinq examens et soutiennent une thèse.

Le 3e et le 5e examen sont divisés en deux parties; c'est

Il arrive souvent qu'en faisant de telles publications, on attribue au professeur en question des choses absolument contraire à ses opinions. Y a-t-il un recours contre le rédacteur en question, et quelle est la sanction?

C'est une loi du 19-24 *juillet* 1793 qui, encore aujourd'hui, régit la propriété littéraire, dont elle limite la durée à la vie des auteurs et à dix ans après leur décès. Cette durée fut successivement étendue par le *décret du* 5 *février* 1810, la *loi des* 8-17 *avril* 1854, et enfin la *loi du* 14 *juillet* 1866 qui, définitivement, l'a fixée à la vie des auteurs et de leurs veuves et à cinquante ans après la mort des auteurs.

Pour être complet dans nos indications sommaires, il nous faut mentionner le *décret du* 1er *germinal an XIII*, qui s'occupe des œuvres posthumes.

Ceci dit, nous arrivons à l'objet de notre question, soit aux leçons orales faites par un professeur dans une Ecole de médecine ou de pharmacie.

Ces cours constituent-ils, à son profit, une propriété exclusive? Peut-il interdire à ses élèves ou à toute autre personne la faculté de reproduire ses leçons qui bien souvent, sont mal rendues et remplies d'erreurs?

Pour lui contester ce droit, on a présenté deux sortes de motifs.

On a d'abord prétendu que la loi de 1798, ne faisant allusion qu'à des *écrits*, ne pouvait concerner des *leçons orales*; que, d'ailleurs, la formalité du dépôt exigé par la loi ne pouvait être remplie, puisqu'il s'agissait de cours publics, non imprimés.

A ces objections l'on ajoutait cette autre considération que le professeur est salarié pour faire son cours en public, et que les leçons qu'il donne *ex cathedra* appartiennent à ses auditeurs qui, de leur côté, payent la plupart pour les entendre.

Nous ne saurions admettre les raisons que l'on invoque, et rien ne nous sera plus aisé que d'y répondre.

Certainement, le professeur reçoit des honoraires pour instruire ses élèves, leur communiquer sa science; mais il ne leur doit rien de plus. Le plan de son enseignement, sa méthode, son style, tout cela lui appartient et ne peut être publié, sans son autorisation, par des étudiants qui ne payent que le droit de s'instruire en écoutant le maître. Sans doute, ils peuvent prendre des notes plus ou moins complètes, sténographier au besoin les cours (cette méthode est même pour eux un devoir), mais de là à publier ces notes essentiellement personnelles, à les détourner ainsi de leur véritable destination, il y a un abîme! Pour nous résumer, en prenant une comparaison, l'élève n'a pas plus de droits sur les leçons orales de son professeur, que le lecteur sur le livre qu'il achète. Qu'il en fasse son profit personnel, très bien; mais il ne peut en retirer un bénéfice qui revient de droit à l'acheteur.

Pour ce qui est des objections puisées dans la loi de 1793, elles ne sont pas fondées. Bien entendu, la loi ne parle que des *écrits*, mais elle n'a fait que prévoir le cas le plus fréquent; il est certain que sa protection doit s'étendre à toutes les œuvres de l'esprit, peu importe la manière dont elles se manifestent. Au surplus, le professeur traitant un sujet scientifique, n'improvise que bien rarement, pour ne pas dire jamais. Presque toujours, son cours est la reproduction orale des notes qu'il réunira plus tard, s'il ne l'a déjà fait. Mais, dit-on, le dépôt de ces leçons orales est impossible! A cela, ne peut-on répondre que cette formalité du dépôt n'est pas exigée pour les œuvres qui n'en sont pas matériellement susceptibles : telles les œuvres de sculpture et de peinture, auxquelles nous pourrons, en droit, assimiler les cours publics non imprimés. (G. Thomas, *Presse méd.*, 1894).

donc en réalité sept examens que subissent les aspirants au grade de docteur.

Les examens portent sur les matières suivantes :

Premier examen.

Anatomie, moins l'anatomie topographique. Epreuve pratique de dissection.

Deuxième examen.

Histologie ; physiologie, y compris la physique biologique et la chimique biologique.

Troisième examen.

1re *Partie :* Médecine opératoire et anatomie topographique. Pathologie externe; accouchements.

2e *Partie :* Pathologie générale, parasites animaux ; végétaux ; microbes.

Pathologie interne ; épreuve pratique d'anatomie pathologique.

Quatrième examen.

Thérapeutique, hygiène, médecine légale, matière médicale, pharmacologie, avec les applications des sciences physiques et naturelles.

Cinquième examen.

1re *Partie :* { Clinique externe.
{ Clinique obstétricale.

2e *Partie :*   Clinique interne.

Le premier examen est subi entre la sixième et la huitième inscription ; le second entre la huitième et la dixième ; le troisième entre la treizième et la seizième ; le quatrième et le cinquième, après la seizième.

Les notes obtenues par les candidats, soit aux travaux pratiques, soit aux interrogations, soit dans les services cliniques où ils ont été régulièrement admis comme stagiaires, sont communiqués aux examinateurs par les soins du doyen. Il en est tenu compte pour le résultat de l'examen.

Ajournement aux examens. — 1° *Ancien régime :* Tout candidat au 1er examen, ajourné pendant les sessions de juillet et de novembre, pourra renouveler cet examen à une session spéciale, qui sera ouverte dans la 1re quinzaine de janvier.

Il sera admis aux travaux pratiques de 2e année, à la condition de payer le droit prescrit : 40 francs.

En cas d'échec à la session de janvier, le candidat au 1er examen est définitivement ajourné à la session de juillet suivant et ne peut prendre aucune inscription de 2e année.

En cas de succès, et sur la justification de sa participation effective aux travaux pratiques de 2e année, il est admis à prendre immédiatement les 5e et 6e inscriptions.

L'ajournement est de trois mois pour les autres examens, sauf en ce qui concerne l'épreuve pratique de médecine opératoire, pour laquelle l'ajournement est réduit à six semaines. Les délais d'ajournement peuvent être portés à un an par le jury. Pendant la durée de l'ajournement, le cours des inscriptions est suspendu, le candidat perd le montant des droits d'examen (30 francs).

2° *Nouveau régime :* L'ajournement est de trois mois pour tous les examens, sauf en ce qui concerne l'épreuve pratique de médecine opératoire, pour laquelle l'ajournement est réduit à six semaines. Les délais d'ajournement peuvent être portés à un an

par le jury, Pendant la durée de l'ajournement, le cours des inscriptions est suspendu ; le candidat perd le montant des droits d'examen (30 francs).

Dispositions communes à l'ancien et au nouveau régime. Tout candidat à un examen qui, sans excuse jugée valable par le jury, ne répond pas à l'appel de son nom, le jour qui lui a été indiqué, est renvoyé à trois mois ; il perd le montant des droits d'examen (30 francs), et le cours des inscriptions est suspendu.

Tout étudiant, qui, sans cause légitime dûment constatée, ne répond-pas à l'appel de son nom, au jour et à l'heure fixés, perd le montant des droits d'examen, et ne peut se représenter que dans une nouvelle session.

Les excuses présentées par le candidat sont appréciées par le doyen, dont la décision demeure annexée au dossier de l'étudiant.

Tout étudiant qui, sans l'autorisation des examinateurs, se retire, après que son examen a été commencé, est assimilé au candidat dont l'ajournement est prononcé.

L'examen, au cours duquel une fraude est constatée, est nul. En cas de flagrant délit, le candidat quitte immédiatement la salle et la nullité de l'examen est aussitôt prononcée par le jury dont la décision est définitive. Le doyen adresse sans délai un rapport au recteur qui décide, après en avoir référé au Ministre, s'il y a lieu de traduire l'étudiant devant le Conseil académique. L'exclusion définitive ou temporaire peut être prononcée par le Conseil académique.

Thèse

Les candidats soutiennent cette épreuve sur un sujet de leur choix. Ils doivent également répondre à toutes les questions qui peuvent leur être posées sur les diverses branches des études médicales.

Formalités à accomplir.

1° Faire signer la thèse par un professeur de la Faculté qui accepte la présidence de la thèse;

2° Se présenter au secrétariat de la Faculté, les lundi et mardi, pour consigner;

3° Se rendre dans les 48 heures chez le percepteur des droits universitaires, quai des Grands-Augustins, 25, avec le bulletin de consignation, pour payer les droits de thèse qui se montent à 240 fr.;

4° Déposer à la Faculté le manuscrit signé du président de thèse, le bulletin de versement des droits et l'engagement d'un éditeur qui livrera les exemplaires à la Faculté (180) dans les délais réglementaires.

Les formalités de consignation, du paiement des droits, du dépôt à la Faculté du manuscrit signé du président de thèse, du versement des droits et de l'engagement de l'éditeur peuvent être toutes remplies en deux heures de temps.

La Faculté rend, dans les 24 heures, à l'éditeur choisi, le manuscrit déposé, après l'avoir fait signer par le doyen de la Faculté et le vice-recteur de l'Académie de Paris.

Le tableau indiquant la date de soutenance des thèses et la composition des jurys est dressé à la Faculté le lundi de chaque semaine et publié le mercredi matin par la *Presse médicale.*

D'après le règlement, les exemplaires destinés à la Faculté doivent être déposés au secrétariat, au plus tard, cinq jours avant la date de soutenance. Il ne faut jamais donner à son éditeur le bon à tirer de la page de titre de la thèse, avant qu'elle ait été vérifiée par le secrétariat de la Faculté.

SERVICE MILITAIRE

La *loi militaire du 15 juillet* 1889 contient les dispositions suivantes, applicables aux étudiants en médecine :

« Art. 23. En temps de paix, après un an de présence sous les drapeaux, sont envoyés en congé dans leurs foyers, sur leur demande jusqu'à la date de leur passage dans la réserve, les jeunes gens qui ont obtenu ou qui poursuivent leurs études en vue d'obtenir..., le diplôme de *docteur en médecine*.....

Tous les jeunes gens énumérés ci-dessus seront rappelés pendant quatre semaines dans le cours de l'année qui précédera leur passage dans la réserve de l'armée active. Ils suivront ensuite le sort de la classe à laquelle ils appartiennent.

« Art. 24..... Ceux qui n'auraient pas obtenu avant l'âge de vingt-six ans le diplôme de *docteur en médecine* ou le titre d'*interne des hôpitaux* nommés au concours dans les villes où il existe une Faculté de médecine..... ceux qui ne poursuivraient pas régulièrement les études en vue desquelles la dispense a a été accordée.... seront tenus d'accomplir les deux années de service dont ils avaient été dispensés. »

Aux termes du *règlement du 23 novembre 1889*, les jeunes gens qui poursuivent leurs études en vue d'obtenir le diplôme de *docteur en médecine* ou d'*interne des hôpitaux* nommé au concours dans une ville où il existe une Faculté de médecine doivent, pour obtenir la dispense, présenter un certificat du doyen de la faculté ou du directeur de l'Ecole de médecine et de pharmacie à laquelle ils appartiennent, constatant qu'ils sont régulièrement inscrits sur les registres, et que leurs inscriptions ne sont pas périmées. De plus ils doivent, jusqu'à l'âge de vingt-sept ans, produire annuellement, du 15 septembre au 15 octobre de chaque année, au commandant du bureau de recrutement de la subdivision à laquelle appartient le canton où ils ont concouru au tirage, un certificat établi par les doyens des facultés ou par les directeurs des Ecoles, constatant qu'ils continuent à être en cours régulier d'études ; ledit certificat doit être visé par le recteur de l'Académie.

Les internes des hôpitaux de Paris justifient de leur situation par un certificat du secrétaire de l'assistance publique visé par le préfet de la Seine.

La *loi militaire du 11 juillet* 1892 autorise les jeunes gens qui poursuivent leurs études en vue d'obtenir le diplôme de docteur en médecine à contracter un engagement volontaire dès l'âge de dix-huit ans accomplis, avec bénéfice de l'article 23 de la loi du 15 juillet 1889.

L'étudiant appelé sous les drapeaux est tenu de faire la déclaration avant le 15 septembre.

Le ministre de la guerre a décidé que les bacheliers de l'enseignement secondaire classique (lettres-philosophie) candidats au certificat d'études physiques, chimiques et naturelles, sont admis à bénéficier de l'article 23 de la loi du 15 juillet 1889, comme se préparant au doctorat en médecine. Ces jeunes gens devront, à cet effet, produire un certificat délivré par le doyen de la faculté des sciences ou par le directeur de l'Ecole de médecine où cet enseignement est organisé.

La loi du 15 *juillet* 1895 a reporté la limite d'âge de vingt-six à vingt-sept ans pour l'obtention du diplôme de docteur en médecine ou le titre d'interne des hôpitaux, nommé au concours dans une ville où il existe une Faculté de médecine.

Service militaire des étudiants.

Lorsqu'un étudiant en médecine arrive au régiment, il commence par faire ses classes, c'est-à-dire que, pendant six mois, il est astreint au service ordinaire comme tous les autres soldats.

Au bout de six mois, l'étudiant en médecine peut être envoyé, soit à l'infirmerie, soit à l'hôpital militaire.

S'il est pourvu de douze inscriptions au minimum et qu'il ait passé son examen de médecin auxiliaire de réserve, il peut être envoyé comme fonctionnaire médecin auxiliaire dans les troupes alpines.

Médecins auxiliaires de réserve

Pour obtenir le certificat d'aptitude au grade de médecin auxiliaire de réserve, l'étudiant pourvu de douze inscriptions doit passer un examen spécial.

Cet examen se passe au mois d'août dans les villes sièges d'une Faculté ou Ecole de médecine.

Le candidat doit fournir les pièces suivantes :

1° Une demande au chef de service de santé militaire de la subdivision dans laquelle il désire subir l'examen;

2° Un extrait de son casier judiciaire;

3° Un état signalétique de ses services militaires.

(Pour les autres renseignements s'adresser à la direction du service de santé militaire, à l'hôtel des Invalides, corridor d'Arles).

Les candidats pourront préparer cet examen soit en lisant des manuels spéciaux, soit en suivant des cours faits par des médecins militaires pendant le mois d'août. Ces cours sont faits, en particulier à Paris, à l'hôpital militaire Saint-Martin, rue des Récollets, vers le mois de juillet.

Voici quel est le programme des connaissances exigées des candidats au grade de médecin auxiliaire ou de médecin aide-major de 2ᵉ classe de réserve ou de l'armée territoriale (règlement du 6 avril 1888).

Notions sur l'organisation générale de l'armée, la discipline et la hiérarchie militaire ;

Notions sur l'organisation du service de santé à l'intérieur (règlement du 26 novembre 1889) ;

Notions sur l'organisation du service de santé en campagne (règlement du 31 octobre 1892) ;

Fonctionnement des infirmiers régimentaires, composition des sacs et sacoches d'ambulance, des voitures médicales régimentaires ;

Infirmiers et brancardiers régimentaires, postes de secours (manuels de 1882) : hôpitaux militaires ;

Secours à donner aux blessés sur le champ de bataille : bandages et appareils improvisés ; relèvement et transport des blessés, brancards et voitures improvisés ;

Composition et fonctionnement des ambulances et hôpitaux de campagne, — hôpitaux d'évacuation, — trains d'évacuation, — infirmeries de gare, — convention de Genève.

Médecins aide-majors de 2ᵉ classe.

Une fois que l'étudiant en médecine est pourvu de son certificat de médecin auxiliaire, il n'a plus qu'à soutenir sa thèse et à être reçu docteur en médecine, pour être nommé médecin aide-major de 2ᵉ classe de réserve. Il n'a donc aucun examen spécial à subir. Ces nominations se font ordinairement dans le courant du mois d'octobre.

Les médecins de réserve ne sont plus alors astreints qu'aux périodes de stage qui régissent les officiers ordinaires de réserve.

Médecins aide-majors de 1ʳᵉ classe, etc., etc.

Les conditions de nomination et d'avancement du corps de service de santé de la réserve sont les mêmes que celles qui régissent l'avancement des officiers de réserve ordinaires (ancienneté, etc.).

Elles sont définies par le *décret de mars 1894* qui s'applique indistinctement à toutes les armes.

FACULTÉ DE MÉDECINE DE PARIS

PERSONNEL DE LA FACULTÉ

PROFESSEURS

Anatomie . . . . MM.	Farabeuf.
Physiologie.	Ch. Richet.
Physique médicale	Gariel.
Chimie organique et chimie minérale .	Gautier.
Histoire naturelle médicale	N.
Pathologie et thérapeutique générales .	Bouchard.
Pathologie médicale	Dieulafoy.
	Debove.
Pathologie chirurgicale.	Lannelongue.
Anatomie pathologique.	Cornil.
Histologie.	Mathias Duval.
Opérations et appareils.	Terrier.
Pharmacologie.	Pouchet.
Thérapeutique et matière médicale. . .	Landouzy.
Hygiène.	Proust.
Médecine légale.	Brouardel.
Histoire de la médecine et de la chirurgie	Laboulbène.
Pathologie expérimentale et comparée .	Straus.
Clinique médicale	G. Sée.
	Potain.
	Jaccoud.
	Hayem.
	Berger.
Clinique chirurgicale	Duplay.
	Le Dentu.
	Tillaux.
Clinique d'accouchements	Tarnier.
	Pinard.
	Guéniot.
Maladies des enfants	
Pathologie mentale et maladies de l'encéphale.	Joffroy.
Maladies cutanées et syphilitiques . . .	Fournier.
Maladies du système nerveux	Raymond.
Maladies des voies urinaires	Guyon.
Ophtalmologie.	Panas.

Professeurs honoraires :
MM. Sappey, Pajot.

PROFESSEURS AGRÉGÉS

MM.	MM.	MM.
Achard.	Gilles de la Tourette.	Retterer.
Albarran.	Gley.	Ricard.
André.	Hartmann.	Roger.
Bar.	Heim.	Schwartz.
Bonnaire.	Lejars.	Sebileau.
Broca.	Letulle.	Thiéry.
Chantemesse.	Marfan.	Thoinot.
Chassevant.	Marie.	Varnier.
Charrin.	Ménétrier.	Walther.
Delbet.	Nélaton.	Weiss.
Fauconnier.	Netter.	Widal.
Gaucher.	Poirier, chef des travaux anatomiques.	Wurtz.
Gilbert.		

DIRECTEURS, CHEFS, PRÉPARATEURS DES LABORATOIRES

PHARMACOLOGIE — *Directeur*, M. Pouchet ; *chef de laboratoire*, M. Brisemorel ; *préparateur*, M. Joanin.

PHYSIQUE. — *Directeur*, M. Gariel ; *préparateur*, M. Broca (André).

CHIMIE. — *Directeur*, M. A. Gautier ; *chef des travaux de chimie biol.*, M. Fiquet ; *préparateurs*, MM. Héliat et Streiff.

PATHOLOGIE EXPÉRIMENTALE ET COMPARÉE. — *Directeur*, M. Straus ; *chef de laboratoire*, M. Wurtz ; *moniteurs*, MM. Sanchez-Toledo, Mosny et Teissier.

PATHOLOGIE GÉNÉRALE. — *Professeur*, M. Bouchard ; *Directeur*, M Charrin ; *chef de laboratoire*, M. Roger ; *préparateur*, M. Carnot.

THÉRAPEUTIQUE. — *Directeur*, M. Landouzy ; *chef de laboratoire*, M. Gilbert ; *préparateur*, M. Chassevant.

MÉDECINE OPÉRATOIRE. — *Directeur*, M. Terrier ; *préparateur*, M. Marcel Baudouin.

ANATOMIE. — *Professeur*, M. Farabeuf ; *préparateur*, M. Lenoir.

ACCOUCHEMENTS (*clinique obstétricale*). — *Directeur*, M. Tarnier ; *chef de laboratoire*, M. Galippe ; *aide de laboratoire*, M. Létienne.

2ᵉ chaire de clinique obstétricale : *Directeur*, M. Pinard ; *chef de laboratoire*, M. N...

MÉDECINE LÉGALE PRATIQUE (*Morgue*). — *Directeur*, M. Brouardel ; *chef des travaux de médecine légale*, M. Descoust ; *chef des travaux d'anatomie pathologique*, M. Vibert ; *chef des travaux chimiques*, M. Ogier ; *préparateur du cours*, M. Bordas.

BOTANIQUE. — *Directeur*, M. N. ; *préparateur du cours*, M. N. ; *préparateur du laboratoire*, M. Heim.

TÉRATOLOGIE. — *Directeur* (*hautes études*), M. Dareste.

CHEFS DES TRAVAUX PRATIQUES, PRÉPARATEURS, MONITEURS, PROSECTEURS ET AIDES D'ANATOMIE.

CHIMIE. — *Chef*, M. Hanriot ; *préparateur*, M. Hébert ; *préparateurs adjoints*, MM. Rabaut, Deharde, Desgrez, Quillard.

PHYSIQUE. — *Chef*, M. Weiss ; *préparateurs*, MM. Sandoz, Mergier.

HISTOIRE NATURELLE. — *Chef*, M. N. ; *préparateurs de botanique*, MM. N, N. ; *préparateur de zoologie*, M. N. ; *préparateur stagiaire*, M. N.

HISTOLOGIE. — *Chef*, M. Rémy ; *préparateurs*, MM. Launois et Chatelier ; *aides préparateurs*, MM. Girode, Moreau, Martin-Durr, Thérèse, Benoit, Vincent, Maugery, Bernard, Leclerc, Morin et N.

LABORATOIRE DE M. LE PROFESSEUR RICHET. — *Chef*, M. Langlois ; *chef adjoint*, M. Héricourt.

PHYSIOLOGIE. — *Chef*, M. Laborde ; *chef adjoint*, M. Rondeau ; *préparateur*, M. Malbec ; *préparateur adjoint*, M. Weil.

LABORATOIRE DE M. LE PROFESSEUR CORNIL. — *Chef*, M. Chantemesse ; *préparateur*, M. Toupet.

ANATOMIE PATHOLOGIQUE. — *Chef*, M. Brault ; *préparateur*, M. Vidal ; *moniteurs*, MM. Legry, Critzman, Marie et Potier.

ANATOMIE. — *Chef des travaux anatomiques*, M. Poirier, agrégé ; *prosecteurs*, MM. Mauclaire, Morestin, Guillemain, Souligoux, Paul Delbet, Glantenay, Bouglé et Auvray ; *aides d'anatomie titulaires*, MM. Launay, Riche, Mayet, Picou, Robineau, Marion, Baudet, Baraduc, Savariaud, Fredet, Lapointe, Pasteau, Courtillier et Bois.

Doyen de la Faculté : M. Brouardel.
Secrétaire : M. Ch. Pupin.

M. le doyen reçoit le mercredi matin de 9 heures à 10 heures et demie, et M. le secrétaire les mardi, jeudi, samedi, de midi à 1 heure et de 2 à 3 heures.

AGRÉGATION

Les agrégés sont divisés en deux classes :

1° Agrégés en activité pour un temps déterminé, lesquels ont seuls droit à un traitement;

2° Agrégés libres, dont les fonctions sont expirées.

Le ministre peut, par un arrêté spécial, maintenir un agrégé dans son titre ou dans ses fonctions après l'expiration de son temps légal d'exercice ou même le rappeler temporairement à l'activité si les besoins du service l'exigent.

Les agrégés sont recrutés au concours.

CONCOURS D'AGRÉGATION

Inscription au concours. Les concours ont lieu à Paris aux époques déterminées par le Ministre; ils sont annoncés par un avis inséré au *Journal officiel* six mois au moins avant l'ouverture des épreuves.

Nul ne peut être admis à concourir pour l'agrégation des Facultés, s'il n'est pas Français ou naturalisé Français, âgé de vingt-cinq ans accomplis et pourvu du diplôme de docteur en médecine.

Des dispenses d'âge peuvent être accordées par le Ministre.

Les candidats se font inscrire au secrétariat des diverses Académies deux mois au moins avant l'ouverture du concours.

Ils indiquent leurs services et leurs travaux, et déposent un exemplaire de chacun des ouvrages ou mémoires qu'ils ont publiés.

La liste des concurrents est arrêtée par le Ministre, après avis des Facultés et du Recteur de l'Académie où résident les candidats.

Jury. — Les juges des concours d'agrégation sont désignés par le Ministre parmi les membres du Conseil supérieur de l'instruction publique, les inspecteurs généraux de l'enseignement supérieur, les professeurs et agrégés des Facultés ou des Écoles supérieures de pharmacie, et parmi les membres de l'Institut, les professeurs du Collège de France et du Muséum d'histoire naturelle, et les membres de l'Académie de médecine.

Le nombre des juges, pour chaque concours, est de sept au moins et de neuf au plus, y compris le président. Les professeurs et agrégés de l'ordre des Facultés de médecine sont toujours en majorité dans le jury.

En cas de récusation ou de tout autre empêchement d'un ou plusieurs de ses membres, le jury se complète, lors de sa première séance au moyen d'un tirage au sort fait parmi quatre membres supplémentaires désignés par le Ministre. Dès que le jury est constitué, ceux de ces quatre membres que le sort n'a pas désignés se retirent.

Ne peuvent siéger dans un même concours deux parents ou alliés, jusqu'au degré de cousin germain inclusivement.

Doit se récuser tout parent ou allié au même degré d'un des candidats.

Cesse de faire partie du jury tout membre qui a été empêché d'assister à une des opérations du concours.

Le jugement du jury peut être valablement rendu par cinq juges.

Le Président est nommé par le ministre de l'instruction publique. La direction et la police du concours lui appartiennent. Il désigne, de concert avec les membres du jury, les sujets de composition, d'argumentation, de leçons et d'épreuves pratiques destinés à être tirés au sort entre les candidats.

Le Président prononce sur toutes les difficultés qui peuvent s'élever pendant la durée du concours. Il fixe les jours et heures auxquels ont lieu les diverses séances.

Dans sa première séance, le jury désigne son secrétaire, soit dans son sein, soit parmi les secrétaires de Faculté.

Clôture du registre d'inscriptions. — Aux jours et heures fixés pour cette première séance, après la constitution définitive du jury, il est fait appel de tous les candidats admis au concours. Chaque candidat écrit lui-même sur un registre son nom et son adresse.

Le registre est clos aussitôt par le président.

Tout candidat qui ne s'est pas présenté à cette séance est exclu du concours.

Épreuves. — Les concurrents sont tenus, sous peine d'exclusion, de subir toutes les épreuves aux jours et heures indiqués. Aucune excuse n'est reçue, si elle n'est jugée valable par le jury.

Le sort détermine les sujets à traiter par chaque candidat dans les différentes épreuves.

Il détermine également l'ordre dans lequel les candidats doivent subir chaque épreuve.

Pour l'épreuve de la composition, chaque candidat, après avoir achevé son travail sous la surveillance d'un membre du jury, le dépose, signé de lui et visé par le président, dans une boîte qui est scellée du sceau du président.

Il peut être ouvert un concours spécial pour chacune des sections entre lesquelles se subdivise l'agrégation.

Dans chaque concours, il y a deux sortes d'épreuves : des épreuves préparatoires et des épreuves définitives.

Épreuves préparatoires. — Les épreuves préparatoires consistent :

1° Dans une leçon orale de trois quarts d'heure au plus, faite après trois heures de préparation dans une salle fermée, sur une question empruntée à l'ordre d'enseignement pour lequel le candidat s'est inscrit. La surveillance sera organisée par le jury. Le candidat pourra s'aider des ouvrages désignés par le jury;

2° Dans un exposé public fait par le candidat lui-même de ses travaux personnels. Une demi-heure est accordée pour cette épreuve;

3° Les candidats à l'agrégation de physique, de chimie et d'histoire naturelle font en outre une composition sur un sujet d'anatomie et de physiologie.

Cinq heures sont accordées pour cette composition, qui a lieu dans une salle fermée, sous la surveillance d'un membre du jury. Les concurrents ne peuvent s'aider d'aucun ouvrage imprimé ou manuscrit.

Épreuves définitives. — Les épreuves définitives sont :

1° Une leçon orale d'une heure, après quarante-huit heures de préparation libre;

2° Une série d'épreuves pratiques :

a. Pour la médecine :

Une leçon clinique sur un ou deux malades choisis par le jury, examinés avec toutes les ressources du laboratoire; — des exercices d'anatomie pathologique.

b. Pour la chirurgie et les accouchements :

Mêmes épreuves pratiques que pour la médecine et, en outre, pour la chirurgie, une opération sur le cadavre.

c. Pour l'anatomie :

Une leçon sur une préparation d'anatomie descriptive ; — des exercices pratiques d'histologie.

d. Pour la physiologie :

Une leçon sur une préparation d'histologie ; — des exercices pratiques de physiologie expérimentale.

e. Pour la physique :

Une leçon sur une expérience de physique ; — des exercices pratiques de physique.

f. Pour la chimie :

Une leçon sur une expérience de chimie ; — des exercices pratiques de chimie.

g. Pour l'histoire naturelle :

Une leçon sur une préparation d'histoire naturelle ; — des exercices pratiques d'histoire naturelle.

Les sujets et la durée des exercices pratiques sont déterminés par le jury.

Le jury, après le résultat des épreuves préparatoires, dresse la liste des candidats admis aux épreuves définitives. Ils sont rangés par ordre alphabétique.

Cette liste comprend, dans chaque section d'agrégation, trois candidats, quand une seule place est mise au concours ; cinq candidats, quand il y a deux places ; deux candidats pour chaque place, quand trois places ou plus sont mises au concours.

L'admission des candidats aux épreuves définitives a lieu par la voie du scrutin secret.

Il est ouvert un scrutin pour chaque candidat à nommer.

Si les deux premiers tours de scrutin ne donnent pas la majorité absolue, il est procédé au ballottage entre les candidats qui ont obtenu le plus de voix au second tour.

Dans le scrutin de ballottage, la voix du président, en cas de partage, est prépondérante.

Nomination des candidats. — Le jugement définitif du jury est rendu dans les mêmes formes.

Le jugement rendu par le jury, à la suite des épreuves définitives, est soumis à la ratification du ministre.

La liste arrêtée par le jury ne peut comprendre plus de noms qu'il n'y a de places mises au concours ; mais elle peut en comprendre moins, si le résultat des épreuves l'exige.

Elle est dressée par ordre de mérite.

Tout agrégé qui, à l'époque fixée, ne s'est pas rendu au poste auquel il a été appelé, perd son titre d'agrégé et les droits qui y sont attachés.

Pourvoi contre les concours. — Un délai de dix jours est accordé à tout concurrent qui a pris part à tous les actes du concours pour se pourvoir devant le ministre contre les résultats dudit concours, mais seulement à raison de violation des formes prescrites.

Si le pourvoi est admis, il est procédé entre les mêmes candidats à un nouveau concours dont l'époque est fixée par le ministre.

Fonctions des agrégés. — Les agrégés participent aux examens suivant les besoins du service, et dirigent, sous l'autorité du doyen, les conférences instituées par l'article 5 du décret du 22 août 1854. Le ministre peut les autoriser, sur l'avis du doyen et le rapport du recteur, à ouvrir des cours complémentaires dans le local de la Faculté dont ils font partie.

Ces cours sont annoncés à la suite du programme des cours ordinaires de la Faculté.

Les agrégés sont membres de la Faculté à laquelle ils sont attachés. Ils prennent rang immédiatement après les professeurs.

Ils peuvent être appelés aux délibérations de la Faculté avec voix consultative.

Les agrégés demeurent en exercice pendant une période de neuf années.

Le nombre de ces fonctionnaires est fixé, suivant les besoins du service, par arrêté ministériel pris après avis du Conseil supérieur de l'Instruction publique.

Tous les trois ans, les agrégés sont renouvelés par tiers.

Il y a quatre sections d'agrégés :

La première, pour les sciences anatomiques et physiologiques, comprend : l'anatomie, la physiologie et l'histoire naturelle.

La seconde, pour les sciences physiques, comprend : la physique, la chimie, la pharmacie et la toxicologie.

La troisième, pour la médecine proprement dite et la médecine légale.

La quatrième, pour la chirurgie et les accouchements.

QUESTIONS POSÉES AU CONCOURS

Pathologie interne et médecine légale.

1° Épreuve orale de 3/4 d'heure.

1878.

Des fièvres pernicieuses. — De l'athérome artériel. — De l'hydro-pneumo-thorax. — De la coqueluche. — De l'embarras gastrique. — De la chlorose. — De la grippe. — De l'étranglement intestinal. — De l'hémorragie méningée. — De l'embolie pulmonaire. — La chorée.

1880.

De la sciatique. — Néphrite interstitielle. — Insuffisance tricuspide. — Du zona. — Hémoptysie. — Endocardite ulcéreuse. — Paralysie spinale infantile. — Emphysème pulmonaire. — Paralysie faciale. — Hématémèse.

1883.

De la pleurésie purulente. — Névralgie du trijumeau. — Méningite aiguë tuberculeuse de l'enfant. — Dysenterie sporadique. — Gangrène du poumon. — Apoplexie pulmonaire. — Des oreillons. — De l'inflammation des canaux biliaires. — De la pyélonéphite. — De la pneumonie des vieillards. — Paraplégie hystérique. — De l'asthme. — Des rétrécissements du pylore. — Du rhumatisme blennorrhagique. — Paralysie de la 3e paire (moteur oculaire commun).

1886.

Hémianesthésie. — Le rein cardiaque. — La maladie de Basedow. — Les complications thoraciques de la fièvre typhoïde. — La goutte articulaire aiguë. — La maladie de Parkinson. — Diagnostic de l'ataxie locomotrice progressive. — Du rétrécissement mitral.

1889.

Anatomie pathologique et diagnostic des ulcérations de l'estomac. — Syphilis des amygdales. — Symptômes et diagnostic de la diphtérie laryngée. — De la mort dans la scarlatine. — De la mort dans la variole. — Accidents pleuro-pulmonaires du mal de Bright. — Paralysie du voile du palais. — Hémoptysies non tuberculeuses. — Les arthrites dans les maladies infectieuses. — Syphilis héréditaire des nouveau-nés. — Formes abortives de la fièvre typhoïde. — Causes de la mort dans l'anévrysme de la crosse de l'aorte. — Broncho-pneumonie rubéolique. — Diagnostic de la tuberculose pulmonaire au début.

1892.

Pleurésie purulente. — Érysipèle de la face. — Méningite de la base. — Des atrophies myopathiques. — Hémoglobinurie. — Ictère grave. — Angine de poitrine. — Crises viscérales de l'ataxie locomotrice. — L'aortite thoracique. — De l'oblitération des uretères. — Les angines pseudo-membraneuses. — Des névrites périphériques. — Des cavernes pulmonaires. — Emphysème pulmonaire. — Des hémorragies dans les maladies du foie.

1895.

La syphilis rénale. — Du rhumatisme noueux. — Des leucocytoses symptomatiques. — Des épilepsies alcooliques. — De la tuberculose rénale. — Diagnostic et signification clinique des paralysies des muscles de l'œil. — Troubles trophiques du tabès. — Du zona. — Péricardites chroniques. — Des manifestations cérébrales dans le rhumatisme articulaire aigu. — Accidents de la lithiase rénale. — Des oreillons. — Du cancer du poumon. — De l'insuffisance aortique. — De l'anémie dite pernicieuse progressive. — Pathogénie de l'albuminurie. — De la tuberculose bucco-pharyngée. — Symptômes et diagnostic de l'hémorragie cérébrale.

2° Épreuve orale de 1 heure.

1878.

Des albuminuries temporaires. — De l'anasarque. — Des dermatoses scarlatiniformes. — De la séméiologie des vomissements. — Des colorations pigmentaires (pathologie et séméiologie). — Des modifications du rythme respiratoire dans les maladies. — De la syncope. — Des accidents cérébraux dans les maladies du cœur. — Des délires liés aux maladies aiguës. — De l'hémoptysie. — Des épilepsies toxiques. — De la céphalée. — Des éruptions cutanées d'origine médicamenteuse. — Des spasmes fonctionnels. — Des convulsions liées aux maladies aiguës. — De la maladie hémorroïdaire.

1880.

Des palpitations de cœur. — Des fièvres intermittentes symptomatiques. — De la syphilis cérébrale. — Des affections cardiaques dans les fièvres. — De la leucocytémie. — De la gastralgie. — Formes et diagnostic de la paralysie progressive. — De l'état apoplectique. — L'épilepsie partielle. — De la paraplégie. — Anomalies et complications du diabète. — De la toux. — De l'anurie. — Du facies dans les maladies. — Complications de la rougeole. — Le pouls dans les maladies. — De la grippe.

1883.

Des indications de la saignée. — Coliques intestinales. — De l'atrophie musculaire. — De l'épistaxis au point de vue médical. — De la grippe. — Érythème noueux. — Du vertige au point de vue séméiologique. — Des accidents épileptiformes. — Du coma. — Mercurialisme professionnel. — Du diabète insipide. — Pelvipéritonite. — Séméiologie de la langue. — Intermittence et périodicité des maladies aiguës. — Tympanisme intestinal.

1886.

De l'hémoglobinurie. — De la compression lente de la moelle épinière. — De l'hyperesthésie. — Des

endocardites infectieuses. — De la mort subite. — Des épanchements hémorragiques des plèvres, du péritoine, du péricarde. — De la dyspepsie dans les maladies rénales. — Du coma. — De la syncope. — De la syphilis tertiaire héréditaire. — La dénutrition dans les maladies. — De l'hémiopie et de l'amblyopie dans les maladies des centres nerveux. — Terminaison de la pneumonie aiguë. — De l'hyperthermie. — La forme fruste de la sclérose en plaques. — L'hystérie locale. — L'anorexie. — L'aphonie. — Les rechutes dans les maladies. — Formes et diagnostic de la paralysie générale. — Des diverses formes de l'épilepsie; insister sur le diagnostic.

1889.

Valeur des phénomènes thermiques dans les maladies aiguës. — Les métastases. — De l'influence du traumatisme dans l'éclosion des maladies infectieuses. — Des causes secondes dans le développement des maladies infectieuses. — Des vaccinations pastoriennes. — De l'insuffisance fonctionnelle du rein. — Des infections secondaires. — Myocardites infectieuses. — Trouble du système nerveux dans les maladies du cœur. — De la désinfection comme moyen prophylactique des maladies transmissibles. — Les crises dans les maladies aiguës. — Pathogénie de la suppuration. — De la cachexie cardiaque. — De l'influence étiologique du froid dans les maladies. — De la thrombose. — La transmission des maladies contagieuses dans le mariage. — De l'érysipèle à répétition. — De l'ictère dans les maladies infectieuses. — Du collapsus. — Des agents pyrétogènes. — De la vaccination anti-variolique. — Réactions cellulaires en présence des microbes pathogènes.

1892.

Arthritisme et névroses. — Des contractions musculaires. — Des albuminuries transitoires. — Hérédité dans les maladies infectieuses. — Lésions du système nerveux produites dans les processus infectieux. — Du rôle des infections dans le développement des maladies du système circulatoire. — Des attaques épileptiformes. — De l'hypertrophie du cœur. — De l'involution sénile dans ses rapports avec les maladies du système nerveux. — De l'algidité dans les maladies. — De la tuberculose des séreuses. — La glycosurie transitoire. — L'hyperthermie. — De l'immunité. — Lésions des reins chez les tuberculeux. — Les tachycardies. — Complications cérébrales de la fièvre typhoïde. — Rechutes et récidives dans les maladies. — Mécanisme de la guérison dans les maladies aiguës. — De la spontanéité dans les maladies. — Du rôle de l'hérédité dans le développement du système nerveux. — Des formes cliniques de la neurasthénie. — De la sclérodermie. — Caractères et pathogénie de l'inflammation chronique.

1895.

Rôle du sang dans la défense de l'organisme contre l'infection. — De la dyspnée. — Des variations pathologiques de la tension artérielle. — Les sérums antitoxiques. — Des aphasies sensorielles. — De l'anurie. — Les vertiges. — Troubles de la vision dans les maladies des centres nerveux. — Des splénomégalies. — Des gangrènes dans les maladies infectieuses. — Des adénopathies non tuberculeuses. — Les anasarques. — Les urticaires. — De l'insuffisance hépatique. — Intoxication par l'oxyde de carbone.

Chirurgie

1° *Epreuve orale de 3/4 d'heure.*

1872

Des luxations traumatiques de la hanche. — Des fractures compliquées de la jambe. — Des perforations de la voûte palatine. — Des plaies du globe de l'œil.

1875

Des kératites. — Anévrysmes de la carotide. — Luxation de l'astragale. — Synovite fongueuse du genou. — Fracture de l'extrémité inférieure du fémur. — Rétrécissement de l'œsophage. — Phlegmon néphrétique.

1878

De la synosite tendineuse. — Corps étrangers spontanés des articulations. — Des abcès de la mamelle. — Des diverses espèces de cataractes et de leur traitement. — Le retrécissement du rectum. — Les hémorroïdes.

1880

Des corps étrangers dans les voies aériennes. — De l'ostéomyélite traumatique. — Du resserrement permanent des mâchoires. — Des luxations du coude en arrière et de leur traitement. — Des kystes congénitaux du cou. — Les abcès rétro-pharyngiens. — L'otite suppurée. — Rétrécissement du larynx et de la trachée. — Plaies articulaires du genou. — Perforations centrales du périnée.

1883

Des luxations spontanées des vertèbres cervicales. — Du mal perforant. — Tétanos traumatique. — Tumeurs du corps thyroïde. — L'ectropion. — L'uréthrotomie externe. — Fractures du bassin. — La cystite chronique. — Anévrysme diffus. — L'étranglement interne. — Tumeurs cirsoïdes du crâne. — Traitement des fractures du fémur.

1886

Panaris. — Abcès des os. — Plaies de la paume de la main. — Tuberculose de l'appareil génital chez l'homme. — Luxations traumatiques des vertèbres cervicales. — Hématocèle de la tunique vaginale. — Kystes synoviaux du poignet. — Exostoses orbitaires et faciales. — Ophtalmie sympathique. — Décollement des épiphyses. — Hernie ombilicale chez l'adulte.

1889

Fistules pyo-stercorales. — Plaies de la vessie. — Du retard et de l'absence de la formation du cal. — Plaies de la région parotidienne. — Kystes des mâchoires. — Rétrécissement de l'œsophage. — Genu valgum. — Fractures de la rotule. — Ruptures musculaires. — Rétrécissement du rectum.

1892

Tumeurs malignes du globe de l'œil. — Testicule syphilique. — Synovite tuberculeuse tendineuse. — Des fractures spontanées. — Calculs du rein. — Cancer de l'utérus. — Tumeurs de la voûte du crâne. — Exstrophie de la vessie. — Angiôme de la face. — Des myosites.

1895.

Plaies du larynx et de la trachée. — Fibromes de la paroi abdominale. — Abcès froid de la paroi thoracique. — De l'épilepsie traumatique. — Luxation congénitale de la hanche. — Prolapsus du rectum. — Abcès de la mamelle. — Corps étrangers de la vessie. — Diagnostic et traitement des kystes hydatiques du foie. — Corps étrangers de l'oreille. — Arthrite blennorrhagique. — Exostose de croissance. — Spina bifida. — Kystes du corps thyroïde. — Des froidures. — Hernies de la ligne blanche. — Les accidents liés à l'évolution de la dent de sagesse. — Contusions et plaies du rein.

2° *Épreuve orale de 1 heure.*

1872.

Des épanchements sanguins dans la poitrine. — Des fractures articulaires. — Des synovites tendineuses. — Des kystes des mâchoires. — De l'hématurie. — De l'entorse. — De la tuberculisation des organes génitaux chez l'homme. — Des accidents consécutifs des plaies de tête.

1875.

Ulcères du tégument externe. — Varices lymphatiques. — Plaies de la main. — Tumeurs hématiques périutérines. — Etranglement en chirurgie. — Cataracte congénitale. — Pansement des plaies d'amputés. — Névroses dans les fractures. — Luxations compliquées des plaies. — Fractures compliquées.

1878.

Les tumeurs du voile du palais. — Les arthrites scapulo-humérales. — Chute de l'utérus. — Luxations de la colonne vertébrale. — Des kystes des mâchoires. — Traitement de la coxalgie. — Des plaies du cou. — De la commotion cérébrale. — Plaies pénétrantes de l'abdomen. — Le strabisme. — De la hernie inguinale congénitale.

1880.

Des ostéomes et de leur traitement. — Des ruptures de l'urèthre. — Traitement des polypes nasopharyngiens. — Les abcès multiples. — Luxations du pied. — Cataractes congénitales. — Anatomie pathologique et traitement des cals vicieux. — Les fistules stercorales de la paroi abdominale antérieure et leur traitement. — Plaies des carotides. — Des tumeurs de l'orbite. — Phlegmon diffus. — Plaies des veines. — Calculs et corps étrangers des voies urinaires.

1883.

Des fractures du coude. — Valeur clinique de l'iridectomie. — Cancer de la langue. — Les abcès intrapelviens. — Les abcès froids. — Raideurs consécutives aux lésions traumatiques de l'épaule. — Des lésions traumatiques du poumon. — Tumeurs osseuses de la face. — Torticolis. — Tumeurs pulsatiles de l'orbite. — De la carie des os. — Accidents et complications des kystes de l'ovaire. — Otite moyenne. — Des conditions de la réunion primitive des plaies. — Lésions traumatiques du larynx. — Des plaies du genou. — Des hématocèles péri et rétro-utérines.

1886.

Des abcès chauds de la cavité pelvienne. — Tumeurs des muscles striés. — Accidents primitifs et tardifs de la trachéotomie. — Hémorragies traumatiques secondaires. — Etiologie et pathogénie de l'infection purulente. — Les indications fournies par la température en chirurgie. — Des névromes. — Goitre parenchymateux simple. — De la taille hypogastrique. — Des kystes dermoïdes. — Anatomie pathologique et diagnostic des diverses variétés de cataractes. — Les rétinites. — Diagnostic et traitement des kystes du foie.

1889.

Des accidents éloignés des fractures de la colonne vertébrale. — Complications infectieuses de la blennorrhagie. — Des accidents fébriles consécutifs aux manœuvres sur les voies urinaires. — Des théories anciennes et récentes de la pyogénie. — Des varices lymphatiques non pyohémiques. — Des lésions chirurgicales consécutives aux névrites. — Des suites éloignées de la contusion. — De la récidive et de la généralisation des tumeurs malignes. — Des conditions de la tolérance et de l'intolérance des tissus et organes. — Accidents éloignés des plaies de la tête. — Causes, nature et variétés de l'ostéomyélite. — Etiologie et pathogénie des gangrènes chirurgicales. — Des greffes en chirurgie. — Des ulcérations de la cavité buccale et de la langue.

1892.

De l'enchondrome. — Des épithéliomas. — Le tétanos traumatique. — De la fièvre en chirurgie. — Les tumeurs kystiques du testicule. — Les adénites chroniques. — La lymphangite. — De l'étranglement herniaire. — Des indications et contre-indications de l'intervention chirurgicale dans la péritonite aiguë. — L'érysipèle traumatique. — Des courbures du rachis. — La phlébite. — Troubles consécutifs aux grands traumatismes de la moelle épinière. — De l'ulcération en chirurgie. — De la cicatrisation dans tous les tissus. — Séméiologie de l'urine au point de vue chirurgical. — Le rachitisme. — La névrite en chirurgie.

1895.

Des fractures spontanées. — Des rétrécissements cicatriciels et cancéreux de l'œsophage. — Luxations anciennes de la hanche. — Tumeurs de la rate. — Plaies des veines. — Goître suffocant. — Des luxations pathologiques. — Des hernies de la vessie. — Infection urinaire. — Diagnostic et traitement de l'obstruction intestinale. — Salpingite suppurée. — Diagnostic et traitement du mal de Pott. — De l'hématurie. — Anévrysme cirsoïde. — Ostéosarcomes des membres. — Pied valgus douloureux. — Névrites traumatiques. — Tuberculoses ganglionnaires. — Ruptures et hernies musculaires. — Plaies pénétrantes de l'abdomen. — Tétanos céphalique.

Accouchements.

1° Épreuve orale de 3/4 d'heure.

1872.

Des positions postérieures dans les présentations de l'extrémité céphalique.

1875.

De la rupture spontanée des membranes. — Des cas qui demandent la délivrance artificielle.

1878.

Etiologie des rétrécissements du bassin. — Des signes de la grossesse du 4ᵉ et du 5ᵉ mois.

1880.

De la lymphangite mammaire chez les femmes récemment accouchées. — Des signes de la mort de l'enfant pendant la grossesse et pendant le travail. — Thrombus de la vulve et du vagin. — De la rétention du placenta dans la fausse couche des premiers mois. — Le diagnostic des grossesses extra-utérines.

— La mensuration du bassin chez la femme. — De l'attitude fœtale aux différentes époques de la grossesse.

1883.

De l'intervention dans les accouchements par la face. — Des souffles de la grossesse et de leur valeur diagnostique. — De la version par manœuvres externes. — De l'influence des déviations utérines sur la fécondation, la grossesse et l'accouchement.

1886.

Hémorragies de l'appareil génital après la délivrance. — De la contraction utérine. — Des troubles et accidents occasionnés par le cordon pendant l'accouchement. — De la mort apparente du nouveau-né.

1889.

Des luxations du fémur au point de vue obstétrical. — Diagnostic de l'avortement. — Des déchirures du col de l'utérus et du vagin pendant l'accouchement.

1892.

Des changements de situation du col pendant la grossesse et l'accouchement. — Cause et mécanisme des ruptures du périnée pendant l'accouchement. — De la compression du cordon pendant le travail. — Influence de l'insertion vicieuse du placenta sur la marche de la grossesse et de l'accouchement.

1895.

Symptômes, marche et traitement de la grossesse tubaire. — Dystocie par malformation fœtale dans le cas de grossesse simple. — De l'asepsie et de l'antiseptie des organes génitaux pendant la grossesse et le travail de l'accouchement. — De l'avortement, de l'accouchement, et de la délivrance dans le cas de grossesse gémellaire. — Traitement de l'avortement et de ses complications. — Pathogénie et traitement de l'éclampsie.

2° Épreuve orale de 1 heure.

1872

Des lésions des organes génitaux produits par le forceps. — Des môles.

1875

Grossesses multiples. — Dystocie résultant de l'hydrocéphalie.

1878

La version céphalique. — De la réaction utérine dans les accouchements naturels et dans la dystocie. — Des bassins rétrécis au-dessous de six centimètres. — De l'avortement provoqué.

1880

De la répression utérine après l'accouchement. — De l'écoulement prématuré et spontané du liquide amniotique. — Du relâchement des symphyses. — Des maladies que subit le col utérin, depuis le commencement jusqu'à la fin du travail. — Comparer l'accouchement par l'extrémité pelvienne à l'accouchement par la tête. — De la manie puerpérale. — De l'infiltration séro-sanguine dans les diverses présentations et positions fœtales. — De l'oblitération complète du col utérin chez la femme enceinte. — Faire connaître le travail à la faveur duquel s'élimine le cordon ombilical et les complications qui peuvent en être la conséquence.

1883

Démontrer la loi d'accommodation dans la grossesse. — Les accouchements naturels et artificiels.

— Des embolies dans la puerpéralité. — Des accouchements gémellaires et de leurs accidents.

1886

La putréfaction du fœtus dans la cavité utérine. — Dystocie causée par le détroit inférieur. — Diagnostic du travail de l'accouchement prématuré spontané. — Les causes et le diagnostic de la mort du fœtus pendant la grossesse.

1889

Diagnostic et pronostic de la grossesse extra-utérine. Indication et valeur comparative de l'opération césarienne. — De l'influence de la grossesse sur le cœur et les poumons. — De la mort subite pendant l'accouchement et les suites de couches. — Transmission des maladies de la mère au fœtus. — Des malformations utérines étudiées pendant la grossesse et l'accouchement. — Pathogénie des affections puerpérales fébriles.

1892

De l'asymétrie pelvienne. — Examen critique des procédés pour déterminer le mécanisme du travail. — De l'innervation utérine.

1893

Comparaison entre l'opération césarienne et la symphyséotomie. — Des indications et contre-indications de l'accouchement prématuré artificiel. — Thromboses veineuses pendant la grossesse, l'accouchement, et les suites de couches. — De la rétention du placenta après l'accouchement à terme. — Des corps fibreux de l'utérus pendant le travail de l'accouchement. — Ruptures de l'utérus. — Du forceps dans les positions occipito-iliaques postérieures et dans la position occipito-sacrée. — Anomalies de forme, et déplacement de l'utérus pendant les trois derniers mois de la grossesse. — De la conduite obstétricale à tenir en cas de danger de mort de la femme enceinte, ou après sa mort.

Anatomie et physiologie

Épreuve orale de 3/4 d'heure.

1875

De l'intestin grêle. — La pie-mère et le liquide céphalo-rachidien. — De la langue.

1878

La peau. — Les membranes muqueuses. — L'ovaire. — La fécondation.

1880

Le testicule. — De l'estomac. — L'utérus.

1883

Les milieux transparents de l'œil (anatomie et physiologie). — L'oreille moyenne (anatomie et physiologie). — Les voies biliaires; la bile et ses usages. — Les nerfs du goût. — Du pharynx.

1886

Le pancréas. — La muqueuse de l'intestin grêle. — Les glandes sudoripares et les glandes sébacées. — Le nerf de la septième paire. — Glande mam-

maire. — Nerfs de la langue. — L'oreille moyenne. — Nerfs moteurs oculaires et mouvements de l'œil.

1889

La cellule et son développement. — Ferments digestifs. — Travail musculaire. — Régulation de la chaleur.

1895

Évolution de la matière sucrée dans l'organisme animal. — Le travail du cœur. — La digestion gastrique. — Les centres nerveux de la respiration. — Les champignons parasites du cuir chevelu. — Les plantes qui fournissent les essences sulfurées. — Les associations microbiennes. — Les plantes qui fournissent les mucilages et les gommes. — Les voies biliaires, anatomie, histologie et développement. — L'iris. — Muqueuses des fosses nasales. — Les ventricules latéraux et moyen du cerveau. — La vessie, anatomie, histologie et développement. — Les papilles linguales. — Les amydales.

2° Épreuve orale de 1 heure.

1875

Le système muqueux. — Le système cérébro-spinal périphérique. — Le grand sympathique. — Les circonvolutions cérébrales.

1878

Parallèle des organes des sens. — Les épithéliums. — Parallèle des organes génitaux dans les deux sexes. — La moelle épinière. — Le grand sympathique.

1880

Les glandes en grappe en général. — Les divers états transitoires de l'appareil de la circulation depuis son apparition, jusqu'à la naissance. — Les glandes en tube en général. — De la glotte. — Parallèle des organes de la génération dans les deux sexes. — Des ganglions lymphatiques.

1883

La peau, les sécrétions cutanées. — Les cavités du cœur; la circulation intra-cardiaque. — Le tissu érectile chez l'homme et chez la femme. — Cavité thoracique; phénomènes mécaniques de la respiration. — Les voies spermatiques; la spermatogenèse. — Les méninges; le liquide encéphalo-rachidien. — Muscles moteurs du globe de l'œil; l'aponévrose orbitaire. — L'ovaire et la fécondation. — Les sphincters.

1886

Les réserves nutritives chez les animaux. — La cellule. — Circulation fœtale. — Travail du cœur. — La choroïde et l'iris. — Couches optiques et corps striés. — La circulation cérébrale. — Les cordons de la moelle épinière dans la moelle et dans l'encéphale. — Terminaisons nerveuses motrices et sensitives. — De la valeur relative des caractères de la nutrition et de la reproduction pour la classification naturelle des êtres.

1889

Les glandes sous-maxillaires. — Les feuillets blasto-dermiques, leur origine, indication sommaire de leurs dérivés. — Pharynx. — Des phénomènes d'inhibition dans le système nerveux périphérique exclusivement. — Physiologie générale des appareils glandulaires. — Associations fonctionnelles des appareils respiratoire et circulatoire. — Fonctions sensitives du cerveau. — De la sensibilité comme régulation des fonctions organiques. — Innervation pulmonaire.

1895.

Gaz du sang : conditions de leurs variations. — De l'urée ; discuter sa forme et sa provenance. — Les sécrétions internes. — Associations fonctionnelles entre les organes glandulaires. — Organes périphériques et centraux de l'équilibration. — Phénomènes chimiques du muscle en activité. — Des impressions rétiniennes ; leur transmission à l'écorce cérébrale. — Les adaptations parasitaires chez les animaux. — Les insectes vésicants ; explication de leurs hypermétamorphoses. — Production de lumière chez les animaux. — Anatomie comparée de l'appareil néphridien chez les vertébrés. — L'appareil électrique des poissons. — Les systèmes portes. — Le corps thyroïde. — Les dérivés branchiaux. — La glande mammaire. — Le neurone, d'après les conceptions récentes. — Des modes de communication des vaisseaux sanguins. — L'ectoderme et ses dérivés. — Des commissures dans le système nerveux. — Des bourses dites muqueuses et séreuses. — Cartilages et fibro-cartilages articulaires. — Caractères généraux des ganglions des nerfs cérébro-spinaux. — Développement, ossification et évolution de la voûte du crâne.

LISTE DE NOMINATION DES PROFESSEURS AGRÉGÉS DEPUIS 1860

1860. — *Médecine* : Marcé, Potain, Lorain, Vulpian, Parrot, Charcot, Laboulbène.
Chirurgie et accouchements : Bauchet, Dolbeau, Houel ; Tarnier.
Anatomie, physiologie, sciences naturelles : Marc Sée, Liégeois ; Lutz.
1863. — *Médecine :* Jaccoud, Raële, Fournier, Bucquoy.
Chirurgie et accouchements : Guyon, Le Fort, Panas, Labbé ; Joulin.
Anatomie, physiologie, sciences naturelles : de Seynes, Desplats ; Naquet.
1866. — *Médecine :* Raynaud, Peter, Paul, Proust, Ball, Isambert, Blachez.
Chirurgie et accouchements : Tillaux, Duplay, Cruveilhier, Després ; Bailly.
Anatomie, physiologie, sciences naturelles : Polaillon, Périer ; Grimaux.
1869. — *Médecine :* Bouchard, Ollivier, Chalvet, Lécorché, Brouardel, Cornil.
Chirurgie et accouchements : Lannelongue, Le Dentu, Dubreuil, Cocteau ; Guéniot.
Anatomie, physiologie, sciences naturelles : Bocquillon ; Gariel, Gautier.
1872. — *Médecine :* Damaschino, Hayem, Fernet, Lancereaux, Bergeron, Duguet, Rigal.
Chirurgie et accouchements : Terrier, Nicaise, Delens, B. Anger ; Charpentier.
Anatomie, physiologie, sciences naturelles : Bouchardat, Duval ; Legros.
1875. — *Médecine :* Dieulafoy, Grancher, Liouville, Lépine, Legroux.
Chirurgie et accouchements : Berger, Pozzi, Marchand, Mono l ; Blum ; Chantreuil.
Anatomie, physiologie, sciences naturelles : Cadiat, Farabeuf, de Lanessan ; Gay, Bourgoin.
1878. — *Médecine :* Straus, Debove, Rendu, Hallopeau.
Chirurgie et accouchements : Terrillon, Humbert, Richelot ; Pinard.
Anatomie physiologie, sciences, naturelles : Richet, Henninger.
1880. — *Médecine :* Joffroy, Landouzy, Troisier, Raymond.
Chirurgie et accouchements : Reclus, Bouilly, Peyrot ; Budin.
Anatomie, physiologie, sciences naturelles : Rémy, Henriot.
1883. — *Médecine :* Hanot, Quinquand, Hutinel, Robin.
Chirurgie et accouchements : Kirmisson, Segond, Campenon ; Ribemont-Dessaignes.
Anatomie, physiologie, sciences naturelles : Reynier ; Guébhard, Pouchet, Raph. Blanchard.
1886. — *Médecine :* Brissaud, Ballet, Déjerine, Chauffard.
Chirurgie et accouchements : Schwartz, Jalaguier, Brun ; Maygrier.
Anatomie, physiologie, sciences naturelles : Poirier. Quénu ; Villejean.
1889. — *Médecine :* Chantemesse, Marie, Gilbert, Letulle, Netter.
Chirurgie et accouchements : Nélaton, Tuffier, Ricard ; Bar.
Anatomie, physiologie, sciences naturelles : Retterer, Gley ; Weiss, Fauconnier.
1892. — *Médecine :* Charrin, Gaucher, Roger, Marfan, Ménétrier.
Chirurgie et accouchements : Lejars, Delbet, Albarran ; Varnier.
Anatomie, physiologie, sciences naturelles: Sébileau, André, Hein.
1895. — *Médecine :* Achard, Gilles de la Tourette, Thoinot, Widal, Wurtz.
Chirurgie et accouchements : Broca, Walther, Hartmann ; Bonnaire.
Anatomie, physiologie, sciences naturelles : Thiéry ; Chassevant.

CLINICAT

A chacune des chaires de clinique de la Faculté de médecine de Paris, est attaché un chef de clinique.

Les chaires de cliniques spéciales suivantes : clinique de pathologie mentale et des maladies de l'encéphale, clinique des maladies du système nerveux, clinique des maladies cutanées et syphilitiques, clinique des maladies des enfants, clinique ophtalmologique, sont également pourvues chacune d'un chef de clinique et, en outre, d'un chef de clinique adjoint.

Les chefs de clinique et les chefs adjoints sont institués par le ministre de l'instruction publique après un concours ouvert chaque année à la Faculté.

Les chefs de clinique sont à la disposition du professeur pour les soins à donner aux malades ainsi que pour les besoins du service et de l'enseignement.

Les chefs de clinique adjoints remplacent les chefs de clinique en cas d'absence momentanée ou de démission dans le cours de l'année.

Les chefs de clinique sont nommés pour un an. Toutefois, sur la proposition du professeur, et après avis favorable de la Faculté, ils peuvent être prorogés d'année en année, sans qu'en aucun cas la durée totale de leurs fonctions puisse excéder trois ans.

Les fonctions de chef de clinique sont incompatibles avec celles d'agrégé en exercice, de médecin ou de chirurgien des hôpitaux, de prosecteur ou d'aide d'anatomie.

Les chefs de clinique nouvellement nommés sont attachés aux professeurs dont le service devient vacant, et le plus ancien de ces professeurs a le droit de choisir celui des chefs de clinique qu'il préfère.

Les chefs de clinique entrent en fonctions le 1er novembre de l'année où ils ont été institués.

Conditions du concours. — Seuls sont admis à prendre part au concours de chef de clinique les docteurs en médecine français âgés de moins de trente-quatre ans le jour de l'ouverture du concours, et de trente-huit ans pour le clinicat des maladies des voies urinaires.

Exceptionnellement, les candidats, qui justifient de la double condition d'âge et de nationalité ci-dessus, peuvent prendre part aux concours de chef de clinique chirurgicale, obstétricale et ophtalmologique jusqu'à l'âge de trente-huit ans non révolus le jour du concours.

Jury. — Les jurys des concours se composent, pour les places de chef de clinique médicale, de cinq examinateurs, savoir : deux professeurs de clinique médicale, désignés par le sort; les deux professeurs de pathologie interne et un professeur désigné par le sort parmi les titulaires des trois chaires de pathologie et thérapeutique générales, anatomie pathologique et thérapeutique.

Pour les places de chef de clinique chirurgicale, de cinq examinateurs, savoir : deux professeurs de pathologie interne, désignés par le sort; deux professeurs de pathologie externe, de clinique ophtalmologique ou de clinique obstétricale, désignés par le sort; le professeur de médecine opératoire.

Pour les places de chef de clinique obstétricale, de cinq examinateurs, savoir : les deux professeurs de clinique d'accouchements; deux professeurs de clinique chirurgicale désignés par le sort; un pro-fesseur désigné par le sort parmi les titulaires des chaires de pathologie externe et de médecine opératoire.

Pour les places de chef de clinique des maladies du système nerveux, des maladies cutanées et syphilitiques et des maladies des enfants, de six examinateurs, savoir : deux professeurs de clinique médicale désignés par le sort; les deux professeurs de pathologie interne; un professeur désigné par le sort parmi les titulaires des trois chaires de pathologie et thérapeutique générales, anatomie pathologique et thérapeutique, et le professeur de clinique dont le service est vacant.

Pour la place de chef de clinique de pathologie mentale et des maladies de l'encéphale : du professeur titulaire de la chaire des maladies mentales, du professeur de pathologie générale, du professeur de médecine légale, d'un professeur de clinique médicale et d'un professeur de pathologie interne, désignés par le sort.

Pour la place de chef de clinique ophtalmologique : du professeur de clinique ophtalmologique, du professeur de médecine opératoire, d'un professeur de pathologie externe et d'un professeur de clinique chirurgicale désigné par le sort, et d'un des professeurs de physiologie ou de physique désigné par le sort.

Pour la place de chef de clinique des maladies des voies urinaires :

Du professeur de clinique des maladies des voies urinaires; de deux professeurs de clinique chirurgicale; du professeur de pathologie chirurgicale; du professeur de médecine opératoire.

Epreuves. — Les épreuves du concours sont de deux sortes : les unes *éliminatoires* communes à tous les candidats; les autres *définitives*, auxquelles sont admis deux candidats seulement pour chaque place mise au concours.

I.— *Chef de clinique médicale, des maladies des enfants, des maladies cutanées et syphilitiques et des maladies du système nerveux.*— Les épreuves éliminatoires comprennent :

1° Une leçon clinique d'un quart d'heure de durée sur un seul malade après dix minutes d'examen;

2° Une dissertation orale d'un quart d'heure de durée sur un sujet d'anatomie pathologique, après examen anatomique, micrographique ou clinique.

Les épreuves définitives varient avec les chaires de clinique de la manière suivante :

Chef de clinique médicale. L'épreuve définitive se compose d'une leçon clinique de vingt minutes de durée sur deux malades, après dix minutes d'examen pour chacun, avec la facilité de se borner pour l'un des deux à l'énonciation sommaire du diagnostic et du traitement.

Chef de clinique des maladies des enfants. L'épreuve définitive consiste en une leçon clinique de vingt minutes de durée sur deux malades choisis dans le service des maladies des enfants, après dix minutes d'examen pour chacun, avec la faculté de se borner pour l'un d'eux à l'énonciation sommaire du diagnostic et du traitement.

Chef de clinique des maladies cutanées et syphilitiques. L'épreuve définitive consiste en une leçon de vingt minutes de durée sur deux malades choisis dans le service de clinique des maladies cutanées et syphilitiques, après dix minutes d'examen pour chacun d'eux avec la faculté de se borner pour l'un d'eux à l'énoncé du diagnostic et du traitement.

Chef de clinique des maladies du système nerveux. L'épreuve définitive consiste en une leçon de vingt minutes de durée sur deux malades choisis dans le service de clinique des maladies du système nerveux, après dix minutes d'examen, avec la faculté de se borner pour l'un d'eux à l'énonciation sommaire du diagnostic et du traitement.

II.— *Chef de clinique chirurgicale.* — Les épreuves éliminatoires comprennent :

1° Une composition écrite sur un sujet d'anatomie et de pathologie externe, pour laquelle il est accordé deux heures aux candidats ;

2° Une épreuve pratique pour laquelle chaque candidat a dix minutes de réflexion et dix minutes pour exposer les procédés opératoires, motiver son choix et exécuter l'opération.

L'épreuve définitive consiste en une leçon clinique de vingt minutes sur deux malades examinés pendant dix minutes.

III.— *Chef de clinique obstétricale.* — Les épreuves éliminatoires comprennent :

1° Une leçon clinique d'un quart d'heure de durée faite sur une femme, après dix minutes d'examen ;

2° Une dissertation orale de vingt minutes de durée sur un cas de dystocie, avec ou sans manœuvres.

L'épreuve définitive se composera d'une leçon clinique de vingt minutes de durée sur deux femmes, après dix minutes d'examen pour chacune, avec la faculté de se borner pour l'une d'elles à l'énonciation des principales circonstances à relever au point de vue de la pratique obstétricale.

IV.—*Chef de clinique de pathologie mentale, et des maladies de l'encéphale.*— Les épreuves éliminatoires comprennent :

1° Une épreuve sur un cas de pathologie interne à prendre dans un service de clinique médicale. Il est accordé aux candidats dix minutes d'examen, et dix minutes d'exposition ;

2° Une consultation écrite sur un cas de médecine mentale, à prendre dans le service de clinique des maladies mentales. Il est accordé aux candidats dix minutes d'examen et dix minutes d'exposition ;

3° Une consultation écrite sur un cas de médecine mentale, à prendre dans le service de clinique des maladies mentales. Il est accordé aux candidats dix minutes pour l'examen du malade. Le jury déterminera le temps accordé pour la rédaction et la consultation.

L'épreuve définitive se compose d'une leçon de clinique de vingt minutes de durée sur deux malades choisis dans le service de clinique des maladies mentales, après dix minutes d'examen pour chacun d'eux.

V.— *Chef de clinique ophtalmologique.* — Le nombre des épreuves est de quatre, savoir : deux épreuves éliminatoires, deux épreuves définitives.

Les épreuves éliminatoires sont :

1° Une composition écrite sur un sujet d'anatomie, de physiologie ou de clinique externe ;

2° Une épreuve sur titres.

Les épreuves définitives sont :

1° Une épreuve orale sur un sujet d'optique physiologique.

2° Une épreuve clinique sur deux malades choisis dans le service de clinique ophtalmologique. Cette leçon sera de vingt minutes, après dix minutes d'examen des malades.

VI.— *Chef de clinique des maladies des voies urinaires.* — Les épreuves éliminatoires comprennent :

1° Une composition écrite sur un sujet d'anatomie et de pathologie chirurgicale, pour laquelle il est accordé deux heures aux candidats ;

2° Une épreuve de laboratoire sur la bactériologie, ou une épreuve de médecine opératoire.

Les épreuves définitives sont :

1° Une épreuve orale sur les titres, dont la durée sera de dix minutes ;

2° Une leçon clinique de vingt minutes sur deux malades pris dans le service de la clinique des maladies des voies urinaires et examinés chacun pendant dix minutes.

Traitement. — Les chefs de clinique reçoivent un traitement de 1.200 francs.

Les fonctions de chef de clinique adjoint sont gratuites.

ÉCOLE PRATIQUE

PERSONNEL DE L'ÉCOLE PRATIQUE

Le personnel de l'École pratique de la Faculté de Médecine de Paris se compose :
1° Du chef des travaux anatomiques;
2° Des prosecteurs;
3° Des aides d'anatomie.

ADJUVAT

Le nombre des aides d'anatomie est fixé à quinze. Ils sont nommés après un concours qui a lieu chaque année, au mois de mai; la durée de leurs fonctions est limitée à trois ans. Ces fonctions sont les mêmes pour les trois années d'exercice. Les aides d'anatomie en exercice peuvent seuls concourir pour le prosectorat et seulement pendant les trois années de leur exercice. Ils ne peuvent prendre le grade de docteur en médecine.

Ils entrent en fonctions le 1er octobre.

Le renouvellement des aides se fait par tiers.

Il ne peut être nommé au concours de chaque année que *cinq* aides d'anatomie. Les candidats qui ne sont pas nommés, sont classés par ordre de mérite, et sont appelés, dans le même ordre et par décision ministérielle, à remplir, par délégation, jusqu'à la fin de l'année, les vacances qui pourraient se produire dans le cours de l'année.

Traitement. — Les aides d'anatomie reçoivent :

La 1re année une indemnité de 1.000 fr.
La 2e   —   —   de 1.200
La 3e   —   —   de 1.400

Les aides d'anatomie suppléants reçoivent, pendant la durée de leur délégation, une indemnité calculée à raison de 1.000 francs par an.

Concours. — Le concours comprend trois épreuves :

1° Une épreuve écrite sur l'anatomie et la physiologie. Pour cette épreuve, deux heures sont accordées aux candidats;

2° Une épreuve orale sur l'anatomie descriptive. Dix minutes de réflexion sont accordées aux candidats, et dix minutes pour traiter la question tirée au sort;

3° Une épreuve de dissection. Quatre heures sont accordées aux candidats pour la préparation anatomique, et dix minutes pour en faire la description.

Toutes les épreuves, après chaque séance, sont soumises à la discussion. L'épreuve de chaque candidat, après avoir été discutée, est appréciée à l'aide de points, et le nombre de points est déterminé à la majorité des voix. Le maximum des points est fixé :

à 30 pour l'épreuve écrite;
à 20 pour l'épreuve orale;
à 30 pour l'épreuve de dissection.

Le classement se fait à la majorité des points. S'il y a égalité de points entre deux ou plusieurs candidats, ceux-ci seront soumis à une seconde épreuve orale d'anatomie.

Jury. — Le jury se compose de deux juges de droit et de trois juges désignés par le sort.

Les juges de droit sont : le professeur d'anatomie et le chef des travaux anatomiques.

Parmi les juges que désigne le sort, il y a deux professeurs titulaires et un agrégé.

Les deux professeurs titulaires sont pris sur une liste de neuf membres comprenant : les quatre professeurs de clinique externe, les deux professeurs de pathologie chirurgicale, le professeur de médecine opératoire, le professeur de clinique ophtalmologique et le professeur de physiologie.

L'agrégé est pris parmi les agrégés d'anatomie et de chirurgie.

PROSECTORAT

Les prosecteurs sont chargés des fonctions de chefs de pavillon. Ils sont au nombre de huit.

Le nombre des places de prosecteur mises au concours chaque année est de *deux* au plus.

Ils entrent en fonctions le 1er octobre. La durée de leurs fonctions est de quatre ans.

Ils peuvent prendre le grade de docteur en médecine, mais ils ne peuvent être ni agrégés, ni membres du Bureau central des hôpitaux.

Les prosecteurs étant obligés par le règlement de séjourner de midi à quatre heures dans leur pavillon, *tout enseignement privé leur est interdit.*

Chaque prosecteur est tenu de remettre, chaque année, deux pièces sèches destinées aux collections de la Faculté : une sur un sujet déterminé, l'autre au choix du prosecteur.

Ils sont nommés à la suite d'un concours qui a lieu chaque année, au mois de mai.

Traitement. — Les prosecteurs reçoivent un traitement variant de 2.500 à 3.000 francs.

Concours. — Le concours comprend deux épreuves éliminatoires et cinq épreuves définitives :

Les épreuves éliminatoires sont :

1° Une épreuve écrite sur l'anatomie, la physiologie et la pathologie externe. Pour cette épreuve, trois heures sont accordées aux candidats;

2° Une épreuve orale d'anatomie. Dix minutes de réflexion sont accordées aux candidats, et dix minutes pour traiter la question tirée au sort.

Ces deux épreuves terminées, le jury procède à l'élimination. Il conserve six candidats pour une place et huit pour deux places de prosecteurs titulaires. Toutefois, dans le cas où il y aurait égalité de points entre deux ou plusieurs candidats placés sur la limite de la liste d'élimination, tous ces candidats seraient conservés.

Les épreuves définitives se composent :

1° D'une épreuve orale de physiologie. Dix minutes de réflexion, et dix minutes pour traiter la question sont accordées à chaque candidat;

2° D'une épreuve orale de chirurgie; les candidats auront également dix minutes de réflexion et dix minutes pour traiter la question;

3° D'une épreuve pratique d'histologie, pour laquelle deux heures sont accordées aux compétiteurs ;

4° D'une épreuve de médecine opératoire ;

5° D'une épreuve pratique de dissection extemporanée, la même pour tous les candidats, dont la durée et la nature sont déterminées par le jury.

Après chaque séance du concours, les épreuves sont discutées et appréciées à l'aide de points à la majorité des voix. Le nombre maximum des points est ainsi établi :

30 pour la composition écrite ;
20 pour l'épreuve orale d'anatomie ;
20   —   orale de physiologie ;
20   —   de chirurgie ;
20   —   de médecine opératoire ;
20   —   d'histologie ;
30   —   pratique de dissection.

Le classement se fait comme pour les aides d'anatomie, à la majorité des points. S'il y a égalité de points entre deux ou plusieurs candidats, ceux-ci sont soumis aussi à une seconde épreuve orale d'anatomie.

Jury. — Le jury est composé de deux juges de droit et de trois juges désignés par le sort.

Les deux juges de droit sont : le professeur d'anatomie et le professeur de physiologie.

Les trois juges désignés par le sort sont pris sur une liste qui comprend : les quatre professeurs de clinique chirurgicale, les deux professeurs de pathologie externe, le professeur d'histologie, le professeur de clinique ophtalmologique, le professeur de médecine opératoire et le chef des travaux anatomiques.

Délégués aux fonctions de prosecteur. — Les candidats qui ne sont pas nommés sont classés par ordre de mérite et sont appelés dans le même ordre et, par décision ministérielle, à remplir par délégation, jusqu'à la fin de l'année, les vacances qui pourraient se produire dans le cours de l'année.

Ils reçoivent, pendant la durée de leur délégation, une indemnité calculée à raison de 2.500 francs par an.

FRAIS UNIVERSITAIRES

DROITS OBLIGATOIRES

Inscriptions. — Les droits à payer sont de 30 francs pour chaque inscription. *Total :* 480 francs pour les seize inscriptions.

Examens. — Les droits à payer sont de 55 francs par examen ou *partie d'examen*, dont 30 francs de droits d'examen et 25 francs de droits de certificat d'aptitude, soit : 1er examen, 55 francs; deuxième (1re et 2e partie), 110 francs; troisième (1re et 2e partie) 110 francs; quatrième, 55 francs; cinquième (1re et 2e partie) 110 francs. Total : 440 francs pour les cinq examens.

Les droits de *thèse* sont de 240 francs dont 110 francs pour les droits d'examen, 40 francs pour le certificat d'aptitude et 100 francs pour le droit de diplôme.

Travaux pratiques. — Les droits à payer pour les travaux pratiques sont ainsi fixés : 1re année, 60 francs; 2e année, 40 francs; 3e année, 40 francs; 4e année, 20 francs.

Droits de bibliothèque. — Ils sont de 10 francs par année.

Les sommes à payer lors de la prise de chaque inscription s'établissent ainsi :

ANNÉES	SOMMES A PAYER PAR TRIMESTRE EN PRENANT LES INSCRIPTIONS				TOTAL PAR ANNÉE
	DROITS d'inscription.	DROITS de bibliothèque.	DROITS pr travaux pratiques	TOTAL par trimestre	
1re année (de 1 à 4 inscriptions).	30	2.50	15	47.50	190
2e année (de 5 à 8 inscriptions).	30	2.50	10	42.50	170
3e année (de 9 à 12 inscriptions).	30	2.50	10	42.50	170
4e année (de 13 à 16 inscriptions).	30	2.50	5	37.50	150

DROITS FACULTATIFS

Les docteurs français, les docteurs étudiants étrangers, les élèves qui justifieront de toutes les inscriptions et ceux dont la scolarité aura été interrompue pourront, sur leur demande écrite, être admis par le doyen à prendre part à *telle ou telle série d'exercices pratiques*, moyennant le payement du droit fixe de 40 francs par année scolaire déterminé par le décret du 31 décembre 1864, pour les frais matériels des exercices facultatifs: ce droit est payable en un seul terme.

DISPENSES DE DROITS D'INSCRIPTIONS. REMISE DE DROITS

Les dispenses ne peuvent être accordées qu'aux étudiants français.

Sont dispensés de payer les droits d'inscription : a) les boursiers; b) les fonctionnaires des établissements publics d'enseignement secondaire et primaire; c) un dixième des étudiants sur leur demande.

Les demandes en vue de la dispense des droits d'inscription sont adressées au doyen du 15 octobre au 1er décembre ; elles sont libellées sur papier timbré et accompagnées d'un état certifié par le maire, énonçant la situation de fortune de l'étudiant et de sa famille. (A cet effet une feuille spéciale est délivrée au secrétariat.)

Pour la dispense des inscriptions de première année, il faut encore joindre un extrait du dossier scolaire certifié par le chef ou les chefs des établissements d'enseignement secondaire où le postulant a fait ses deux dernières années d'étude.

Pour les inscriptions de deuxième, de troisième et de quatrième année, il faut joindre un certificat d'assiduité aux travaux pratiques de l'année précédente; si l'étudiant change de Faculté ou d'Ecole, ce certificat est joint au dossier.

Les dispenses sont accordées pour une année scolaire et sont renouvelables.

Elles peuvent être retirées dans le courant de l'année par le Doyen, après avis du Conseil de la Faculté, pour défaut de travail ou d'assiduité aux travaux pratiques, ou au stage hospitalier.

Elles sont retirées à tout étudiant qui encourt une peine disciplinaire.

Lorsque la dispense est retirée à un étudiant, il en est fait mention au dossier de ce dernier.

La dispense des droits d'inscription n'entraîne pas celle du droit de bibliothèque et des travaux pratiques qui sont payés suivant la règle, lors de la prise des inscriptions.

Ne paient aucun droit :

1° Les lauréats des prix d'honneur ou du premier prix d'histoire (rhétorique) au concours général des Lycées de Paris ou au concours général des Lycées des départements.

2° Les fils de professeurs dans la Faculté où le père professe ou est mort dans l'exercice de ses fonctions.

L'étudiant exempté de droits ne peut, *après échec d'un examen*, se représenter aux mêmes épreuves qu'après l'acquittement des droits d'examen proprement dits, mais il reste dispensé des droits de certificats d'aptitude ou de diplôme.

On peut accorder, par voie de remboursement, des remises de droits aux étudiants qui se sont distingués par leurs succès, et qui ont des titres à cette faveur par la situation de fortune de leur famille ou les services rendus par elle.

Le mérite des épreuves est une des conditions indispensables pour obtenir la remise des droits, mais elle ne suffit pas; le crédit inscrit au budget est en effet exclusivement destiné à aider les élèves peu fortunés.

Pour obtenir une remise de droits, l'étudiant doit adresser au Ministre, par l'intermédiaire du Doyen :

1° Une demande libellée sur papier timbré ;

2° Un certificat établissant la situation de fortune de sa famille et les services publics rendus par elle, s'il y a lieu, une feuille spéciale est délivrée à cet effet au Secrétariat.

Le remboursement des droits afférents à la première partie d'un examen est ajourné jusqu'au moment où l'étudiant a subi avec succès le complément des épreuves.

Le remboursement n'est pas accordé si l'examen remonte à un exercice depuis longtemps clos et périmé, ou si l'examen a été subi avec succès *après ajournement*.

Les droits d'examen doivent toujours être payés, et la gratuité de ces droits ne peut être accordée avant les épreuves.

OBSERVATIONS APPLICABLES A LA FACULTÉ DE MÉDECINE DE PARIS

1°. **Versement des droits afférents aux études médicales.** — Les étudiants ou leurs familles ont la faculté d'effectuer le versement des droits afférents aux études médicales à la caisse du receveur des droits universitaires (25, quai des Grands-Augustins, à Paris), ou, dans les départements, aux caisses des trésoriers généraux et des receveurs des finances.

Ce versement a lieu sur la production d'un bulletin de versement délivré par le secrétaire de la Faculté (art. 1 et 4 du décret du 25 juillet 1882).

Dans le cas où le versement est fait en province, il en est délivré un récépissé à talon qui doit être adressé immédiatement au secrétaire de la Faculté.

N. B. — Dans le cas de consignation des droits d'un examen par la famille, il est bien entendu que *l'élève ne sera appelé à subir cet examen que sur sa déclaration écrite* ou consignée sur un registre ouvert à cet effet à la Faculté.

2° **Bulletins de versement pour inscriptions et consignations. — Jours et heures auxquels ils sont délivrés.** — Les bulletins de versement des droits d'inscriptions, de travaux pratiques et de bibliothèque, correspondant aux inscriptions trimestrielles, sont délivrés aux dates et jours indiqués par des affiches spéciales.

Les bulletins de versement des droits de consignation pour les examens sont délivrés les lundi et mardi de chaque semaine, de midi à trois heures.

(Les limites des consignations pour les examens sont portées à la connaissance de MM. les étudiants, par voie d'affiche spéciale, au commencement du deuxième trimestre de l'année scolaire.)

En ce qui concerne le premier examen de doctorat et les examens de fin d'année (official), les dates et jours de consignation sont indiqués par les affiches relatives au quatrième trimestre de l'année scolaire.

3° **Annulation des bulletins de versement.** — Sont annulés les bulletins de versement dont le montant n'a pas été versé deux jours après la date qu'ils portent.

Un délai de huit jours est accordé pour les versements à faire en province. Dans ce dernier cas, déclaration expresse doit être faite au registre sur lequel l'étudiant s'inscrit.

Les bulletins de versement annulés ne sont renouvelés *que sur demande écrite et après autorisation du doyen.*

4° **Remboursement des consignations pour examens.** — Les ordres de remboursement sont délivrés tous les jours, au Secrétariat, de midi à 3 heures.

Le remboursement des consignations est partiel ou intégral. Il est partiel dans le cas d'ajournement ou d'absence à un examen ; il est intégral, dans diverses circonstances (renonciations aux études, maladies, etc.).

Les absences aux examens, pour cause de maladie, peuvent être excusées sur présentation d'un certificat médical délivré par un professeur ou agrégé de la Faculté, ou bien par un médecin ou chirurgien des hôpitaux. Le certificat médical doit être produit soit avant les examens, soit dans les quarante-huit heures qui suivent.

Les absences aux examens pour tout autre motif sont appréciées par le doyen, par la commission scolaire ou par les jurys d'examen.

Les droits remboursés sont ceux désignés au bulletin de versement pour certificat d'aptitude et diplôme. (Voir la note 1 placée au bas de la page 20.)

D'après l'article 8 de l'arrêté du 25 juillet, c'est à la caisse du receveur des droits universitaires que doit avoir lieu le remboursement des consignations. Afin que les familles des étudiants qui habitent les départements puissent toucher, sans frais ni déplacement, les sommes restituées, le remboursement peut être effectué par les receveurs des finances.

Ce point de service est réglementé comme suit (circulaire du ministre des finances en date du 29 septembre 1882) :

1° Aux termes de l'article 8 de l'arrêté ministériel du 25 juillet 1882, « le remboursement des consignations aura lieu à la caisse du receveur des droits universitaires, sur la production par l'ayant droit : 1° *de la quittance à souche* ou *du récépissé à talon* justificatif de son versement; 2° d'un *ordre de remboursement* délivré par le secrétaire de la Faculté ou de l'Ecole et énonçant les motifs de la restitution des droits consignés. »

Les receveurs des finances, appelés à effectuer des remboursements de consignations pour le compte du receveur des droits universitaires devront dès lors exiger la production de deux des pièces ci-dessus.

2° Les ordres de remboursement devront toujours être délivrés par le secrétaire au nom du véritable *ayant droit* ou *créancier réel*, c'est-à-dire au nom : de *l'étudiant*, si c'est lui qui a consigné les droits à rembourser, mais à la condition qu'il soit majeur et apte à souscrire une quittance valable ; du *représentant légal* de l'étudiant, si la consignation a été faite pour un *mineur* ; de la *partie versante* si les fonds ont été versés par une autre personne que l'étudiant, soit majeur, soit mineur.

3° Lorsque l'ayant droit n'habitera pas Paris, l'ordre de remboursement devra être présenté par le secrétaire de la Faculté ou de l'Ecole, à la recette centrale de la Seine, qui y apposera une mention ainsi conçue: *vu bon à payer pour le compte du receveur des droits universitaires de Paris, par le trésorier général du département d... (ou) par le receveur particulier de l'arrondissement d...*

De leur côté, les receveurs des finances pourront faire acquitter les ordres de remboursements par les percepteurs, lorsque les ayants droit en exprimeront le désir.

BOURSES DE DOCTORAT EN MÉDECINE

Bourses de l'État.

Les bourses de l'Etat sont données pour une année au concours.

Les concours ont lieu, au siège de la Faculté, dans la seconde quinzaine d'octobre et sont annoncés par voie d'affiche.

Les candidats s'inscrivent au Secrétariat de l'Académie. Ils doivent être Français et âgés de dix-huit ans au moins et de vingt-huit ans au plus.

Ils doivent produire les pièces suivantes :

1° Leur acte de naissance ; 2° leurs diplômes dans les sciences et dans les lettres ; 3° une note revêtue de leur signature et indiquant la profession de leur père, la demeure de leur famille, l'établissement ou les établissement dans lesquels ils ont fait leurs études, le lieu ou les lieux qu'ils ont habités depuis leur sortie desdits établissements ; 4° un certificat du ou des établissements constatant avec une appréciation du caractère et de l'aptitude du candidat, l'indication des succès qu'il a obtenus dans le cours de ses classes, et des renseignements sur la situation de fortune de sa famille (pour ces derniers renseignements, une feuille spéciale à remplir est délivrée à la Faculté).

Les candidats qui justifient de la mention *bien* au baccalauréat de l'enseignement secondaire classique (lettres-philosophie) et d'un minimum de 75 points à l'examen du certificat d'études physiques, chimiques et naturelles, pourront obtenir sans concours une bourse de doctorat en médecine de première année.

Sont admis à concourir :

Les étudiants justifiant des grades de bachelier ès lettres et bachelier ès sciences restreint, et qui continuent leurs études d'après l'ancien régime, seront admis à concourir, s'ils ont obtenu la note *Bien* à l'examen correspondant à leur temps de scolarité.

Les étudiants pourvus de 16 inscriptions sont également susceptibles d'être nommés boursiers durant les deux années qui suivent la 16° inscription. Mais, pour pouvoir prendre part au concours en vue d'une seconde année de bourse, il faut qu'ils aient fait acte de scolarité, c'est-à-dire qu'ils aient subi un examen probatoire avec la note *bien*.

Le concours a lieu annuellement dans la dernière semaine du mois d'octobre.

Les membres du jury sont désignés, sur la proposition des Facultés, par le Ministre qui détermine également les sujets des compositions écrites.

Immédiatement après la clôture du concours, le recteur transmet au ministre les propositions de la Faculté, en y joignant les compositions des candidats, les procès-verbaux où sont indiquées les notes données à l'examen oral et le classement des compositions de l'épreuve écrite. Cet envoi sera complété par les pièces justificatives mentionnées à l'article 3.

Ces documents sont soumis à l'examen du Comité consultatif de l'Enseignement public, qui dresse une liste générale des candidats par ordre de mérite.

Tout boursier qui voudra obtenir une nouvelle bourse devra subir les épreuves du concours correspondant à l'année d'études dans laquelle il doit entrer.

Chaque boursier sera l'objet d'un rapport spécial sur son assiduité aux cours et aux exercices pratiques.

Les arrêtés du 5 novembre 1877 et 27 juin 1878 sont et demeurent abrogés en ce qui concerne les bourses du doctorat en médecine.

Les épreuves du concours consistent en compositions écrites.

Sont admis à concourir :

I. Les candidats pourvus de 4 inscriptions qui ont subi avec la note *Bien* le premier examen probatoire prévu par l'art. 3 du décret du 20 juin 1878.

Les épreuves consistent :
1° En une composition de chimie.
2° En une composition de physique et d'histoire naturelle.

II. Les candidats pourvus de 8 inscriptions, qui ont subi avec la note *Bien* le premier examen probatoire et qui justifient de leur assiduité aux travaux pratiques de deuxième année.

Les épreuves consistent :
1° En une composition d'anatomie (ostéologie, arthrologie, myologie, angéiologie).
2° En une composition d'histologie.

III. Les candidats pourvus de 12 inscriptions, qui ont subi avec la note *Bien* la première partie du second examen probatoire.

Les épreuves consistent :
1° En une composition d'anatomie (névrologie, splanchnologie, anatomie des régions).
2° En une composition d'histologie et de physiologie.

IV. Les candidats pourvus de 16 inscriptions, qui ont subi avec la note *Bien* la deuxième partie du second examen probatoire.

Les épreuves consistent :
1° En une composition de Médecine ;
2° En une composition de Chirurgie.

Deux heures sont accordées pour chacune de ces compositions.

La valeur de chacune de ces compositions est exprimée par un chiffre qui varie de 0 à 20.

Le montant de la bourse est de 1.200 francs, payables par douzièmes, à la caisse de la Faculté.

Bourses de la Ville de Paris.

Une subvention municipale de 6.000 francs, renouvelable chaque année, est accordée à la Faculté de médecine de Paris.

Cette subvention est applicable :

1° Principalement à la fondation de bourses d'études de 1.200 francs chacune.

2° Exceptionnellement [1], à la fondation de bourses de voyages à l'étranger dont le montant est fixé dans chaque cas particulier par décision spéciale au Conseil municipal.

Ces bourses ne peuvent être accordées qu'aux élèves nés, soit à Paris, soit au moins dans le département de la Seine, ou dont les parents y sont domiciliés depuis cinq ans au moins.

A égalité de titres, elles sont attribuées de préférence aux candidats dont la famille y est domiciliée depuis plus longtemps.

1° *Bourses d'études.* — Les bourses d'études ont pour objet de venir en aide aux jeunes gens qui n'ont pas les ressources nécessaires pour développer leur instruction.

Elles sont réservées, en principe, à des élèves ayant suivi les cours de la Faculté depuis un an au moins et ayant obtenu des notes satisfaisantes aux examens de l'année précédente ; exceptionnellement, une fraction de bourse pourra être accordée à des élèves de 1re année.

Les bourses ou fractions de bourses sont accordées pour un an, par le Conseil municipal, sur la proposition de la Faculté, après avis du Préfet. Elles pourront être renouvelées.

---

1. C'est en effet si « exceptionnellement » que ces bourses de voyage à l'étranger sont restées à l'état de mythe et ne sont jamais accordées.

Le montant des bourses est ordonnancé au nom du doyen de la Faculté qui le remet au bénéficiaire par fraction d'un quart, au début de chaque trimestre de l'année scolaire; cependant, en ce qui concerne le premier trimestre de l'année scolaire, en raison de la date de réouverture des cours et des délais nécessités par l'instruction des demandes, la fraction correspondante peut être payée à l'expiration de ce trimestre, en même temps que celle du deuxième trimestre.

2° *Bourses de voyage.* — Les bourses de voyage se divisent en bourses de voyage d'études, accordées aux aspirants au doctorat et en bourses de voyage de recherches, accordées, sur le vu d'un programme, aux docteurs reçus depuis moins de quatre ans.

Les unes et les autres sont accordées, sur la proposition de la Faculté et sur l'avis du Préfet de la Seine, par le Conseil municipal, qui en fixe le montant.

Au retour de leur voyage, les titulaires d'une bourse de voyage de recherches doivent consigner dans un rapport les résultats de leurs études sur les matières du programme arrêté par le Conseil municipal.

Les titulaires de bourses de voyage d'études devront également adresser un rapport sur leurs travaux. Ces rapports seront transmis au Conseil municipal avec les observations de la Faculté.

Le montant des bourses de voyage est ordonnancé au nom du doyen de la Faculté qui le remet, en une seule fois, au bénéficiaire au moment de son départ.

Instructions relatives aux demandes. — Les demandes de bourses seront déposées par les candidats au secrétariat de la Faculté avant le 15 novembre.

Elles doivent être transmises avant le 15 décembre, à M. le Préfet de la Seine qui les soumet, avec son avis, au Conseil municipal.

Toutes les demandes déposées doivent être transmises, chacune accompagnée d'un avis spécial.

La Faculté propose tous les candidats qui lui paraissent dignes d'une bourse; elle indique pour eux ses préférences.

A la liste de présentation sont joints les dossiers des candidats. Chacun de ces dossiers comprend nécessairement les notes, renseignements, indication des travaux précédemment exécutés par les élèves, etc., de nature à éclairer le Conseil sur la situation de fortune et le mérite des candidats.

En ce qui concerne les bourses de voyage, de recherches, les dossiers des candidats doivent contenir, en outre, les programmes rédigés par les élèves et dont il est question à l'article 6, ci-dessus.

Le Conseil municipal, sur le vu des propositions et des justifications qui lui sont soumises, dresse la liste des élèves auxquels est accordée une bourse d'étude, décide s'il y a lieu d'accorder des bourses de voyage, et fixe, dans ce cas, le montant de la somme affectée auxdites bourses et les élèves qui doivent en bénéficier. Ces bourses de voyage n'existent qu'en principe. En fait, on n'en accorde jamais.

Aucune bourse ne peut être accordée au nom de la Faculté de médecine, en dehors des propositions de la Faculté.

INSCRIPTIONS

Le *nombre des inscriptions* pour le doctorat est de seize, représentant les quatre années d'études exigées. Ces inscriptions sont prises une à une tous les trois mois, pendant la première quinzaine de chaque trimestre.

Un règlement préparé par la Faculté et approuvé par le Recteur fixe le délai pendant lequel reste ouvert le registre d'inscriptions à chaque trimestre.

Le registre est clos par le doyen et visé par le recteur de l'Académie ou par son délégué.

Les *dates précises des inscriptions* sont annoncées par voie d'affiches; elles sont également publiées dans les journaux médicaux et dans les journaux politiques. La première inscription est prise fin octobre et dans les premiers jours de novembre; la seconde en janvier; la troisième en avril; la quatrième en juillet; la cinquième en octobre ou novembre, et ainsi de suite.

Les étudiants sont tenus de prendre leur inscription aux jours et heures désignés par voie d'affiche. L'inscription trimestrielle ne sera accordée en dehors de ces dates que pour des motifs sérieux et appréciés par le Conseil de la Faculté.

L'étudiant ne peut en aucun cas faire prendre ses inscriptions par un mandataire.

Tout étudiant, convaincu d'avoir pris une inscription pour un autre, encourt la perte d'une à quatre inscriptions; il est ajourné, pour les épreuves qui lui restent à subir, pour un temps qui ne peut excéder une année. Est passible de la même peine, l'étudiant convaincu d'avoir fait prendre, par une autre personne, une inscription à son profit. La peine, dans ces différents cas, est prononcée sans recours, par la Faculté à laquelle appartient l'étudiant.

L'étudiant est tenu de déclarer, en s'inscrivant, sa résidence réelle, celle de sa famille ou de son tuteur. et, s'il survient un changement dans le domicile de l'un ou de l'autre, de faire une nouvelle déclaration.

Toute fausse déclaration de résidence peut être punie de la perte d'une ou deux inscriptions; si l'étudiant a toutes ses inscriptions, il pourra être ajourné pour les épreuves qui lui restent à subir, pour un temps qui ne peut excéder une année.

Tout étudiant qui, sans motif jugé valable par la Faculté, néglige pendant deux ans de prendre des inscriptions et de subir aucune épreuve, perd le bénéfice des inscriptions prises depuis la dernière épreuve subie avec succès. La décision est prononcée sans appel par la Faculté.

Le temps passé sous les drapeaux dans l'armée active n'est pas compté dans le délai entraînant la péremption.

Une ou plusieurs inscriptions peuvent être également perdues par application de peines disciplinaires

Inscriptions des élèves nouveaux
(première inscription) [1].

La première inscription doit être prise au commencement de l'année scolaire.

---

1. *Extrait du décret en date du 5 juin 1891.* — Article premier. — Les aspirants aux grades de docteur en médecine....... doivent produire en prenant la 1re inscription les diplômes ci-après désignés :

Doctorat en médecine : le diplôme de l'enseignement secondaire classique avec la mention : lettres-philosophie et transitoirement le diplôme de bachelier ès sciences restreint;

1. *Extrait de la circulaire du 19 mars 1894.* — Pour l'année scolaire 1894-95, les aspirants au doctorat en médecine seront admis à prendre leur 1re inscription à la date réglementaire en justifiant du baccalauréat ès

Les élèves nouveaux, munis de leurs diplômes, sont admis à prendre leur première inscription, tous les jours, de *midi à trois heures*, au Secrétariat de la Faculté, du 15 octobre au 15 novembre.

Les élèves reçus bacheliers et les candidats au certificat d'études physiques, chimiques et naturelles reçus à la session de novembre, les engagés conditionnels d'un an libérés à cette époque, sont admis à se faire inscrire après leur réception ou leur libération et il leur est accordé, à cet effet, après leur libération ou leur réception, un délai qui ne peut dépasser huit jours.

En cas de maladie dûment constatée ou d'empêchement légitime, le Conseil de la Faculté peut accorder l'autorisation de prendre une inscription après la clôture du registre.

Pour des motifs graves, le Conseil de la Faculté peut accorder l'autorisation de prendre ensemble les deux premières inscriptions, c'est-à-dire au commencement du second trimestre scolaire (du 1er au 15 janvier). Il n'est donné aucune suite aux demandes qui parviennent à la Faculté ou École après le 1er janvier.

En aucun cas, l'étudiant ne peut commencer ses études après le 15 janvier. *Aucune dispense ne sera accordée.*

Tout étudiant qui se présente pour prendre sa première inscription est tenu de déposer :

1° Son acte de naissance ;

2° S'il est mineur, le consentement de son père ou de son tuteur. Ce consentement doit indiquer le domicile du père ou tuteur (*la signature doit être légalisée*) ;

3° Le diplôme du baccalauréat de l'enseignement secondaire classique (lettres-philosophie) et le certificat d'études physiques, chimiques et naturelles ;

4° Un certificat de revaccination faite sous le contrôle de la Faculté. Le Conseil de la Faculté de médecine de Paris a décidé que la revaccination aurait lieu : *a*) A l'*Académie de médecine; b*) A l'*Institut de vaccine animale*, 8, rue Ballu.

MM. les étudiants sont priés de se présenter au Secrétariat (guichet n° 1) pour prendre connaissance des dispositions qui ont été prises.

Après la remise de ces pièces au Secrétariat, il est constitué, pour chaque élève nouveau, un dossier scolaire qui reste à la Faculté. D'autre part, il est remis aux nouveaux inscrits une *feuille d'inscriptions*, une *carte d'étudiant*, ainsi qu'un *numéro indiquant le jour et l'heure auxquels ils devront se présenter au Secrétariat pour prendre leur inscription et retirer le bulletin de versement des droits à payer à la caisse du receveur des droits universitaires.*

Inscriptions des élèves anciens (deuxième à seizième inscription).

Les inscriptions se prennent à des dates précises, par voie d'affiches.

Pour prendre leur inscription, les étudiants doivent déposer, *un jour à l'avance*, leur feuille chez le concierge de la Faculté ; il leur sera remis, en échange, *un numéro d'ordre indiquant le jour et l'heure* auxquels ils devront se présenter au Secrétariat.

Les internes et externes des hôpitaux sont tenus de joindre à leur feuille d'inscriptions un certificat de leur chef de service, indiquant qu'ils ont rempli avec exactitude leurs fonctions d'interne ou d'externe pendant le trimestre précédent. Ce certificat doit être visé par le directeur de l'établissement hospitalier auquel l'étudiant est attaché. Ces formalités sont de rigueur : les inscriptions seront refusées aux internes et externes des hôpitaux qui négligeraient de les remplir.

Les inscriptions ordinaires ne sont délivrées qu'après accomplissement des travaux pratiques et du stage hospitalier médical.

Inscriptions rétroactives et cumulatives.

Quand, pour un motif grave, un étudiant n'a pu prendre ses inscriptions aux époques réglementaires, il peut être autorisé à les prendre rétroactivement. A cet effet, il adresse une demande motivée au doyen qui, selon le cas, la soumet au Conseil de la Faculté ou la transmet, avec son avis et celui de la Faculté, à l'autorité supérieure.

Des *inscriptions cumulatives* peuvent être accordées dans les mêmes conditions que les inscriptions rétroactives :

1° Aux élèves licenciés ès sciences ;

2° Aux docteurs ou étudiants étrangers : Les *docteurs ou étudiants étrangers* qui justifient de diplômes ou de certificats délivrés par les Facultés de leur pays, peuvent obtenir l'équivalence aux diplômes français du baccalauréat (depuis cette année, cette équivalence n'est plus valable pour Paris) et la concession cumulative de quatre, huit, douze ou seize inscriptions, suivant la nature et la durée des études médicales faites dans leur pays.

Les certificats produits à l'appui des demandes faites par les docteurs ou étudiants étrangers, doivent être traduits en français et dûment légalisés.

Les élèves *licenciés ès sciences* obtiennent ordinairement la concession des quatre premières inscriptions, mais ils sont obligés de subir le premier examen de doctorat ;

3° A des élèves pourvus de grades universitaires autres que la licence ès sciences, mais dans des circonstances tout à fait exceptionnelles.

Certificat d'inscriptions. Duplicata de diplôme.

Le secrétaire peut délivrer gratuitement aux étudiants qui en ont besoin, un certificat de leurs inscriptions et de leurs examens. Ce certificat ne peut être utile pour faire valoir devant une Faculté ou École les inscriptions prises dans une autre Faculté.

---

lettres ou du baccalauréat de l'enseignement secondaire classique (lettres-philosophie) et du baccalauréat ès sciences restreint pour la partie mathématique et feront leurs études médicales sous le régime du décret de 1878.

Circulaire du 25 juillet 1894. — Monsieur le Recteur, je vous prie de faire rappeler aux élèves des établissements d'enseignement secondaire de votre ressort qui se destinent aux études médicales :

1° Que ceux d'entre eux qui seront pourvus du baccalauréat ès sciences restreint en même temps que du baccalauréat de l'enseignement secondaire classique (lettres-philosophie) ou de l'ancien baccalauréat ès lettres avant la clôture des registres d'inscription en novembre prochain, pourront commencer et achever leurs études médicales sous le régime du décret de 1878. Ils seront admis à prendre leur première inscription de médecine au trimestre du 4 novembre prochain.

2° Que ceux qui n'auraient pas obtenu le diplôme de bachelier ès sciences restreint au plus tard à la session de novembre 1894 seront tenus de faire dans une faculté des sciences, ou, dans le cas spécifié par l'article 7 du décret du 31 juillet 1893, près d'une école de médecine, l'année d'études préparatoires au certificat des sciences physiques, chimiques et naturelles institué par le susdit décret.

Passé la session de novembre 1894, il ne sera plus délivré de diplômes de bachelier ès sciences restreint.

Recevez, etc. Le Ministre de l'Instruction publique.

Les demandes de duplicata de diplôme doivent être rédigées sur papier timbré ; elles sont adressées au recteur de l'Académie dans le ressort de laquelle se trouve la Faculté qui a conféré le grade. Ces demandes doivent indiquer d'une façon précise et avec preuves, si possible, les circonstances qui ont amené la perte ou la destruction de la pièce originale ; elles doivent en outre être accompagnées d'attestations prouvant la moralité du postulant.

Elles sont transmises, après enquête, à M. le Ministre, par les soins du Recteur.

Si la décision est favorable, le pétitionnaire sera invité à verser le montant des droits réglementaires exigés pour le duplicata.

Sur le vu de la quittance, qui devra être remise entre les mains du Recteur, le duplicata du diplôme sera immédiatement expédié.

Les droits de duplicata sont de 50 francs.

ENSEIGNEMENT

COURS, CLINIQUES
CONFÉRENCES, TRAVAUX PRATIQUES

SEMESTRE D'HIVER

Cours.

GAUTIER (mardi, jeudi, samedi, 12 h., grand amphithéâtre). — **Chimie médicale**, organique et biologique.

FARABEUF (lundi, mercredi, vendredi, 4 h., grand amphithéâtre). — **Anatomie** : La tête et le rachis.

MATHIAS DUVAL (mardi, jeudi, samedi, 4 h., grand amphithéâtre). — **Histologie** : La cellule et les tissus en général : les tissus conjonctifs cartilagineux osseux, les tissus musculaires, le sang et les vaisseaux, les glandes.

RICHET (lundi, mercredi, vendredi, 5 h., grand amphithéâtre, Ecole pratique). — **Physiologie** : Respiration. — Circulation. — Digestion. — Nutrition.

NÉLATON (lundi, mercredi, vendredi, 4 h., petit amphithéâtre). — **Pathologie chirurgicale générale** : Chirurgie des membres.

TERRIER (lundi, mercredi, vendredi, 5 h., grand amphithéâtre). — **Opérations et appareils** : Opérations qui se pratiquent sur le cou, le thorax et le rachis.

DIEULAFOY (mardi, jeudi, samedi, 3 h., grand amphithéâtre). — **Pathologie médicale** : maladies des reins.

STRAUS (lundi, mercredi, vendredi, 4 h., amphithéâtre du Laboratoire de pathologie expérimentale à l'Ecole pratique). — **Pathologie expérimentale et comparée** : La bactériologie dans ses applications à la médecine technique bactériologique). — Principaux microbes pathogènes.

LANDOUZY (lundi, mercredi, vendredi, 3 h., grand amphithéâtre, Ecole pratique). — **Thérapeutique et matière médicale** : Sérothérapie : doctrine et applications. — Des médications et des indications thérapeutiques au cours des affections des reins.

CORNIL (lundi, mercredi, vendredi, 5 h., petit amphithéâtre). — **Anatomie pathologique** : Anatomie pathologique générale. — Lésions des cellules. — Inflammations. — Dégénérescences. — Néoplasmes.

POUCHET (mardi, jeudi, samedi, 4 h., amphithéâtre). **Pharmacologie** : Antiseptiques. — Anesthésiques et antianesthésiques. — Hypnotiques.

LABOULBÈNE (mardi, jeudi, samedi, 4 h., petit amphithéâtre). — **Histoire de la médecine et de la chirurgie** : Histoire des doctrines médicales. Biographie et bibliographie médico-chirurgicales.

BROUARDEL (lundi, mercredi, vendredi, 2 h., à la Morgue). — **Conférences de médecine légale pratique.**

Cliniques.

CHARRIN (lundi, vendredi, 10 h., Hôtel-Dieu). — POTAIN (mardi, samedi, 10 h., Charité). — JACCOUD (mardi, samedi, 9 heures et demie, Pitié). — HAYEM (mardi, jeudi, samedi, 10 h., Saint-Antoine). — **Cliniques médicales.**

DUPLAY (mardi, vendredi, 9 h. et demie, Hôtel-Dieu). — LE DENTU (mardi, vendredi, 9 h. et demie, Necker). — TILLAUX (lundi, mercredi, vendredi, 9 h. et demie, Charité). — BERGER (lundi, vendredi, La Pitié). — **Cliniques chirurgicales.**

JOFFROY (mercredi, samedi, 9 h. et demie, Sainte-Anne). — **Clinique de pathologie mentale et des maladies de l'encéphale.**

GRANCHER (mardi, samedi, 4 h., Enfants-Malades). — **Clinique des maladies des enfants.**

FOURNIER (mardi, vendredi, 9 h. et demie, Saint-Louis). — **Clinique des maladies cutanées et syphilitiques.**

RAYMOND (mardi et vendredi, 10 h., Salpêtrière). — **Clinique des maladies du système nerveux.**

PANAS (lundi, vendredi, 9 h., Hôtel-Dieu). — **Clinique ophthalmologique**

GUYON (mercredi, samedi, 9 h., Necker). — **Clinique des maladies des voies urinaires.**

BAR (mardi, samedi, 9 h., Clinique d'accouchement, rue d'Assas). — PINARD (lundi, mercredi, vendredi, 9 h., clinique Baudelocque, boulevard de Port-Royal). — **Cliniques d'accouchement.**

Conférences.

WIDAL (lundi, mercredi, vendredi, 3 h., grand amphithéâtre). — **Pathologie interne** : Maladies de l'appareil respiratoire.

TUFFIER (mardi, jeudi, samedi, 6 h., petit amphithéâtre). — **Pathologie externe** : Organes génito-urinaires.

NETTER (mardi, jeudi, samedi, 5 h., grand amphithéâtre). — **Hygiène** : Etiologie et prophylaxie des maladies transmissibles : fièvres éruptives, diphtérie tuberculose, lèpre.

VARNIER (mardi, jeudi, samedi, 5 h., grand amphithéâtre). — **Obstétrique** : La grossesse. — Accouchement normal. — Suites de couches normales et pathologiques. — Soins à donner aux nouveau-nés : Pathologie de la grossesse.

POIRIER (mardi, jeudi, samedi, 5 h., grand amphithéâtre, Ecole pratique). — **Anatomie**, cours du chef des travaux : Abdomen et membre inférieur.

GAUCHER (dimanche, 10 h. et demie, Saint-Louis). — **Maladies de la peau** : Dermatoses diathésiques et pathogénétiques.

THOINOT (lundi, mercredi, vendredi, 6 h., petit amphithéâtre). — **Médecine légale** : Blessures (homicides, suicides). — Empoisonnements. — Avortements.

Travaux pratiques.

Hanriot (mardi, jeudi, samedi, de 8 à 10 h. et demie à l'Ecole pratique). — **Chimie biologique** : Manipulations de chimie. — Conférences et démonstrations.

Poirier (tous les jours, de 1 h. à 4 h., Ecole pratique). — **Anatomie** : Dissection, démonstrations par les prosecteurs et aides d'anatomie.

Remy (mardi, jeudi, samedi, 2 h. un quart à 4 h., Ecole pratique). — **Histologie** : Exercices pratiques d'histologie normale. — Conférences et démonstrations.

Brault (tous les jours à 2 h., Laboratoire des travaux d'anatomie pathologique). — **Anatomie pathologique** : Exercices pratiques d'anatomie pathologique. — Conférences et démonstrations.

SEMESTRE D'ÉTÉ

Cours

Gariel (mardi, jeudi, samedi, 12 h., grand amphithéâtre). — **Physique biologique** : La méthode graphique dans les sciences biologiques. Mécanique animale. Etude des actions moléculaires, principalement dans les corps organisés. Application de la chaleur en physiologie et en médecine. Effets de radiations, principalement sur les êtres vivants.

Terrier (lundi, mercredi, vendredi, 4 h., grand amphithéâtre de l'Ecole pratique). — **Opérations et appareils** : Opérations qui se pratiquent sur le cou, le thorax et la colonne vertébrale.

Debove (mardi, jeudi, samedi, 3 h., grand amphithéâtre). — **Pahtologie interne** : Maladies de l'appareil digestif.

Bouchard (mardi, jeudi, samedi, 5 h., petit amphithéâtre). — **Pathologie et Thérapeutique générales** : La nutrition et ses déviations pathologiques.

Proust (mardi, jeudi, samedi, 4 h., grand amphithéâtre). — **Hygiène** : De l'hygiène thérapeutique (goutte, obésité, daire h). De l'air. Des climats. Les sanatoria français et étrangers. Leçons pratiques au musée et au laboratoire. Visite des musées, fabriques et de divers établissements au point de vue de l'hygiène.

Brouardel (lundi, vendredi, 4 h., grand amphithéâtre). — **Médecine légale** : Asphyxies par cause mécanique. Infanticide.

Brouardel (lundi, mercredi, vendredi, 2 h., à la Morgue). — **Conférences pratiques de médecine légale.**

Cliniques

Charrin (lundi, vendredi, 10 h., Hôtel-Dieu). — Potain (mardi, samedi, 10 h., Charité). — Jaccoud (mardi, samedi, 9 h. et demie, Pitié). — Hayem (mardi, jeudi, samedi, 10 h., Saint-Antoine). — **Cliniques médicales.**

Duplay (mardi, vendredi, 9 h. et demie, Hôtel-Dieu). — Le Dentu (mardi, vendredi, 9 h. et demie, Necker). — Tillaux (lundi, vendredi, 9 h. et demie, Charité). — Berger (lundi, vendredi, 9 h. et demie, La Pitié). — **Cliniques chirurgicales.**

Joffroy (mercredi, samedi, 9 h. et demie, Sainte-Anne). — **Clinique de pathologie mentale et des maladies de l'encéphale.**

Grancher (mardi, samedi, 4 h., Enfants-Malades). — **Clinique des maladies des enfants.**

Fournier (mardi, vendredi, 9 h. et demie, Saint-Louis). — **Clinique des maladies cutanées et syphilitiques.**

Raymond (mardi et vendredi, 10 h., Salpêtrière). — **Clinique des maladies du système nerveux.**

Panas (lundi, vendredi, 9 h., Hôtel-Dieu). — **Clinique ophthalmologique.**

Guyon (mercredi, samedi, 9 h., Necker). — **Clinique des maladies des voies urinaires.**

Bar (mardi, samedi, 9 h., Clinique d'accouchement, rue d'Assas). — Pinard (lundi, mercredi, vendredi, 9 h., clinique Baudelocque, boulevard de Port-Royal). — **Cliniques d'accouchement.**

Cours complémentaires

Lejars (lundi, mercredi, vendredi, 3 h., grand amphithéâtre). — **Pathologie externe** : Pathologie générale, chirurgie de la tête, du cou et de la poitrine.

Maygrier (mardi, jeudi, samedi, 6 h., petit amphithéâtre). — **Accouchements** : Dystocie, opérations.

Conférences

Sebileau (mardi, jeudi, samedi, 4 h., petit amphithéâtre). — **Anatomie** : Cou, thorax et membre supérieur.

Retterer (lundi, mercredi, vendredi, 5 h., grand amphithéâtre). — **Histologie** : Structure des glandes. Structure du système nerveux et des organes des sens. Structure des organes génitaux.

Gley (mardi, jeudi, samedi, 4 h., grand amphithéâtre de l'Ecole pratique). — **Physiologie** : Système nerveux, organes des sens.

Achard (lundi, mercredi, vendredi, 4 h., petit amphithéâtre). — **Pathologie interne** : Maladies générales.

Ricard (mardi, jeudi, samedi, 5 h., grand amphithéâtre). — **Pathologie externe** : Chirurgie de l'abdomen.

Gilbert (mardi, jeudi, samedi, 6 h., grand amphithéâtre). — **Thérapeutique** : Les médicaments. Les eaux minérales. Les régimes alimentaires. L'art de formuler.

Letulle (lundi, mercredi, vendredi, 2 h., grand amphithéâtre de l'Ecole pratique). — **Anatomie pathologique** : Maladies des glandes. Maladies des voies digestives.

André (mardi, samedi, 5 h., amphithéâtre de pharmacologie). — **Pharmacologie** : purgatifs. Diurétiques. Etude du droguier.

Gaucher (dimanche, 10 h. et demie, hôpital Saint-Louis). — **Maladies de la peau** : Dermatoses diathésiques et pathogénétiques.

Travaux pratiques

Weiss (mardi, jeudi, samedi, de 4 à 6 h., Ecole pratique). — **Physique biologique** : Travaux pratiques.

Remy (tous les jours, de 1 h. à 3 h., École pratique). — **Histologie** : Travaux pratiques...

Laborde (lundi, vendredi, 4 h., École pratique).— **Physiologie** : Démonstrations de physiologie expérimentale.

Poirier (tous les jours, de 1 h. à 4 h., École pratique). — **Médecine opératoire** : Exercices de médecine opératoire.

Brault (tous les jours, 2 h., École pratique). — **Anatomie pathologique** : Travaux pratiques.

TRAVAUX PRATIQUES

Anatomie. — M. Poirier, chef des travaux.

Nul ne peut être admis à l'École pratique d'Anatomie s'il ne s'est fait préalablement inscrire au bureau du chef de matériel et n'a reçu une carte d'entrée.

Ce bureau, 15, rue de l'École-de-Médecine, est ouvert tous les jours, de midi à 4 heures, jusqu'au 15 novembre.

1° Élèves de seconde année (ancien régime).

Pour recevoir une carte d'entrée, chaque étudiant devra présenter :

1° Sa *feuille d'inscriptions*, mise à jour par le Secrétariat de la Faculté (5e inscription pour 2e année), 9e inscription pour 3e année, inscriptions prises aux dates indiquées par l'affiche spéciale du 1er trimestre) ;

2° La *quittance* constatant le payement des droits.

Passé le 15 novembre, nul ne peut être admis à l'École pratique d'Anatomie sans une décision spéciale.

Les élèves doivent, avant d'être admis à disséquer, subir l'examen préalable d'ostéologie.

Les démonstrations d'ostéologie commencent vers le milieu d'octobre. Les élèves qui prennent part à ces démonstrations sont invités à se faire délivrer la 5e inscription, s'ils veulent conserver leur place et être admis à l'examen d'ostéologie.

Les pavillons de dissection, dans lesquels on n'est admis qu'après avoir subi l'examen d'ostéologie, sont ouverts, les uns après les autres, vers le milieu de novembre et fermés en fin mars. Ils sont au nombre de 8 et destinés en principe à 70 élèves environ. En fait, ils en contiennent près de 130, par suite du trop grand nombre d'élèves (793 en 1889, 1,348 en 1895) ; encore en a-t-on mis dans des salles supplémentaires.

Les premiers pavillons sont ouverts au milieu de novembre et les derniers en fin janvier, si bien que les élèves des premiers pavillons dissèquent 4 mois et demi au maximum et les derniers 2 mois et demi à peine.

La mise en série des élèves se fait de la façon suivante :

a) Élèves obligés : 2e et 3e année (suivant la date de leur inscription à l'École pratique) ;

b) Élèves non obligés et docteurs (suivant la date de leur inscription à l'École pratique).

2° Élèves du nouveau régime. (Inscrits à partir du 1er octobre 1895.)

Les élèves de première année (nouveau régime) doivent, avant d'être admis à disséquer, subir l'examen préalable d'ostéologie.

Ils seront appelés à prendre part aux démonstrations d'ostéologie, d'après l'ordre de la prise de la 1re inscription.

Ces élèves ne se feront pas inscrire à l'École pratique : ils recevront une lettre de convocation individuelle.

Les exercices ont lieu tous les jours de midi à 4 heures, sous la direction des prosecteurs, chefs de pavillon et des aides d'anatomie.

Chaque jour, une leçon théorique et pratique d'une durée de 1 heure est faite aux élèves soit par le prosecteur, soit par les aides d'anatomie de chaque pavillon.

Les inscriptions ne sont pas accordées sans certificat de dissection.

Les élèves ne peuvent être admis à subir le deuxième examen de doctorat (anatomie) s'ils n'ont disséqué deux semestres d'hiver complets.

Anatomie pathologique. — M. Brault, chef des Travaux.

Sont admis à ces travaux les étudiants pourvus de douze inscriptions (la douzième ayant été prise en juillet). Les inscriptions se font au secrétariat de la Faculté (guichet n° 2) tous les jours de midi à 3 heures, à partir du lundi 15 octobre au samedi 24 novembre inclus. Les étudiants peuvent demander leur inscription par écrit.

Les travaux commencent en novembre.

Les étudiants sont prévenus par lettre adressée à domicile de la série pour laquelle ils sont convoqués.

Les inscriptions ultérieures sont refusées aux étudiants qui négligeraient de se faire inscrire à ces travaux.

STAGE HOSPITALIER

D'après le décret du 20 novembre 1893, le stage hospitalier est ainsi réglementé :

Tous les étudiants en médecine feront un stage dans les hôpitaux de Paris, dont la durée ne sera pas inférieure à trois années.

Les étudiants accompliront ce stage, pendant leurs deuxième, troisième et quatrième années d'études.

Pendant les deux premières années de stage, les élèves seront attachés aux services généraux de médecine et de chirurgie.

Pendant la troisième année, les élèves seront nécessairement attachés pendant un trimestre aux services d'accouchement. Ils devront, en outre, accomplir une partie du stage de cette troisième année dans l'un des services spéciaux affectés aux maladies de la peau et de la syphilis, aux maladies mentales, aux maladies des enfants, aux maladies des yeux, aux maladies des voies urinaires.

Les élèves stagiaires sont répartis par groupe de vingt dans les services affectés à l'enseignement.

Chacun des groupes de stagiaires sera composé d'élèves appartenant à une même année de stage.

Pendant toute la durée de cet enseignement, l'élève devra être exercé individuellement à la recherche des signes, des symptômes des maladies. Il devra prendre part personnellement à l'examen des malades.

Les services affectés à l'enseignement pendant les deux premières années de stage sont :

1° Les services de clinique générale de la Faculté de médecine ;

2° Des services pris parmi ceux qui sont dirigés par des médecins et chirurgiens attachés aux hôpitaux généraux.

Les services affectés à l'enseignement pendant la troisième année sont :

1° Les chaires d'accouchements et de cliniques spéciales de la Faculté de médecine ;

2° Des services pris parmi ceux qui sont consacrés

aux accouchements et aux spécialités dans les divers établissements hospitaliers.

M. le Directeur de l'Assistance publique désignera dans les divers hôpitaux le nombre des services dirigés par des médecins, chirurgiens et accoucheurs, qui, dans chaque hôpital, sera affecté à cet enseignement.

Les médecins, chirurgiens et accoucheurs qui désireront être chargés de l'enseignement des stagiaires adresseront leur demande, avant le 15 juin, à M. le Directeur de l'Assistance publique.

Celui-ci convoquera une Commission composées pour la Faculté de médecine, de quatre membres, le doyen et trois professeurs délégués par la Faculté, pour l'Assistance publique, de quatre membres, le Directeur et trois membres du Conseil de surveillance, dont le représentant des médecins des hôpitaux et le représentant des chirurgiens.

Le Directeur présidera la Commission ; en cas de partage, la voix du président sera prépondérante.

Le Directeur soumettra à la Commission le projet de répartition des services dans les différents hôpitaux, la liste des demandes adressées par les médecins, chirurgiens et accoucheurs.

Le doyen de la Faculté indiquera le nombre des élèves soumis au stage.

La Commission dressera une liste de présentation comprenant pour chaque place, deux noms, si cela est possible.

Cette liste sera adressée à M. le Ministre de l'Instruction publique qui nommera les médecins, chirurgiens et accoucheurs chargés de ces cours.

L'enseignement durera du 1er décembre au 15 juin. Les titulaires des cours seront nommés pour trois ans.

Les élèves seront répartis de façon qu'ils passent trois mois dans un service de médecine et trois mois dans un service de chirurgie.

Le professeur donnera, à la fin du cours, des notes sur le travail de chaque élève. Ces notes seront transmises, par les soins du Directeur de l'Assistance publique, au doyen de la Faculté, pour être jointe au dossier de l'élève.

Il recevra de l'Etat une indemnité annuelle de 3,000 francs.

Nuls frais ne résulteront pour l'Assistance publique de cet enseignement.

La répartition des élèves dans les cliniques de la Faculté et dans les services désignés par la Commission sera établie à la Faculté par son doyen.

Au moment où leur nom sera appelé, les élèves de troisième année désigneront le service d'accouchements dans lequel ils désirent faire leur stage, ainsi que l'époque de ce stage, puis le ou les services spéciaux qu'ils veulent suivre, et, pour le reste du temps, le ou les services généraux auxquels ils désirent être attachés.

Les stagiaires de deuxième année seront, de préférence, répartis dans les hôpitaux du centre ; les stagiaires de première année dans les hôpitaux excentriques.

La liste de répartition sera transmise à M. le Directeur de l'Assistance publique, qui délivrera les cartes d'entrée dans les hôpitaux aux élèves.

Les élèves internes et externes des hôpitaux, qui, pendant la durée de leur service hospitalier, n'auraient pas été attachés à un service d'accouchements, devront faire un stage dans un de ces services, ou, s'ils le préfèrent, ils seront admis à accomplir un stage de deux mois à la Clinique Baudelocque, de 10 heures du soir à 8 heures du matin.

La Commission établira dans quelles conditions les spécialités pourraient être enseignées dans l'après-midi, de façon à faciliter cette période de stage et les études de la cinquième année de médecine, en combinant les heures de façon à ne pas entraver les exercices pratiqués exigés par la Faculté pendant la même période scolaire.

Si l'Assistance publique autorise la création de cours libres payés directement par les élèves, les chefs de service qui pourraient être appelés à siéger dans les jurys d'examens de la Faculté ne recevront pas cette autorisation.

La discipline, dans l'intérieur de l'hôpital, appartient au directeur de l'établissement.

Après la seizième inscription, chaque étudiant en médecine est tenu de faire un stage dans une des cliniques obstétricales de la Faculté.

1° Les élèves ayant subi la première partie du troisième examen sont admis à se faire inscrire, en vue du stage obstétrical, au secrétariat de la Faculté (guichet n° 2) tous les jours, de midi à trois heures. Ils sont ensuite convoqués par lettre spéciale ;

2° Ces élèves doivent assister à la visite pendant un mois. Trois fois par semaine, par séries de garde, ils séjournent à la clinique, de neuf heures du matin à dix heures du soir ;

3° L'appel nominal est fait tous les matins, dans chaque service, à neuf heures, par le professeur ou par le chef de clinique ;

4° Les stagiaires de garde ne peuvent s'absenter dans la journée sans une autorisation spéciale du professeur ou du chef de clinique ; mais, à l'heure du repas, ces élèves ont droit à une sortie de une heure pour le déjeuner et de une heure pour le dîner ;

5° Les internes des hôpitaux sont admis à faire leur stage obstétrical à la clinique Baudelocque de dix heures du soir à huit heures du matin. En s'inscrivant à la Faculté, ils doivent faire connaître leur intention à ce sujet.

Les étudiants qui auront été internes dans les services des accouchements des hôpitaux sont seuls dispensés du stage obstétrical. En consignant pour la première partie du cinquième examen, ils produiront un certificat signé de leur chef de service accoucheur des hôpitaux.

MM. les internes et externes sont tenus de fournir eux-mêmes les certificats du service hospitalier, dans les conditions indiquées aux affiches trimestrielles.

Classement des Stagiaires.

Les stagiaires seront répartis par année, et d'après la note obtenue au dernier examen, ou la moyenne des notes obtenues, si cet examen est composé de deux parties, ou, s'il y a eu échec, pour une même note, dans l'ordre de la prise des inscriptions.

Les élèves en cours irrégulier d'études seront classés les derniers.

C'est dans le même ordre que les stagiaires seront appelés à choisir les services dans lesquels ils désireront faire le stage.

Une lettre de convocation individuelle leur sera adressée à cet effet.

Aucune exception à cette règle ne sera admise.

Les titulaires d'enseignement devront s'abstenir de réclamer des stagiaires, la répartition de ceux-ci devant se faire en dehors de toute espèce d'intervention du chargé de l'enseignement.

Le choix des services aura lieu dans la première quinzaine de novembre, pour le trimestre de décembre à février inclus, et dans la première quinzaine de février, pour le trimestre de mars à mi-juin.

Les listes des stagiaires seront arrêtées les 15 novembre et 15 février, pour être immédiatement transmises au Directeur de l'Assistance publique.

Ceux qui n'y seraient pas inscrits ne pourraient pas prendre d'inscriptions.

L'inscription de janvier sera délivrée au stagiaire qui aura été régulièrement inscrit et classé ; — l'inscription d'avril, d'après les notes du professeur pour le trimestre de décembre à février inclus ; — l'inscription de juillet, d'après les notes du professeur pour le trimestre de mars à mi-juin.

L'enseignement devant durer du 1er décembre au 15 juin le stage commencera irrévocablement le 1er décembre pour se continuer, sans interruption, jusqu'au 15 juin.

Les règlements précédents recevront leur entière exécution dans l'année scolaire 1895-96, pour les élèves qui prendront la 1re inscription en octobre-novembre 1895, selon le nouveau *régime d'études*.

N. B. — Faire connaître les changements d'adresse, s'il y a lieu.

Chaque année, les élèves stagiaires recevront en temps et lieu les lettres de convocation suivantes :

STAGE HOSPITALIER FACULTÉ DE MÉDECINE DE PARIS

...e TRIMESTRE
189....-0... *Paris, le....... 189...*

M.....
est prié de se rendre à la Faculté (petit amphithéâtre), le.................189...
à.....heures.....précises pour choisir le service dans lequel il désire faire le stage.

STAGE HOSPITALIER FACULTÉ DE MÉDECINE DE PARIS

Paris, le........ 189...

M........
devra se présenter, le 1er décembre 189...., à 9 heures précises du matin, et *sans nouvel avis*, à l'hôpital auquel appartient le service où il sera attaché en qualité de stagiaire.

SERVICES RÉSERVÉS AUX STAGIAIRES

ANNÉE 1895 1896

Stagiaires de 4e année.

Vétérans pourvus de 12 à 16 inscriptions.

1° *Services généraux.* — HÔTEL-DIEU : MM. G. Sée, (Charrin, suppléant); Cornil, Ferrand, Straus, Proust. — CHARITÉ : MM. Potain, Constantin Paul, Gouraud. — PITIÉ : MM. Jaccoud, Robin, Faisans, Petit. — SAINT-ANTOINE : M. Hayem.

2° *Services spéciaux.* — SAINTE-ANNE (Maladies mentales) : M. Joffroy ; ENFANTS MALADES (maladies des enfants : M. Grancher, (Marfan, suppléant). — SAINT-LOUIS (maladies cutanées et syphilitiques) : M. Fournier. — SALPÊTRIÈRE (maladies nerveuses) : M. Raymond. — TROUSSEAU : MM. Lannelongue, Comby.

CHIRURGIE

1° *Services généraux.* — HÔTEL-DIEU : MM. Duplay, Polaillon. — CHARITÉ : M. Tillaux. — PITIÉ : MM. Berger, Reclus. — NECKER : M. Le Dentu.

2° *Services spéciaux.* — HÔTEL-DIEU (maladies des yeux) : M. Panas. — NECKER (maladies des voies urinaires) : M. Guyon.

Stagiaires de 3e année.

Nouveaux pourvus de 8 à 11 inscriptions.

MÉDECINE

CHARITÉ : M. Moutard-Martin. — SAINT-ANTOINE : MM. Hanot, Letulle, Gaucher, Ballet, Siredey. — COCHIN : M. Chauffard. — NECKER : MM. Bende, Huchard, Cuffer, Dieulafoy. — BEAUJON : MM. Fernet, Troisier. — LARIBOISIÈRE : MM. Duguet, Tapret, Dreyfus-Brisac, Laudrieux. — LAENNEC : MM. Landouzy, Gingeot, Merklen, Oulmont. — BROUSSAIS : MM. Barth, Gilbert. — BICHAT : MM. Lacombe, Roques. — TENON : MM. Talamon, Brault, Barié, Hirtz, Galliard.

CHIRURGIE

BROCA : M. Pozzi. — NECKER : M. Reclus. — SAINT-ANTOINE : MM. Monod, B'um. — COCHIN : MM. Schwartz, Quénu. — LARIBOISIÈRE : M. Peyrot, Reynier. — BROUSSAIS : M. Campenon. — SAINT-LOUIS : M. Richelot, Hélaton. — BICHAT : M. Terrier. — BEAUJON : M. Th. Anger. — TENON : MM. Félizet, Gérard-Marchant.

N. B. — En vertu des règlements intervenus entre la Faculté et l'Assistance publique, MM. les étudiants en médecine, *aspirants à l'officiat*, ne seront pas compris dans le classement officiel des stagiaires.

Ils suivront les services hospitaliers qu'ils choisiront eux-mêmes, et produiront des certificats de leurs chefs de service pour prendre leurs inscriptions en janvier, avril et juillet.

DIVISION DES ÉTUDES

PREMIÈRE ANNÉE

Cours et Conférences

HIVER : Anatomie, Histologie, Physiologie, Chimie.
ÉTÉ : Anatomie, Histologie, Physiologie, Physique, Propédeutique.

Travaux pratiques

HIVER : *Matin* : Chimie biologique.
— *Soir* : Dissection.
ÉTÉ : *Matin* : Physique.
— *Soir* : Histologie et Physiologie.

DEUXIÈME ANNÉE

Cours et Conférences

HIVER : Histologie. Pathologie externe. Cliniques médicales et chirurgicales.
ÉTÉ : Histologie. Physiologie. Physique biologique. Chimie biologique. Pathologie interne. Cliniques médicales et chirurgicales.

Travaux pratiques. — Stage

HIVER : Matin, Stage — Soir, Dissection.
ÉTÉ : Matin, Stage — Soir, Physique et chimie biologiques. Histologie. Physiologie.

TROISIÈME ANNÉE

Cours et Conférences.

HIVER. Pathologie interne. Pathologie externe. Pathologie expérimentale.

Médecine opératoire. Accouchements. Anatomie pathologique. Histoire naturelle médicale (parasitologie). Cliniques médicales et chirurgicales.

ÉTÉ. Médecine opératoire. Pathologie interne. Pathologie externe. Accouchements. Anatomie pathologique. Pathologie générale. Cliniques médicales et chirurgicales.

Travaux pratiques. Stage.

HIVER. *Matin* : Stage.

Soir : Anatomie pathologique, parasitologie (parasites animaux et végétaux). Douze séances de chimie pathologique.

ÉTÉ. *Matin* : Stage.

Soir : Médecine opératoire (ligatures et opérations), anatomie pathologique.

QUATRIÈME ANNÉE

Cours et Conférences.

Thérapeutique. Hygiène. Médecine légale. Pharmacologie. Matière médicale. Botanique. Cliniques médicales et chirurgicales, cliniques spéciales, cliniques obstétricales.

Conférences de chimie et de physique, appliquées à l'hygiène et à la Thérapeutique. Histoire de la Médecine et de la chirurgie.

Travaux pratiques. Stage.

HIVER. *Matin* : Stage spécial, stage obstétrical.
ÉTÉ. *Matin* : Stage spécial, stage obstétrical.
Soir. Douze séances des travaux de chimie clinique.

PRIX DE LA FACULTÉ

Prix Corvisart. — Tous les élèves de la faculté sont appelés à concourir au prix d'encouragement fondé par M. le professeur Corvisart.

Les élèves qui désireront concourir pour ce prix devront, au commencement de chaque année, se faire inscrire à cet effet dans l'une des cliniques internes. (Cliniques médicales, des maladies mentales, des enfants, des maladies syphilitiques et cutanées, des maladies du système nerveux.) Le professeur désignera un ou plusieurs numéros de lit, et l'élève devra recueillir les observations de tous les malades qui y sont successivement admis.

Une question de médecine pratique sera, au commencement de chaque année, proposée par les professeurs aux élèves des cliniques internes ; les élèves devront en chercher la solution exclusivement dans des faits qui se passeront sous leurs yeux dans les salles de la clinique.

Le 15 octobre 1896, au plus tard, chacun des concurrents remettra au secrétariat de la Faculté : 1° les observations recueillies aux numéros des lits qui lui ont été désignés ; 2° la réponse à la question proposée.

Un jury, dont les professeurs de cliniques feront nécessairement partie, sera chargé de présenter un rapport sur ces travaux et de soumettre à la sanction de la Faculté les noms des concurrents qu'il jugera dignes d'obtenir des médailles.

Le résultat du concours sera immédiatement transmis au ministre de l'Instruction publique.

Le prix consistera en une médaille de vermeil, accompagnées d'une somme réglée comme il suit :

Lorsqu'il y aura un seul lauréat, l'étudiant recevra une médaille de vermeil et une somme de 400 francs.

Lorsqu'il y aura deux lauréats, chacun des étudiants recevra une médaille de vermeil et une somme de 200 francs.

N. B. Le prix n'a pas été décerné en 1895, aucun candidat ne s'étant fait inscrire.

CONCOURS DE 1896. — La question proposée est : *Des insuffisances aortiques.*

Les mémoires doivent être déposés au Secrétariat de la Faculté le 25 octobre 1895 à 4 heures, dernier délai sans désignation du nom de l'auteur, mais avec une épigraphe pour le faire connaître.

Prix Montyon. — Le prix Montyon qui consiste en une somme de 700 francs, payables en espèces, est accordé à l'auteur du meilleur ouvrage sur les maladies prédominantes dans l'année précédente, sur les caractères et les symptômes de ces maladies et sur les moyens de les guérir.

Ce prix peut être partagé entre deux candidats.

Les mémoires des candidats doivent être déposés au Secrétariat de la Faculté avant le 15 octobre 1896, dernier délai, sans désignation du nom de l'auteur, mais avec une épigraphe pour le faire connaître.

Prix Barbier. — D'après les dispositions de M. le baron Barbier, la Faculté de médecine décerne, tous les ans, un prix de 2.000 francs à la personne qui a inventé une opération, des instruments, des bandages, des appareils et autres moyens mécaniques reconnus d'une utilité générale et supérieurs à tout ce qui a été employé et imaginé précédemment.

Les travaux et les objets présentés doivent être déposés au Secrétariat de la Faculté avant le 15 octobre, dernier délai.

Prix Chateauvillard. — Ce prix, dû aux libéralités de Mme la comtesse de Chateauvillard, née Sabatier, et de la valeur de 2.000 francs, est décerné chaque année par la Faculté de médecine de Paris, au meilleur travail des sciences médicales, imprimé du 1er janvier au 31 décembre de l'année précédente. *Les ouvrages destinés à ce concours doivent être écrits en français* (les thèses et dissertations inaugurales sont admises au concours).

Ils sont reçus au Secrétariat de la Faculté du 1er au 31 janvier de l'année qui suit leur publication.

Les ouvrages portant le millésime de l'année même du concours seront déposés avant le 1er janvier.

Legs du baron de Trémont. — M. Joseph Girod de Vienney, baron de Trémont, ancien préfet, a légué à la Faculté de médecine de Paris, par un testament en date du 5 mai 1847, une somme annuelle de 1.000 francs, en faveur d'un étudiant distingué et sans fortune.

Par décret du 8 décembre 1858, M. le Doyen a été autorisé à accepter ce legs au nom de la Faculté.

Les candidats doivent se faire inscrire, avant le 1er septembre de chaque année, au Secrétariat de la Faculté. Ils devront produire : 1° une demande ; 2° toutes les pièces de nature à faire connaître leur situation de fortune et celle de leur famille.

Prix Lacaze. — Aux termes du testament de M. le

3

D. Lacaze, un prix d'une valeur de 10,000 francs est accordé *tous les deux ans*, au meilleur ouvrage sur la *phtisie* et sur la *fièvre typhoïde*, et ainsi de suite alternativement et à perpétuité. Ce prix ne peut être partagé.

La commission, chargée de décerner ce prix, se réunit au mois de novembre.

Ne sera pas décerné en 1897.

Legs Jeunesse. — M. Jeunesse (Antony-Jean-Charles), par un testament en date du 27 février 1877, a légué à la Faculté de médecine de Paris :

1° Une somme de 1.500 francs pour la fondation d'un prix annuel destiné au meilleur ouvrage relatif à l'hygiène ;

2° Une somme de 750 francs pour la fondation d'un prix biennal destiné au meilleur ouvrage relatif à l'histologie. (Sera décerné en 1897.)

Les mémoires des candidats doivent être déposés au Secrétariat de la faculté avant le 15 octobre, à trois heures, dernier délai.

Prix J. Saintour. — Par un testament en date du 16 novembre 1887, M. le docteur J. Saintour a légué à la Faculté de médecine de Paris une somme destinée à la fondation d'un prix qui portera son nom et dont le sujet sera, chaque année, désignée par la Faculté.

Ce prix est de 3.000 francs. Il n'a pas été décerné en 1895.

Le sujet mis au concours est : *De l'urémie chez les phtisiques.*

Les mémoires devront être déposés au Secrétariat de la Faculté avant le 15 octobre de chaque année à 3 heures, dernier délai, sans désignation d'auteur, mais avec une épigraphe pour le faire connaître.

Prix Béhier. — Mme veuve Béhier a légué à la Faculté de médecine de Paris, par un testament en date du 7 octobre 1889, une somme destinée à la fondation d'un prix biennal qui sera décerné à l'auteur du meilleur travail sur une question de pathologie médicale.

Ce prix qui est de 1.800 francs, sera attribué pour la première fois, en 1896.

La question proposée par la Faculté est : *Des troubles digestifs chez les cardiaques.*

Les mémoires devront être déposés au Secrétariat de la Faculté avant le 16 octobre 1896, à 3 heures, dernier délai, sans désignation d'auteur, mais avec une épigraphe, pour le faire connaître.

Legs Barkow. — Mme de Barkow, née Guibert, par un testament en date du 2 juillet 1828, a fait à l'Université un legs universel pour être employé à aider des jeunes gens pauvres à faire de bonnes études et à s'ouvrir par ce moyen une carrière honorable.

Le revenu annuel est de 3,000 francs ; il est affecté à l'entretien de bourses dans les établissements d'enseignement supérieur de Paris.

Pour participer à ce legs, les candidats devront en faire la demande avant le 1er septembre : cette demande doit être accompagnée de toutes les pièces de nature à éclairer la Faculté sur la situation de fortune des postulants et celle de leur famille.

Legs Pelrin. — Par acte du 22 juin 1846, M. et Mme Pelrin ont institué, en mémoire de Charles Pelrin, leur fils, des bourses destinées à assurer à des étudiants peu aisés le bienfait de l'enseignement supérieur.

Conditions du legs. — 1° Etre bachelier ès-sciences ou ès-lettres ; 2° Etre d'une conduite régulière et honnête ; 3° Annoncer des aptitudes pour l'enseignement supérieur ; 4° Appartenir à une famille peu aisée, domiciliée à Paris depuis 5 ans au moins.

Les candidats devront adresser leur demande le 1er septembre : cette demande doit être accompagnée de toutes les pièces de nature à éclairer la Faculté sur la situation de fortune des postulants et celle de leur famille.

Donation Faucher. — Mme A.-V.-S. Wolowska a fait don à la Faculté de médecine de Paris, d'une rente de 1,200 francs en 3 0/0, pour les arrérages être employés, chaque année, à couvrir de leurs frais de scolarité, d'examen et de diplôme, ainsi que des frais d'impression de la thèse, deux étudiants français et deux étudiants polonais.

Pour participer à cette donation, qui sera attribuée par le Conseil de la Faculté, les candidats devront déposer au secrétariat de la Faculté, avant le 1er septembre de chaque année : 1° une demande (timbre de 0 fr. 60) ; 2° toutes pièces de nature à faire connaître leur situation de fortune et celle de leur famille ; 3° un document authentique établissant leur nationalité française ou polonaise ; cette dernière attestée par les soins du Comité de la Bibliothèque polonaise, dont le siège est à Paris, quai d'Orléans, n° 6.

Thèses récompensées. — La Faculté, après avoir examiné les thèses soutenues devant elle dans le cours de l'année scolaire, désigne à M. le ministre celles qui paraissent dignes d'une récompense (médaille d'argent, médaille de bronze, mention honorable).

Sont seules admises au concours, les thèses ayant obtenu les notes *extrêmement satisfait* et *très satisfait.*

ENSEIGNEMENT SUPÉRIEUR

D'après les sujets qui seront traités par MM. les professeurs, nous avons cru utile de donner ici les cours pouvant intéresser les étudiants en médecine à l'Institut Pasteur, au Collège de France, au Muséum d'Histoire naturelle, à la Faculté des sciences, à l'Ecole de Pharmacie et à l'Ecole d'anthropologie.

INSTITUT PASTEUR

L'Institut Pasteur, construit à l'aide de fonds provenant de souscriptions et de donations, est situé 25, rue Dutot, à Vaugirard. Il a été solennellement inauguré le 14 novembre 1888.

L'Institut Pasteur met à la disposition des travailleurs, des laboratoires, groupés en cinq services pouvant recevoir cinquante personnes.

Pour être admis dans un service, il faut en adresser la demande à l'Institut, en formulant la nature des recherches et des travaux que l'on se propose de faire. Une fois admis, l'on peut rester à l'Institut, un temps indéterminé, pourvu que l'on justifie, vis-à-vis du chef de service, de travaux continus.

Pour travailler dans les laboratoires, il faut payer un droit fixe de 50 francs par mois : cependant la gratuité est accordée à un certain nombre d'élèves désignés par l'Institut.

Services de l'Institut.

1° Service de la rage : M. Grancher ; MM. Charrin et Chantemesse.

2° Service de microbie générale : M. Duclaux ; MM. Fernbach et Poitevin, *préparateurs.*

3° Service de microbie technique : M. Roux ;

MM. Borel et Merieux, *préparateurs*. Laboratoire annexe pour la diphtérie : M. Martin.

4° Service de microbie appliquée à l'hygiène. Service des vaccins : M. Chamberland ; MM. Rebours et Fernbach, *préparateurs*.

5° Service de microbie morphologique et comparée : M. Metchnikoff ; M. Mesnil, *préparateur*.

Cours de M. Roux. — Le service de microbie technique n'est pas seulement un service de recherches, il est en plus destiné à l'enseignement.

Le cours de M. Roux dure six semaines. Pour y être admis il suffit de se faire inscrire et de payer un droit de 50 francs. Les places d'élèves étant limitées actuellement, il faut se faire inscrire deux ans à l'avance.

Cours de M. Duclaux. — Le cours de chimie biologique de la Faculté des Sciences, (Prof., M. Duclaux), se fait à l'Institut Pasteur. Il est public et gratuit, comme tous les cours de la Sorbonne.

COLLÈGE DE FRANCE

Chimie minérale. — M. P. Schützenberger : Des méthodes expérimentales des recherches employées en chimie, *mercredi et samedi*, à 10 h. 1/2.

Chimie organique. — M. Berthelot : Termochimie : *lundi et vendredi*, à 10 h.

Médecine expérimentale. — M. D'Arsonval : Applications médicales de l'électricité : *mercredi et vendredi*, à 4 h. 1/2.

Histoire naturelle des corps organisés. — M. François-Franck : Critique expérimentale des travaux relatifs à l'innervation des vaisseaux sanguins : *mercredi et vendredi*, à 4 h. (Salle n° 7).

Anatomie générale. — M. Ranvier : De l'étude expérimentale sur la régénération. Démonstrations pratiques faites avec M. Suchard, *préparateur*.

Laboratoire d'Histologie (dépendant de l'Ecole pratique des hautes études). — M. Ranvier, directeur; M. Malassez, directeur-adjoint; MM. Dabier et Théolan, répétiteurs. Ce laboratoire est surtout destiné aux personnes qui veulent faire des recherches originales, soit en histologie normale, soit en histologie pathologique. Il est fait de plus par MM. les répétiteurs un cours particulier de technique histologique dont la durée est de deux mois. On s'inscrit au laboratoire chaque jour de la semaine, de 2 à 4 h.

MUSÉUM D'HISTOIRE NATURELLE

Anatomie comparée. — M. H. Filhol : Organisation des animaux invertébrés, *lundi, mercredi, vendredi*, à 2 heures (amph. anat. comp.).

Physiologie générale. — M. N. Gréhant : Etude du sang; de la circulation et de la respiration, *mardi, jeudi*, à 10 heures (amph. anat. comp.). Exercices pratiques, *samedi*, à 9 h. 1/2 (lab. quai Saint-Bernard).

Pathologie comparée. — M. Chauveau : Progrès récents accomplis dans le domaine de la physiologie pathologique de la circulation, *mardi, jeudi, samedi*, à 2 h. 1/4 (lab. path. comp.).

Anthropologie. — M. E.-T. Hamy : Etude des races noires, *mardi, jeudi, samedi*, à 3 heures (amph. d'anat.).

Zoologie. — M. Milne-Edwards : Organisation et classification des mammifères, *lundi, mercredi, vendredi*, à 2 heures, en été (salle de cours de la galerie de zoologie).

FACULTÉ DES SCIENCES

Chimie biologique. — M. Duclaux. *Mardi et samedi* à 2 h. 1/2 (Institut Pasteur).

Zoologie, Anatomie, Physiologie comparée. — M. de Lacaze-Duthiers : Des organes et des fonctions de la relation. *Mardi et samedi*, à 3 h. 1/2.

Physiologie. — M. Dastre : Physiologie des nerfs et des muscles. *Lundi et mercredi*, à 10 h. 1/2 (en été).

Evolution des êtres organisés. — M. Giard : Facteurs secondaires de l'évolution, *mercredi*, à 2 heures. Théorie des feuillets blastodermiques, *samedi*, à 11 heures.

ÉCOLE DE PHARMACIE

SEMESTRE D'HIVER

Zoologie. — M. A. Milne-Edwards : Zoologie et classifications, *mardi, jeudi, samedi*, à midi et demi (amph. S.).

Histoire naturelle des médicaments. — M. Planchon : Produits fournis par les familles depuis les logoniacées jusqu'aux renonculacées, *lundi, mercredi, vendredi*, à 4 heures (amph. N.).

Chimie minérale. — M. Riche : Généralités de la chimie. Métalloïdes, *mardi, jeudi, samedi*, à 4 h. 1/4 (amph. N.).

Physique. — M. Le Roux : Acoustique et optique, *mardi, jeudi, samedi*, à 9 h. 1/2 (amph. S.).

Pharmacie galénique. — M. Bourgoin et M. Bourquelot, chargé de cours. Sérums thérapeutiques. Opérations pharmaceutiques. Médicaments internes obtenus par solution, distillation et évaporation, *lundi, mercredi, vendredi*, 9 h. 1/2 (amph. S.).

Chimie analytique. — M. Villiers-Moriamé, chargé de cours : Analyse qualitative et quantitative des matières médicales. Produits organiques. Matières alimentaires. Produits physiologiques et pathologiques, *lundi, mercredi, vendredi*, à 10 h. 1/2 (amph. N.).

SEMESTRE D'ÉTÉ

Chimie organique. — M. Jungfleisch : Aldéhydes acides composés, azotés, *lundi, mercredi, vendredi*, à 4 heures (amph. N.).

Hydrologie et histoire des minéraux. — M. Bouchardat : Minéralogie. Eaux potables, *lundi, mercredi, vendredi*, à 9 heures (amph. S.).

Botanique cryptogamique. — M. Marchand : Cryptogamie, *mardi, jeudi, samedi*, 12 h. 1/2 (amph. S.).

Pharmacie chimique. — M. Prunier : Etude des composés organiques usités en pharmacie, *mardi, jeudi, samedi*, à 9 heures (amph. S.).

Toxicologie. — M. Moissan : Toxicologie chimique. Cours complet, *mardi, jeudi, samedi*, à 4 heures (amph. N.).

Botanique générale. — M. Guignard : Morphologie et physiologie végétales, *mardi, jeudi, samedi*, 10 h. (amph. N.).

ÉCOLE D'ANTHROPOLOGIE

15, rue de l'Ecole-de-Médecine

Les cours sont publics et gratuits. Les auditeurs qui désireraient un certificat d'assiduité doivent se faire inscrire sur un registre déposé à la Bibliothèque.

Anthropologie préhistorique. — M. G. de Mortillet, les *lundis*, à 4 heures.

Géographie médicale. — M. Capitan, les *lundis*, à 5 heures.

Ethnographie, Linguistique. — M. André Lefèvre, les *mardis*, à 4 heures.

Ethnologie. — M. Georges Hervé, les *mardis*, à 5 heures.

Anthropologie biologique. — M. J.-V. Laborde, es *mercredis*, à 4 heures.

Anthropologie zoologique. — M. P.-G. Mahoudeau, les *mercredis*, à 5 heures.

Anthropologie physiologique. — M. L. Manouvrier, les *vendredis*, à 5 heures.

Sociologie. Histoire des civilisations. — M. Ch. Létourneau, les *samedis*, à 4 heures.

Ethnographie comparée. — M. A. de Mortillet, les *samedis*, à 5 heures.

MUSÉES ET BIBLIOTHÈQUES

MUSÉES

Musée Dupuytren. — Ecole pratique, 15, rue de l'Ecole-de-Médecine. Ouvert tous les jours, sauf les dimanches et fêtes, de 10 heures à 4 heures, aux docteurs en médecine et étudiants. Les personnes étrangères peuvent visiter le musée, après s'être munies d'une carte délivrée par le Conservateur.

Conservateur délégué : M. Pilliet.

Ce musée contient plus de 8.000 pièces d'anatomie pathologique, formant une collection de la plus grande utilité pour les études médicales.

Musée Orfila. — A la Faculté de médecine, rue de l'Ecole-de-Médecine, n° 12. Ouvert tous les jours, sauf les dimanches et fêtes de 10 heures à 4 heures; accessible aux docteurs en médecine et étudiants, ainsi qu'aux personnes étrangères, munies de cartes délivrées par M. le Secrétaire de la Faculté de médecine.

Ce musée renferme de nombreuses collections de pièces d'anatomie normale, provenant des divers concours pour les places de prosecteur et d'aide d'anatomie. A ce musée est annexé un droguier.

Musée d'hygiène. — Situé dans les bâtiments de l'Ecole pratique de la Faculté de médecine, rue de l'Ecole-de-Médecine. Ouvert les mardis, jeudis et samedis de 2 heures à 4 heures, sauf les dimanches et fêtes.

Musée d'anthropologie. — Situé dans le bâtiment du musée Dupuytren (4ᵉ étage). Ouvert les lundis, mercredis et vendredis de 2 heures à 4 heures au public.

Ce musée renferme un grand nombre de pièces utiles aux études anthropologiques.

Directeur : M. N.

Jardin botanique. — Rue Cuvier, n° 12. Ouvert aux étudiants du 15 mars au 1ᵉʳ novembre, excepté les dimanches et fêtes, de 6 heures du matin à 6 heures du soir.

Directeur : M. N.

Musée de physiologie. — A l'école pratique de la Faculté de médecine. Ce musée, fondé par M. Ch. Verdin, comprend les instruments employés en physiologie pour les recherches et les différentes expérimentations. Les étudiants en médecine ne peuvent le visiter que sous la conduite de M. Verdin.

Musée de dermatologie et de syphiligraphie de l'hôpital Saint-Louis. — Ce musée contient la plus belle collection de moulages en couleurs reproduisant les maladies syphilitiques et cutanées qui existe. Les pièces, au nombre de plus de 1.200, sont dues presque toutes au talent de M. Baretta. Elles ont été parfaitement choisies et classées, grâce à l'initiative des médecins de Saint-Louis.

Ce musée renferme en outre la collection particulière du professeur Fournier, celle léguée par Parrot et la belle collection de pièces, concernant les affections chirurgicales, de Péan.

Le musée est ouvert tous les jours de 9 heures du matin à 4 heures de l'après-midi.

Les étudiants ont le plus grand tort de ne pas le fréquenter, car ils trouveraient là le moyen d'étudier les affections cutanées, aussi bien que sur le vivant.

Musée vénéréologique de l'hôpital Ricord. — Fondé par M. Horteloup qui en a fait don à l'hôpital. Il comprend 220 pièces.

Ce musée, annexé au service de M. Mauriac, est très mal installé et n'est pas public; on peut le visiter avec l'autorisation du chef de service ou du directeur de l'hôpital. Un crédit annuel de 600 francs est affecté à son entretien.

Musée de la clinique des voies urinaires. — A l'hôpital Necker. Ce musée est très riche et très bien installé. Il n'est pas public, mais peut être visité facilement tous les jours.

Musée Civiale. — A l'hôpital Necker. Ce musée n'existe que de nom. Il ne comprend que quelque pièces curieuses abandonnées dans un laboratoire.

Musée Lannelongue. — M. Lannelongue a créé, dans une des salles de son service, à l'hôpital Trousseau, un musée de pathologie externe infantile. Il contient une collection remarquable de pièces anatomiques (tuberculose osseuse, ostéomyélite, fractures, tumeurs, corps étrangers, etc.).

Pour le visiter, s'adresser au service même de M. Lannelongue.

BIBLIOTHÈQUES

Bibliothèque de la Faculté de médecine. — Située dans les bâtiments de la Faculté, rue de l'Ecole de Médecine, elle est ouverte tous les jours, excepté les dimanches et fêtes, de 11 heures du matin à 6 heures du soir et de 7 heures et demie à 10 heures et demie du soir. Elle ferme tout le mois d'août et n'est ouverte en septembre que trois fois par semaine, ce qui est fort incommode. Cette bibliothèque comprend deux salles : une salle commune publique, dans laquelle, malheureusement, les étudiants ne peuvent consulter qu'un livre à la fois; une salle privée où l'on peut entrer par autorisation spéciale et dans laquelle on peut avoir le nombre de volumes que l'on désire.

Il serait à souhaiter que la bibliothèque ne soit pas fermée de 6 heures à 7 heures et demie et qu'un plus grand nombre d'exemplaires des classiques soit mis à la disposition des étudiants.

Bibliothécaire : M. Hahn. *Bibliothécaires adjoints :* MM. Corlieu, Petit et Gouault.

Bibliothèque Sainte-Geneviève. — Située place du Panthéon, ouverte de 10 heures du matin à 3 heures de l'après-midi, le soir, de 6 heures à 10 heures. Fermée les dimanches et fêtes et du 1ᵉʳ au 15 septembre.

Cette bibliothèque est matériellement très bien installée. Bien qu'elle ne soit pas ouverte toute la journée, les étudiants y trouveront beaucoup de facilités de travail.

Bibliothèque de l'Université. — A la Sorbonne, rue de la Sorbonne, n° 15, ouverte tous les jours pour les élèves des Facultés, de 11 heures à 5 heures, et de 7 heures à 10 heures du soir

Bibliothèque Mazarine. — Au palais de l'Institut, quai de Conti, n° 23, ouverte tous les jours de 11 heures à 5 heures. Vacances du 15 au 30 septembre.

Bibliothèque nationale. — Rue de Richelieu, n° 15. Ouverte tous les jours, excepté les dimanches et fêtes, à partir de 9 heures du matin, en toute saison; elle ferme à 4 heures en hiver et à 5 heures en été. L'entrée, celle de la salle de travail, est rue de Richelieu, n° 58.

Pour être admis à la salle de travail, il est nécessaire d'adresser à M. l'administrateur une demande portant le nom, l'adresse, la profession du postulant, ainsi que l'objet des recherches. Il est alors remis une carte individuelle d'entrée.

Les étudiants y trouveront fort bien cataloguées toutes les publications médicales françaises, anciennes et modernes. Quant à ce qui est des publications étrangères, il serait à désirer qu'elles fussent plus nombreuses.

Bibliothèque de l'Hôpital Saint-Louis. — Située dans les monuments du Musée, cette bibliothèque, bien que récente, est admirablement organisée, grâce au zèle et à la persévérance du docteur Feulard. Elle est publique et ouverte tous les jours de 10 heures du matin à 4 heures de l'après-midi, en hiver, et 5 heures en été.

Nous ne saurions trop la recommander aux étudiants qui vont à l'hôpital Saint-Louis et dans les hôpitaux voisins.

Bibliothèque des Hôpitaux. — Dans tous les hôpitaux, une bibliothèque est annexée à la salle de garde des internes en médecine. Malgré les cotisations, les subventions, les dons particuliers, ces bibliothèques ne peuvent être suffisamment outillées pour les recherches de quelque importance; aussi, verrait-on, avec plaisir, se créer une bibliothèque centrale des internes, à laquelle serait attribuée une part des subventions municipales, et qui serait mise à la disposition, non seulement des internes en exercice, mais encore des anciens internes de Paris et de la province.

Il y aurait peut-être lieu, en outre, d'étudier un moyen de faire profiter les étudiants attachés à un hôpital, de la bibliothèque dépendant de la salle de garde des internes de cet hôpital.

MÉDECINE MILITAIRE ET NAVALE

SERVICE DE SANTÉ MILITAIRE

Le recrutement des médecins de l'armée active est assuré par l'*Ecole du service de santé militaire*, établie près la Faculté de médecine de Lyon. Cette Ecole a en outre pour but, de seconder les études universitaires des élèves admis et de leur donner l'éducation militaire.

Leurs études terminées, et pourvus du diplôme de docteur, les élèves passent de droit à l'*Ecole d'application de médecine et de pharmacie militaires* du Val-de-Grâce, pour y faire un stage; à la fin de ce stage, ils sont promus médecins aide-majors de 2ᵉ classe et il leur est attribué cinq ans de service à titre d'études.

ÉCOLE DU SERVICE DE SANTÉ MILITAIRE

Mode et conditions d'admission des élèves. — Nul n'est admis à l'école du service de santé que par voie du concours. A ce concours, public et annuel, peuvent prendre part les étudiants en médecine ayant au moins 4 inscriptions valables pour le doctorat et ayant subi avec succès le 1ᵉʳ examen de doctorat.

Tout candidat doit remplir les conditions suivantes :

1° Etre Français ou naturalisé Français;

2° Avoir eu, au 1ᵉʳ janvier de l'année du concours, dix-sept ans au moins et vingt-deux ans au plus.

Néanmoins, les sous-oficiers, caporaux, brigadiers et soldats, qui auront accompli au 1ᵉʳ juillet six mois de service réel et effectif, sont autorisés à concourir, pourvu qu'ils n'aient pas dépassé l'âge de vingt-cinq ans, à cette même date, et qu'ils soient encore sous les drapeaux au moment du commencement des épreuves;

3° Avoir été vacciné avec succès, ou avoir eu la petite vérole;

4° Etre robuste, bien constitué, et n'être atteint d'aucune maladie ou infirmité suceptible de le rendre inapte au service militaire;

5° Etre pourvu : a) du diplôme de bachelier ès lettres (1ʳᵉ et 2ᵉ parties) ou de celui de bachelier de l'enseignement secondaire classique (lettres-philosophie); b) de celui de bachelier ès sciences complet ou restreint pour la partie mathématique, ou du diplôme de baccalauréat de l'enseignement secondaire classique (2ᵉ partie ; mathématiques, c) de 4 inscriptions valables pour le doctorat; d) du premier examen du doctorat.

Toutes les conditions qui précèdent sont de rigueur, et aucune dérogation ne peut être autorisée pour quelque motif que ce soit.

N. B. A partir de l'année ou pour la première fois pourront prendre part au concours pour l'école du service de santé des étudiants en médecine munis de quatre inscriptions prises conformément au décret du 31 juillet 1893, portant réorganisation des études médicales, les candidats devront, pour être admis à concourir, être pourvus du diplôme de l'enseignement secondaire classique (1ʳᵉ et 2ᵉ parties : lettres-philosophie), de quatre inscriptions valables pour le doctorat en médecine et du certificat d'études physiques, chimiques et naturelles, institué par le décret du 31 juillet 1893, ou, pour les élèves qui auraient pris part à un concours antérieur, du certificat d'aptitude au premier examen de doctorat (ancien régime).

Les candidats qui remplissent les conditions ci-dessus indiquées devront se faire inscrire avant le 25 juin au soir : s'ils sont civils, à la préfecture du départements où ils font leurs études, et s'ils sont militaires, à la préfecture du département dans lequel ils sont en garnison. Nulle inscription ne sera admise après cette époque, aucune liste supplémentaire ne devant être établie.

La liste sera close le 25 juin au soir; elle sera adressée sans aucun délai au ministre de la guerre (7ᵉ direction), qui fera parvenir en temps opportun aux directeurs du service de santé des corps d'armée comprenant un centre d'examen d'admissibilité ou d'épreuves définitives, les noms de tous les candidats inscrits qui auront choisi ce centre d'examen.

La liste comprenant ces noms sera remise au médecin-chef chargé de faire l'appel des candidats.

Les pièces à produire pour l'inscription sont :

1° L'acte de naissance et celui du père du candidat revêtus des formalités prescrites par la loi;

2° Un certificat du commandant de recrutement de la subdivision territoriale: constatant, dans les mêmes conditions que pour l'engagement volontaire, l'aptitude réelle au service militaire;

3° Un certificat du médecin militaire chargé du service de recrutement, constatant que le candidat a été vacciné avec succès ou a eu la petite vérole;

4° Un certificat délivré par le commandant du bureau de recrutement indiquant la situation du candidat au point de vue du service militaire;

5° Une déclaration écrite, indiquant les centres de composition et d'examen choisis par le candidat parmi les villes désignées ci-dessous[1], et dans lesquelles il devra se rendre aux dates fixées, sans attendre aucun avertissement particulier.

Une fois le choix fait, aucun candidat ne sera autochanger de centre d'examen, soit pour les épreuves orales, soit pour les épreuves écrites, que pour des motifs graves et par décision spéciale du ministre;

6° Les diplômes de bachelier ès lettres et ès sciences, le certificat constatant que le candidat a passé avec succès son premier examen de doctorat et faisant mention de la note obtenue, ainsi que le relevé des inscriptions. Toutefois, ces diplômes, le certificat d'examen et le relevé des inscriptions seront seulement remis par le candidat au président du jury le jour de l'ouverture de l'épreuve orale le président du jury fera parvenir au ministre les certificats d'examen et le relevé d'inscriptions;

---

1 *Centres d'examen.* — Les épreuves écrites ont lieu dans les villes suivantes :
Alger, Amiens, Augers, Arras, Besançon, Bordeaux, Caen, Clermont-Ferrand, Dijon, Grenoble, Lille, Limoges, Lyon, Marseille, Montpellier, Nancy, Nantes, Paris, Poitiers, Reims, Rennes, Rouen, Toulouse, Tours.
Les épreuves orales ont lieu généralement du 20 août au 20 septembre successivement à Paris (Val-de-Grâce); Lille (hôpital militaire); Nancy (hôpital militaire); Lyon (école du service de santé militaire); Montpellier (hospice mixte); Toulouse (hôpital militaire); Bordeaux (hôpital militaire); Rennes (hôpital militaire).

7° L'indication du domicile où lui sera adressée, en cas d'admission sa commission d'élève du service de santé.

8° Une déclaration sur papier libre, du père, de la mère, du tuteur ou de l'élève lui-même, s'il est majeur ou jouit de ses biens, reconnaissant qu'il est en mesure de payer la pension, ou, à défaut de cette déclaration, la remise d'une demande de concession de bourse, sur papier timbré.

Les candidats présents sous les drapeaux doivent fournir les mêmes pièces, moins les certificats de vaccine et d'aptitude au service militaire; ils présent en outre :

1° Un état signalétique et des services ;

2° Un certificat de bonne conduite;

3° Un relevé des punitions;

4° Une déclaration du chef de corps, indiquant que le candidat comptera, au 1er juillet de l'année du concours, six mois de service réel et effectif sous les drapeaux. Cette condition n'est exigée que des candidats militaires ayant dépassé la limite d'âge imposée aux candidats civils.

Les candidats militaires ne peuvent choisir comme centre de composition et d'examen oral que les villes les plus rapprochées du lieu où ils sont en garnison; à l'époque des examens, ils auront droit à des permissions dont la durée sera calculée d'après le temps nécessaire au voyage et à l'examen. En cas de changement de garnison entre l'inscription et l'examen, les chefs de corps en informent directement le ministre (7e direction), qui prend les mesures nécessaires.

Concours. Jury. — Le concours a lieu chaque année, à une date indiquée par le ministre qui fixe en même temps, le nombre des élèves à admettre.

Le jury est composé d'un médecin-inspecteur président, de deux médecins principaux ou majors de 1re classe, auxquels sont adjoints des professeurs de lettres et de langues étrangères.

Épreuves. — Il y a des épreuves d'admissibilité et des épreuves définitives.

1° Les *épreuves d'admissibilité* se composent d'épreuves écrites et d'épreuves orales.

Les *épreuves écrites* sont :

a. Une composition française sur un sujet de philosophie ou d'histoire générale de l'Europe, tiré du programme ci-dessous (pages 14-15).

Cette composition a pour objet non d'imposer aux candidats une étude nouvelle et plus minutieuse des questions dont la connaissance est attestée par leurs diplômes antérieurs, mais de constater le degré de leur culture générale, la sûreté de leur jugement et leur aptitude littéraire;

b. Une composition écrite sur un sujet d'histoire naturelle, de physique ou de chimie médicales ; le décret du 31 juillet 1893, portant réorganisation des études médicales étant applicable à partir du 1er novembre 1895, en 1896, cette composition sera remplacée par une composition sur un sujet d'anatomie ou de physiologie.

c. Une composition écrite en langue étrangère (allemand ou anglais). Cette composition consistera en un thème d'une page environ; elle se fera sans le secours d'aucun livre.

A partir du concours de 1896, la composition en langue française sera obligatoire.

Les noms des candidats admissibles à la suite de ces compositions écrites sont publiés au *Journal officiel*; à la suite de cette publication, qui tient lieu de notification individuelle, les candidats doivent se rendre, dans la ville qu'ils auront choisie, la veille de l'examen, se présenter au médecin-chef de l'hôpital militaire qui leur donnera des renseignements nécessaires pour l'examen du lendemain.

Les *épreuves orales*, consistent en des interrogations de physique médicale, sur deux questions, empruntées au programme et tirées au sort.

2° Les *épreuves définitives* se font de suite après que le président a prononcé l'admissibilité ; elles durent vingt minutes et consistent en des interrogations sur l'histoire naturelle et la chimie médicale.

N. B. — A partir de 1896, les épreuves orales physique (admissibilité) chimie, histoire naturelle (définitif) porteront sur l'anatomie, la physiologie, la pathologie générale élémentaire et la petite chirurgie.

PROGRAMME DES CONNAISSANCES EXIGÉES :

Philosophie. — Classification des sciences. — Les méthodes des différentes sciences. — Des faits psychologiques et des faits physiologiques. — Méthode de la psychologie. — Données essentielles sur la sensibilité, l'intelligence et la volonté. — Rapports du physique et du moral. — L'homme et l'animal. — Critique de la connaissance. — Critique des explications matérialistes de la pensée et du monde. Le devoir et les devoirs. — De la valeur de la personne humaine. — La nation, les lois. Morale civique. — Rapport des nations entre elles. — La religion naturelle. — Notions générales sur l'histoire de la philosophie moderne. Descartes. Le sensualisme, l'idéalisme. — La philosophie critique. Le positivisme. La doctrine de l'évolution.

Histoire. — La monarchie française au xviie siècle. — Politique de Henri IV. — Administration de Sully. — Politique intérieure et administration de Richelieu. — La royauté française et la cour au temps de Louis XIV : Colbert, Louvois et leurs successeurs.

L'Europe au xviie siècle : la Hollande : le commerce et la liberté de penser. — L'Angleterre : ses deux révolutions : constitution de 1688; Guillaume III et Louis XIV. — La Suède : Gustave-Adolphe et Charles XII. — L'Allemagne et la Prusse depuis les traités de Westphalie jusqu'en 1701. — Influence de la France dans le Levant. — Influence de la France en Europe au xviie siècle. — Expansion coloniale de la France hors d'Europe au xviie siècle — Le Canada et les Indes.

Le gouvernement de la royauté au xviiie siècle et ses défauts. — L'œuvre des économistes, des philosophes et des écrivains. — Résultats des guerres de la France au xviiie siècle. Influence des idées françaises en Europe. — Rivalité coloniale de la France et de l'Angleterre au xviiie siècle. — Progrès de l'État prussien sous les premiers rois de Prusse. — Constitution de la puissance russe, de Pierre le Grand à Catherine II. — Démembrement de la Pologne et de la Turquie.

La Révolution française : Réformes politiques, sociales et administratives. — Institutions et créations de la Convention. — La propagande révolutionnaire en Europe ; Résultats des guerres de la Révolution jusqu'au traité de Campo-Formio.

Le Consulat et l'Empire : Organisation administrative, financière, judiciaire, universitaire. — Lutte de la France et de l'Angleterre de 1800 à 1815. — L'Europe en 1810 : État politique et moral.

Le congrès de Vienne. — L'Europe en 1815. — Tableau des puissances européennes et de leurs colonies.

La France de 1815 à 1875 : Principales constitutions politiques. — Le régime constitutionnel. — Progrès de l'industrie, du commerce et de l'instruction publique.

L'Allemagne et la formation de l'unité allemande au xixe siècle. — La Prusse. — La formation de l'unité italienne au xixe siècle. — La question d'Orient au xixe siècle. — Indépendance de la Grèce. — Le sultan Mahmoud. Mehemet-Ali et l'Egypte. — Causes et conséquences de la guerre de Crimée. — Le traité de Berlin (1875). — Progrès de la Russie et de l'Angleterre en Asie. — Les États-Unis d'Amérique de 1775 à 1875. — Découvertes et établissements des Européens en Afrique au xixe siècle. — Expansion coloniale de l'Angleterre au xixe siècle.

Expansion coloniale de la France au xixe siècle en Asie, en Océanie et en Afrique.

Histoire des progrès de la chimie au xviiie siècle et au xixe siècle, principales découvertes et principaux chimistes.

Histoire des progrès de la physique au xviiie siècle et au xixe siècle ; principales découvertes et principaux physiciens.

Histoire des progrès des sciences naturelles (botanique et zoologie) au xviiie et au xixe siècles; grandes classifications et principales méthodes.

De l'influence des progrès scientifiques sur les sociétés modernes, et particulièrement à la société française depuis 1789.

Histoire naturelle médicale. — 1° Zoologie : *Organisation et développement des animaux en général.* — Cellule. — Différenciation des cellules. — Tissus. — Différences du travail physiologique. — Notions sur l'ovogénie et évolution de l'œuf.

Bases de la classification du règne animal. — Sa division en embranchements et classes. — Caractères de ces embranchements et classes.

Protozoaires. — Protozoaires parasites de l'homme (amibes, coccidiés, circomonas, trichomonas, balantidium coli).

Métazoaires. — Invertébrés.

Cœlentérés. — Eponges. — Colonies d'hydrozoaires. — Division du travail chez les individus d'une même colonie.

Vers. — « Plathelminthes ». — Cestodes (tænias : T. inerme. —

T. solium. — T. echinocoque, etc.). — Bothriocéphales (B. large, etc.). — « Trématodes » (distome hépatique). — D. de Billarz, etc. — « Némathelminthes » — Ascarides lombricoïdes. — Uxyure. — Strongle. — Ankylostome. — Tricocéphale. — Trichine. — Filaire. — Anguillule de l'intestin. — « Airudinées » (sangsues).

Echinodermes. — Espèces comestibles (oursin).

Mollusques. — Respiration. — Circulation. — Organes de la vision. — Espèces comestibles. — Espèces toxiques.

Anthropodes. — « Branchiaux ». — Respiration. — Circulation. — Organes de la vision, formes larvaires, principales espèces comestibles. — « Trachéates ». — Respiration, circulation, organes de la vision. — Parthénogénèse, métamorphoses, polimorphisme, parasitisme. — Arachnides : Lingatule. — Acariens : (sarcopte de la gale. — Demadex, rouget). — Scorpion. — Ryachotes (poux.... poux de la tête. — P. des vêtements. — P. du pubis).— Diptères (dermatobies, lucilie hominivore, puces, cousins). — Hyménoptères (cynips, abeilles, fourmis). — Coléoptères résicants.

Tuniciers.

Vertébrés. — « Acréniens » (amphioxus).

Poissons. — Respiration (cyclostosmes). — Dipnoï). — Circulation; organe de la vision. — Poissons électriques. — Poissons vénimeux. — Ichyocolle. — Huile de morue.

Amphibiens. — Anatomie et physiologie de la grenouille.

Reptiles. — Ophidiens venimeux (vipères, céraste, najas, etc.), *Oiseaux.* — Principaux groupes.

Mammifères. — Principaux ordres de mammifères. — Cétacés (cachalot, baleine). — Ruminants (chevrotain, porte-musc). — Rongeurs (castor, cochon d'Inde). — Carnivores (chien rage). — Singes. — Place de l'homme dans la nature. — Races humaines. — Ostéologie humaine.

2e Botanique. — *A. Botanique générale.* — *Cellule végétale.* — Produits cellulaires. — Genèse et multiplication des cellules. — Différenciation des cellules et division du travail physiologique. — Tissus et appareils.

Morphologie générale. — Thalles-membres de la plante (axes appendices).

Physiologie générale. — Absoption. — Aliments. — Absorption des solides, des liquides. — Appareil aquifère. — Absorption des gaz. — Nutrition des plantes dépourvues de chlorofille. — Des plantes vertes. — Absorption des radiations. — Influence de la température, des lumières, des couleurs. — Action chlorophyllienne. — Influence du mouvement de la pression atmosphérique.

Respiration. — Production de chaleur.

Circulation. — Intercellulaire. — Vasculaire. — Cribreuse. — Laticifère.

Réserves. — Conservation de l'eau. — Réserves alimentaires.

Excrétions. — Elimination de tissus. — Excrétion de gaz, de liquides.

Transpiration. — Glandes.

Mouvement des plantes. — Héliotropisme, — Nyctitropisme. — Mouvements provoqués et spontanés. — Circommutation.

Racine — Anatomie et physiologie.

Tige. — Anatomie et physiologie.

Feuilles. — Anatomie et physiologie.

Morphologie de la fleur. — Inflorescence. — Caractères généraux de la fleur, calice, corolle, étamines, pistil, ovulation, pollinisation, fécondation.

Fruits. — Graines, hermination, dispersion, propagation, relations des plantes avec le milieu. — Influence de l'homme, des animaux. — Parasitisme, symbiose.

B. Botanique spéciale. — Bases de la classification.

Thallophytes. — Champignons. — Principaux groupes. — Champignons comestibles (champignon de couche, bolet comestible, mousseron, oronge, morille, etc.).

Champignons vénéneux (fausse oronge, bolet pernicieux, etc.). — Agaric amadouvier. — Ergot de seigle. — Aspergillus. — Champignons parasites de l'homme (favus, teigne tonsurante, pelade, pityriasis, muguet, actinomycose). — Schizomycètes (ferments, bactéries pathogènes).

Algues. — Fucus vesiculosus, fucus crispus. — Laminaire.

Lichen.

Mousses. — Leur rôle dans la production de la tourbe. — Les mousses comme matière de pansement.

Cryptogames vasculaires. — Fougères. — Espèces utilisées en médecine (fougères mâle, etc.). Lycopodiacées, poudre de lycopode.

Phanérogames. — Caractères généraux et classification.

Gymnospermes. — Conifères (sabine, etc.).

Angiospermes. — Liliacées (scille, aloès). — Euphorbiacées (ricin, croton, euphorbe). — Labiées. — Rubiacées (quinquina, café). — Ombellifères (espèces toxiques). — Solanées (espèces toxiques). — Scrofulariées (digitale). — Papavéracées (opium). — Renonculacées (espèces toxiques).

Physique médicale. — Principes de la Méthode graphique. — Son emploi dans les sciences médicales (appareil enregistreur, courbes cliniques).

Lois générales de la force et du mouvement. — Equilibre, travail mécanique chez l'homme et chez les animaux. — Principes de Pascal. — Principes d'Archimède.

Poids spécifiques des corps solides et liquides. — Application physiologique et clinique.

Ecoulement et circulation des liquides. — Bases physiques de la circulation du sang.

Mesure des températures. — Thermomètres. — Thermométrie clinique.

Force élastique des gaz. — Pression atmosphérique. — Baromètres, — Siphons. — Pompes. — Applications physiologiques et cliniques.

Force élastique des vapeurs. — Hygromètres.

Mesure des quantités de chaleur ou calorimètre. — Chaleur spécifique. — Changement d'état physique, réactions chimiques. — Production de chaleur par les êtres vivants, ses sources, sa mesure.

Mode de production de la chaleur et du froid. — Applications médicales (thermocautère, appareil de Richardson, etc.).

Propagation de la chaleur par conductibilité (applications hygiéniques, vêtements).

Emission, transmission, absorption de la chaleur rayonnante (chauffage, etc.).

Temperature de l'homme et des animaux placés dans les milieux froids ou chauds. — Influences physiologiques du froid et du chaud.

Equivalence de la chaleur du travail. — Conservation de l'énergie, exemples physiologiques.

Propriétés moléculaires des corps. — Capillarité. — Imbibition. Diffusion. — Osmose. — Dialyse. — Effusion.

Diffusion; mélange, dissolution, osmose des gaz, théorie de la respiration.

Production et distribution de l'électricité. — Influence. — Condensation. — Nouvelles machines électriques. — Electromètres usuels.

Courants et piles thermo-électriques. — Applications à la thermométrie.

Principe de piles voltaïques : description des piles utilisables en médecine. — Polarisation. — Piles secondaires.

Lois de Ohm. — Unités pratiques, intensité, quantité, force électromotrice, résistance. — Mesure de la résistance, de l'intensité, de la force électromotrice.

Association des couples. — Courants dérivés. — Mode de propagation de l'électricité dans le corps humain. — Conductibilité des tissus.

Chaleur et lumière développée par les courants, galvano-caustique-thermique. — Phénomènes électro-chimiques. — Electrolyse-galvano-caustique-chimique.

Mode d'application des courants en thérapeutique.

Magnétisme. — Electro-magnétisme, diamagnétisme. — Applications.

Induction voltaïque. — Appareils d'induction utilisables en médecine.

Notions sur les effets physiologiques de l'électricité, production d'électricité par les êtres vivants.

Production des sons. — Leur qualité (intensité, hauteur, timbre).

Propagation et mélange des sons. — Vibrations par influence, analyse des sons complexes, harmoniques, sons partiels, résonnateurs.

Mode de vibration dans les tuyaux sonores, les cordes, les verges et les membranes.

Production des sons vocaux. — Leurs modifications par la bouche. — Phénomènes physiques de l'audition. — Analyse des bruits, principalement au point de vue de la percussion et de l'auscultation.

Photométrie. — Réflexion de la lumière. — Eclairage des parties profondes. — Laryngoscope. — Endoscope. — Rhinoscope, etc. — Mesure de l'éclairement.

Réfraction de la lumière (prisme, ophtalmomètre, lentille). — Système dioptrique centré (théorie élémentaire des lentilles épaisses).

Dispersion de la lumière. radiations spectrales. — Leurs effets, leurs transformations. — Phosphorescence. — Fluorescence.

Analyse de la lumière. — Couleurs. — Spectroscope.

Etude physique de l'appareil visuel. — Réfraction. — Accommodation. — Champ visuel. — Emmétropie. — Myopie, hypermétropie, astigmatisme, presbyopie. — Daltonisme. — Ophtalmoscope.

Instruments auxiliaires de la vision. — Lunettes. — Loupes. — Microscope.

Notions sur la théorie des ondulations. — Interférence. — Diffraction. — Polarisation de la lumière, double réfraction. — Polarisation chromatique. — Rotation du plan de polarisation. — Polarimètre. — Saccharimètre.

Chimie médicale. — **A**. *Chimie minérale.* — Notions générales. — Equivalents, poids atomiques, nomenclature.

Métalloïdes. Hydrogène. Oxygène. Ozone. Eau. Eaux potables. Analyse des eaux. Hydrotimétrie. Matière organique dans les eaux. Eaux minérales. Eaux oxygénées.

Soufre et ses composés. — Sulfhydrométrie.

Chlore, brome, iode, fluor et leurs composés.

Azote. — Air atmosphérique. Analyses de l'air. Composés oxygénés de l'azote. Bioxyde d'azote.

Phosphore et arsenic. — Leurs composés, leur recherche dans les cas d'empoisonnement. Appareil de Marsh. Appareil de Mitscherlich.

Carbone, bore, silicum et leurs composés.

Empoisonnement par l'oxyde de carbone.

Métaux. — Généralités sur les métaux et leurs sels. Lois de Berthollet. Caractère générique des sels. Détermination des bases.

Sels ammoniacaux. — Potassium, sodium, calcium, magnésium et aluminium. Sels alcalins et alcalino-terreux. Alcalimétrie. Chlorométrie.

Fer, zinc, manganèse, chrome, étain, antimoine, bismuth, cuivre, mercure, argent et leurs composés. — Caractères essentiels et préparation des sels employés en médecine.

B. Chimie organique. — Notions générales. — Analyse organique. Chloroforme, iodoforme et chlorure de méthyle. Alcool éthylique. Ether sulfurique. Acide sulfovinique.

Alcool amylique.

Benzine, aniline, phénols, acide picrique, aldhéides en général aldéhyde éthilique, chloral.

Acétones en général.

Acide formique. Acide acétique. Vinaigre. Acides gras. Ammoniaques composées.

Glycols, Acide lactique. Acide salycilique.

Acide benzoïque. Acide oxalique. Acide malique. Acide tartrique. Acide citrique. Acide urique. Acide hippurique.

Gyanogène et ses composés. Acide cyanhydrique. Urée, son dosage.

Glycérine. — Corps gras naturels. Savons, Bougies.

Matières sucrées.— Glucoses. Glucosides. Saccharoses. Liquides fermentés.

Matières amylacées. — Amidon. Fécule. Farines. Gluten. Cellulose. Gommes. Fibres textiles. Tannins.

Alcaloïdes. — Caractères généraux. Caractères particuliers des principaux alcaloïdes. Ptomaïnes. Caractères distinctifs des ptomaïnes et des alcaloïdes.

Albumine et ses variétés. — Dosage. Peptones. Fibrine. Hémoglobine.

Sang. Lymphe. Chyle. Urine. Lait. Bile. Salive. Suc gastrique.

Entrée à l'école. — Les candidats reçus à l'école reçoivent l'avis individuel de leur admission par une lettre ministérielle.

Ils doivent être rendus à Lyon, au jour qui leur fixé.

A leur arrivée à l'école, les élèves sont soumis à une visite médicale; ils ne sont définitivement admis que s'il sont déclarés aptes au service militaire. Si l'élève est jugé inapte au service et s'il est déjà lié au service, il est présenté devant la commission de réforme qui statue; si l'élève est jugé inapte et n'est pas lié au service, il est rendu compte au ministre, qui statue.

Dès leur entrée à l'école, tous les élèves, militaires ou non, doivent contracter, dans une des mairies de Lyon, l'engagement prescrit par l'article 29 de la loi du 15 juillet 1889 et les articles 23 et 24 du décret du 28 septembre 1889 (modèle n° 5, engagement de servir pendant trois ans dans un corps de troupe dans le cas où il n'obtiendrait pas le grade de médecin aide-major de 2° classe, ou si, ayant obtenu ce grade, ils ne servaient pas dans l'armée active pendant six ans à partir de leur nomination).

« Les jeunes gens nommés élèves de l'école du service de santé militaire souscrivent un engagement d'une durée de trois ans et s'obligent à servir pendant six années dans l'armée active à partir de leur nomination au grade de médecin aide-major de 2° classe.

« Cet engagement est souscrit à la mairie de l'un des arrondissements de Lyon.

« Le contractant n'est assujetti à aucune condition d'âge autre que celles qui sont exigées pour l'admission à l'école. Il en justifie par la production du certificat d'admission.

« Il produit en outre: 1° L'extrait de son casier judiciaire; 2° un certificat d'aptitude au service militaire. Ce certificat est délivré par le commandant du bureau de recrutement de la subdivision dans laquelle est contracté l'engagement.

« Les engagements sont souscrits pour l'une des armes de l'infanterie, de la cavalerie, de l'artillerie ou du génie.

« L'autorité militaire désigne, au moment de la mise en route, les corps sur lesquels les engagés sont dirigés: 1° S'ils n'obtiennent pas le grade de médecin aide-major de 2° classe; 2° si, une fois en possession de ce grade, ils ne servent pas dans l'armée active pendant six ans au moins.

« Dans l'un ou l'autre cas, la durée de l'engagement de trois ans souscrit à l'entrée à l'école ne court que du jour de l'incorporation écoulé depuis leur entrée à l'école. »

Frais de scolarité. — Le prix de la pension est de 1,000 francs par an; celui du trousseau, qui est de 1,060 francs environ, est déterminé chaque année par le ministre de la guerre, et notifié aux élèves en même temps que leur admission à l'école.

Les livres et les instruments les plus nécessaires aux études des élèves leur sont fournis par l'État et sont comptés dans le prix du trousseau.

Les différents droits de scolarité et d'examen à partir de l'admission sont payés par le ministre de la guerre, conformément aux règlements universitaires.

Toutefois, en cas d'ajournement à un examen, les frais de consignation pour la répétition de cet examen sont à la charge de l'élève; les frais d'impression de la thèse pour le doctorat sont également supportés par les élèves.

Un second échec au même examen entraîne d'office le licenciement de l'élève et sa radiation immédiate des contrôles, à moins qu'il ne soit autorisé à redoubler son année; cette autorisation ne pourra être accordée que si l'élève justifie régulièrement avoir été empêché par une maladie de suivre les cours pendant une période de deux mois, au moins, de ladite année.

Les élèves démissionnaires ou exclus de l'école sont tenus au remboursement des frais de scolarité, et, s'ils ont été boursiers, au payement du montant des frais de pension et trousseau avancés par l'administration de la guerre.

Bourse. — Des bourses, des demi-bourses, des trousseaux et des demi-trousseaux seront accordés aux élèves qui auront préalablement fait constater l'insuffisance des ressources de leur famille, pour leur entretien à l'école.

La demande de bourse doit préciser si la famille sollicite une bourse avec trousseau ou demi-trousseau, ou seulement une demi-bourse.

L'insuffisance de la fortune des parents et des jeunes gens est constatée par une délibération du Conseil municipal, approuvée par le préfet du département. Les bourses, les demi-bourses, les trousseaux, les demi-trousseaux seront accordés par le ministre de la guerre, sur la proposition des conseils administration et d'instruction de l'école.

Les noms des candidats qui auront obtenu ces faveurs seront insérés au *Journal officiel.*

Toutes les demandes doivent être établies sur papier timbré, et adressées au ministre de la guerre (7° direction), avant le 15 septembre, par l'intermédiaire des préfets des départements où habitent les élèves ou leur père ou tuteur.

Elles devront être accompagnées d'un engagement pris par le père ou tuteur, ou le candidat lui-même s'il est majeur et jouit de ses biens, et libellé ainsi qu'il suit :

« Je soussigné, ... étant en instance pour obtenir une place gratuite en (ma faveur), ou en faveur de mon (fils ou pupille), m'engage à rembourser au Trésor le montant des frais de pension et de trousseau qui (me ou lui) seront accordés, dans le cas où il ne servirait (ou je ne servirais) pas au moins pendant six ans à partir de (sa ou ma) nomination au grade d'aide-major de 2° classe. A défaut du payement du montant de ces frais de pension et de trousseau, je déclare me soumettre à ce que le recouvrement en soit poursuivi par voie de contrainte administrative, décernée par M. le ministre des finances, suivant les droits qui lui sont conférés par les lois des 12 vendémiaire et 18 ventôse an VIII. »

Cette pièce sera établie sur papier timbré, et la signature du pétitionnaire sera légalisée par le maire.

ÉCOLE D'APPLICATION DU VAL-DE-GRACE

L'École d'application de médecine et de pharmacie militaires est instituée pour donner aux médecins et pharmaciens stagiaires l'instruction professionnelle militaire spéciale, théorique et pratique, nécessaire pour remplir dans l'armée les obligations du service qui incombent au corps de santé militaire.

Le personnel de l'enseignement comprend des professeurs et des professeurs agrégés.

Les professeurs, choisis parmi les agrégés, sont nommés pour un temps qui ne peut dépasser dix années. Les agrégés, choisis au concours, sont nommés pour cinq ans.

1° Un professeur et un agrégé. — Maladies et épidémies des armées ;

2° Un professeur et un agrégé. — Chirurgie d'armée (blessures de guerre);

3° Un professeur et deux agrégés. — Anatomie chirurgicale, opérations et appareils;

4° Un professeur et un agrégé. — Hygiène militaire ;

5° Un professeur et un agrégé. — Médecine légale, législation, administration et service de santé militaire;

6° Un professeur et un agrégé. — Chimie appliquée aux expertises de l'armée et toxicologie;

7° Un agrégé chargé de cours. — Microbie.

Tout élève de l'école du service de santé militaire, reçu docteur en médecine, est admis en plein droit à l'Ecole d'application du Val-de-Grâce.

Le stage commence le 1er janvier et dure jusqu'au 1er novembre.

A partir de leur nomination, les stagiaires reçoivent une solde annuelle de 2,928 francs; il leur est attribué une indemnité de première mise d'équipement.

Ils sont soumis, à l'intérieur de l'école, à des interrogations et à des épreuves pratiques, qui donnent lieu à des notes permettant d'établir tous les deux mois un classement qui est transmis au ministre. Ces classements combinés aux notes des examens de sortie servent à établir le classement définitif de sortie.

Les stagiaires qui ont subi avec succès les épreuves de l'examen de sortie quittent l'école avec le grade de médecin aide-major de 2e classe. L'ancienneté est déterminée par le numéro de classement de sortie.

Tout stagiaire qui n'aura pas obtenu à l'examen de sortie la moyenne des points déterminée par le règlement sur le service intérieur sera, sur la proposition du jury, désigné au ministre pour être licencié de l'école, et tenu au remboursement du montant des frais de scolarité, d'indemnité de première mise d'équipement.

Le même remboursement sera exigé des médecins ou pharmaciens militaires qui quitteraient plus tard, volontairement, le service de santé militaire, avant d'avoir accompli leur engagement d'honneur.

Directeur : M. Mathieu, médecin-inspecteur.

Sous-directeur : M. Madamet, médecin-chef de l'hôpital.

Adjoint à la direction : M. Forgemol, médecin-major de 1re classe.

Cours

Épidémiologie : M. le prof. Vaillard.
Médecine opératoire : M. le prof. Robert.
Hygiène : M. le prof. Richard.
Médecine légale, législation : M. le prof. Du Cazal.
Blessures par armes de guerre : M. le prof. Delorme.
Chimie appliquée : M. le prof. Burcker.

Conférences et expériences pratiques.

Hygiène : M. le prof. agrégé Manquat.
Petite chirurgie,
Bandages et appareils,
Blessures de guerre, } M. le prof. ag. Ferraton.
Manœuvres d'ambulance,
Diagnostic chirurgical,
Epidémiologie, M. le prof. agrégé Lemoine.
Bactériologie, M. le prof. Vaillard.
Travaux anatomiques, M. le prof. agrégé Cahier.
Médecine opératoire, } M. le prof. agr. Mignon.
Ophtalmoscopie,
Médecine légale,
Législation militaire, } M. le prof. agrégé Catrin.
Diagnostic médical,
Manipulations chimiques, M. le prof. agr. Georges.

Cliniques

Cliniques ordinaires : tous les jours MM. les professeurs-chefs de services médicaux et chirurgicaux.

Cliniques magistrales : *médicales,* le mercredi ; *chirurgicales,* le samedi, par MM. les professeurs-chefs de services.

Cliniques supplémentaires : *ophtalmologie,* M. Mignon ; *maladies cutanées,* M. Cahier ; *maladies vénériennes,* M. Ferraton, le mardi alternativement.

SERVICE DE SANTÉ DE LA MARINE

Le recrutement des médecins de la marine et des colonies est assuré par l'*Ecole du service de santé de la marine*, établie près la Faculté de médecine de Bordeaux. Cette Ecole a, en outre, pour but de seconder les études universitaires des élèves admis et de leur donner l'*éducation maritime*.

Leurs études terminées et pourvus du diplôme de docteur, les élèves sont nommés médecins auxiliaires de 2e classe et il leur est attribué quatre années de service à titre d'études, ils passent alors de droit dans les *Ecoles annexes de la marine*, Brest, Rochefort, ou Toulon, pour y faire un stage d'une année.

A la fin de leur stage, les médecins auxiliaires sont nommés médecins titulaires de 2e classe, aux appointements de 2.785 francs à terre, 3.031 francs à la mer et 2.039 francs aux colonies.

ÉCOLE DU SERVICE DE SANTÉ

L'Ecole de service de santé de la marine est instituée près la Faculté de médecine de Bordeaux; elle a pour but : 1° d'assurer le recrutement des médecins de la marine et des colonies ; de seconder les études universitaires des élèves du service de santé; 3° de leur donner l'éducation maritime, jusqu'à leur nomination de médecin-auxiliaire de 2e classe.

Mode et conditions d'admission. — Nul n'est admis à l'Ecole du service de santé de la marine que par voie de concours.

Pour être admis à concourir, tout candidat doit remplir les conditions suivantes :

1° Etre Français ou naturalisé Français;

2° Ne pas être âgé de plus de vingt-quatre ans, ni de moins de dix-huit ans, au 1er janvier qui suit la date du concours;

3° Avoir été vacciné avec succès ou avoir eu la petite vérole;

4° Etre robuste, bien constitué et n'être atteint d'aucune maladie ou infirmité susceptible de le rendre impropre au service maritime;

5° Avoir accompli une année d'études médicales dans une des Ecoles de médecine navale de Brest, Rochefort ou Toulon et avoir subi avec succès le premier examen du doctorat en médecine.

Toutes ces conditions sont de rigueur et aucune dérogation ne peut être autorisée.

Concours. Jury. — Le concours a lieu tous les ans, à une époque déterminée par décision ministérielle, dans les ports de Brest, Rochefort et Toulon.

Le jury du concours est composé d'un directeur du service de santé, président ; d'un médecin en chef ou principal, d'un pharmacien en chef ou principal, membres désignés chaque année par le ministre.

Les candidats qui remplissent les conditions ci-dessus indiquées doivent demander leur inscription au ministre avant le 1er août.

Chaque demande doit être accompagnée en outre des pièces attestant que le candidat répond aux conditions ci-dessus mentionnées, des pièces suivantes :

1° L'autorisation des parents ou tuteurs, s'il y a lieu ;

2° Un extrait « pour néant » du casier judiciaire et un certificat de bonne vie et mœurs ;

3° Une déclaration, sur papier timbré, par laquelle les parents, père, mère ou tuteur, s'engagent à payer au Trésor public, par trimestre d'avance, une pension annuelle de 709 francs ;

4° Un acte sur papier timbré, portant engagement de payer le trousseau, les livres et les objets nécessaires aux études ;

5° La désignation du port militaire dans lequel le candidat désire passer son concours.

Épreuves. — Les épreuves sont écrites et orales.

Les *épreuves écrites* sont :

1° Une composition écrite sur un sujet d'histoire naturelle, de physique ou de chimie médicales ;

2° Une composition française sur un sujet littéraire ;

3° Une composition écrite de langue étrangère (allemand ou anglais).

Les sujets de ces compositions sont les mêmes pour tous les candidats. Ils sont choisis par le Conseil de santé de la marine et envoyés dans chaque port où se fait le concours.

Trois heures sont accordées pour la composition d'histoire naturelle, physique ou chimie médicale. Deux heures pour les compositions françaises et de langue étrangère. Les candidats ne peuvent se servir de notes ni de livres.

Les compositions sont corrigées au ministère par le jury, qui dresse la liste des admissibles aux épreuves orales. Cette liste est publiée au *Journal officiel*.

Les *épreuves orales*, publiques, se passent dans les ports de Rochefort, Brest et Toulon.

Elles consistent en des interrogations sur la physique, la chimie, l'histoire naturelle et sur l'anatomie et la petite chirurgie.

Trois questions empruntées au programme, doivent être traitées en trente minutes au maximum.

La note obtenue par chaque candidat à cet examen oral, combinée avec les notes de l'admissibilité et celles obtenues par les candidats pendant leurs études dans les écoles annexes, fait une somme de points d'après laquelle les candidats sont classés par ordre de mérite.

Le Président du jury adresse cette liste au ministre qui, suivant les besoins du service, arrête la liste des candidats nommés élèves de l'Ecole.

PROGRAMME DES CONNAISSANCES EXIGÉES

Histoire naturelle médicale. — ZOOLOGIE : *Organisation et développement des animaux en général.* — Cellule. — Différenciation des cellules. — Division du travail physiologique. — Notions sur l'ovogénie et l'évolution de l'œuf.

Bases de la classification du règne animal. — Sa division en embranchements et classes. — Caractères de ces embranchements et classes.

Protozoaires. — Protozoaires parasites de l'homme (amibes, coccidies, circomonas, trichomonas, balantidium coli).

Métazoaires. — Invertébrés.

Cœlentérés. — Eponges. — Colonies d'hydrozoaires. — Division du travail chez les individus d'une même colonie.

Vers. — « Plathelminthes ». — Cestodés (tænias : T. inerme. — T. solium. — T. échinocoque (etc.). — Bothriocéphales (B. large, etc.). — « Tréimatodes » (distome hépatique. — D. de Bilharz, etc.). — « Némathelminthes ». — Ascarides lombricoïdes. — Oxyure. — Strongle. — Ankylostome. — Tricocéphale. — Trichine. — Filaire. — Anguillule de l'intestin. — « Hyrudinées » (sangsues).

Echinodermes. — Espèces comestibles (oursin).

Mollusques. — Respiration. — Circulation. — Organes de la vision — Espèces comestibles. — Espèces toxiques.

Arthropodes. — « Branchiaux ». — Respiration. — Circulation. — Organes de la vision, formes larvaires, principales espèces comestibles. — « Tracheates ». — Respiration, circulation, organes de la vision. — Parthenogenèse, métamorphoses, polymorphisme, parasitisme. — Arachnides : Lingatules. — Acariens : sarcopte de la gale. — Demodex rouget). — Scorpion. — Rynchotes (poux..., poux de la tête. — P. des vêtements. — P. du pubis). — Dyptères (dermatobies, lucilie hominivore, puces, cousins). — Hyménoptères (cynips, abeilles, fourmis). — Coléoptères vésicants.

Tuniciers.

Vertébrés. — « Acraniens. » (amphioxus).

Poissons. — Respiration (cyclostomes. — Dipnoï). — Circulation ; organe de la vision. — Poissons électriques. — Poissons venimeux. — Ichtyocolie. — Huile de morue.

Amphibiens. — Anatomie et physiologie de la grenouille.

Reptiles. — Ophidiens venimeux (vipères, céraste, najas, etc.,.).

Oiseaux. — Principaux groupes.

Mammifères. — Principaux ordres de mammifères. — Cétacés (cachalot, baleine). — Ruminants (chevrotain, porte-musc). — Rongeurs (castor, cochon d'Inde). — Carnivores (chien, rage). — Singes. — Place de l'homme dans la nature. — Races humaines. — Ostéologie humaine.

BOTANIQUE. — *Botanique générale : Cellule végétale.* — Produits cellulaires. — Genèse et multiplication des cellules. — Différenciation des cellules et division du travail physiologique. — Tissus et appareils.

Morphologie générale. — Thalles-membres de la plante (axes) appendices).

Physiologie générale. — Absorption. — Aliments. — Absorption des solides, des liquides. — Appareil aquifère. — Absorption des gaz. — Nutrition des plantes dépourvues de chlorophylle. — Des plantes vertes. — Absorption des radiations. — Influence de la température, de la lumière, des couleurs — Fonction chlorophyllienne. — Influence du mouvement, de la pression atmosphérique.

Respiration. — Production de chaleur.

Circulation. — Intercellulaire. — Vasculaire. — Cribreuse. — Laticifère.

Réserves. — Conservation de l'eau. — Réserves alimentaires.

Excrétions. — Eliminations de tissus. — Excrétion de gaz, de liquides.

Transpiration. — Glandes.

Mouvement des plantes. — Héliotropisme. — Nyctitropisme. — Mouvements provoqués et spontanés. — Circommutation.

Racine — Anatomie et physiologie.

Tige. — Anatomie et physiologie.

Feuilles. — Anatomie et physiologie.

Morphologie de la fleur. — Inflorescence. — Caractères généraux de la fleur, calice, corolle, étamines, pistil, ovulation, pollinisation, fécondation.

Fruits. — Graines, germination, dispersion, propagation, relations des plantes avec le milieu. — Influence de l'homme, des animaux. — Parasitisme. — symbiose.

Botanique spéciale : Bases de la classification.

Thallophytes. — Champignons. — Principaux groupes. — Champignons comestibles (Champignon de couche, bolet comestible, mousseron, oronge, morille, etc.).

Champignons vénéneux (fausse oronge, bolet pernicieux, etc.). — Agaric amadouvier. — Ergot de seisle. — Aspergillus. — Champignons parasites de l'homme (favus, teigne tonsurante, pelade, pityriasis, mugnet, actinomycose). — Schizomycètes (ferments, bactéries pathogènes).

Algues. — Fucus vesiculosus, fucus crispus. Laminaire.

Lichen.

Mousses. — Leur rôle dans la production de la tourbe. — Les mousses comme matière de pansement.

Cryptogames vasculaires. — Fougères. — Espèces utilisées en médecine (fougère mâle, etc.). — Lycopodiacées, poudre de lycopode.

Phanérogames. — Caractères généraux et classification.

Gymnospermes. — Conifères (sabine, etc.).

Angiospermes. — Liliacées (scille, aloès). — Euphorbiacées (ricin, croton, euphorbe). — Labiées. — Rubiacées (quinquina, café). — Ombellifères (espèces toxiques). — Solanées (espèces toxiques). — Scrofulariées (digitale). — Papavéracées (opium). — Renonculacées (espèces toxiques).

Physique médicale. — Principes de la Méthode graphique. Son emploi dans les sciences médicales (appareil enregistreur, courbes cliniques).

Lois générales de la force et du mouvement. — Equilibre, travail mécanique chez l'homme et les animaux. — Principes de Pascal. — Principe d'Archimède.

Poids spécifiques des corps solides et liquides. — Application physiologique et clinique.

Ecoulement et circulation des liquides. — Bases physiques de la circulation du sang.

Mesure des températures. — Thermomètres. — Thermométrie clinique.

Force élastique des gaz. — Pression atmosphérique. — Baromètres. — Siphons. — Pompes. — Applications physiologiques et cliniques.

Force élastique des vapeurs. — Hygromètres.

Mesures des quantités de chaleur ou calorimétrie. — Chaleur spécifique. — Changement d'état physique, réactions chimiques.

Production de chaleur par les êtres vivants, ses sources, sa mesure.

Mode de production de la chaleur et du froid. — Applications médicales (thermocautère, appareil de Richardson, etc.).

Propagation de la chaleur par conductibilité (applications hygiéniques, vêtements).

Emission, transmission, absorption de la chaleur rayonnante (chauffage, etc.).

Température de l'homme et des animaux placés dans les milieux froids ou chauds. — Influences physiologiques du froid et du chaud.

Equivalence de la chaleur du travail. — Conservation de l'énergie, exemples physiologiques.

Propriétés moléculaires des corps. — Capillarité. — Imbibition. — Diffusion. — Osmose. — Dialyse. — Effusion.

Diffusion ; mélange, dissolution, osmose des gaz, théorie de la respiration.

Production et distribution de l'électricité. — Influence. — Condensation. — Nouvelles machines électriques. — Electromètres usuels.

Courants et piles thermo-électriques. — Applications à la thermométrie.

Principes des piles voltaïques : description des piles utilisables en médecine. — Polarisation. — Piles secondaires.

Lois de Ohm. — Unités pratiques (intensité, quantité, force électromotrice, résistance). — Mesure de la résistance, de l'intensité, de la force électromotrice.

Association des couples. — Courants dérivés. — Mode de propagation de l'électricité dans les corps humains. — Conductibilité des tissus.

Chaleur et lumière développées par les courants, galvanocaustique thermique. — Phénomènes électro-chimiques. — Electrolyse-galvanocaustique chimique.

Mode d'application des courants en thérapeutique.

Magnétisme. — Electromagnétisme, diamagnétisme. — Applications.

Induction voltaïque. — Appareils d'induction utilisables en médecine.

Téléphone, microphone, balance d'induction, appareils magnéto-électriques utilisables en médecine.

Notions sur les effets physiologiques de l'électricité, production d'électricité par les êtres vivants.

Production des sons. — Leur qualité (intensité, hauteur, timbre).

Propagation et mélange des sons. — Vibrations par influence, analyse des sons complexes, harmoniques, sons partiels, résonnateurs.

Mode de vibration des tuyaux sonores, des cordes, des verges et des membranes.

Productions des sons vocaux. — Leurs modifications par la bouche. — Phénomènes physiques de l'audition. — Analyse des bruits, principalement au point de vue de la percussion et de l'auscultation.

Photométrie. — Réflexion de la lumière. — Eclairage des parties profondes. — Laryngoscope — Endoscope. — Rhinoscope, etc.— Lucimétrie, son importance en hygiène.

Réfraction de la lumière (prisme, ophtalmomètre, lentille). — Système dioptrique centré, (théorie élémentaire des lentilles épaisses).

Dispersion de la lumière, radiations spectrales. — Leurs effets, leurs transformations. — Phosphorescence — Fluorescence.

Analyse de la lumière. — Couleurs. — Spectroscope.

Etude physique de l'appareil visuel. — Réfraction. — Accommodation. — Champ visuel. — Emmétropie. — Myopie, hypermétropie, astigmatisme, presbyopie. — Daltonisme. — Ophtalmoscope.

Instruments auxiliaires de la vision. — Lunettes. — Loupes. — Microscope.

Notions sur la théorie des ondulations. — Interférence. — Diffraction. — Polarisation de la lumière, double réfraction. — Polarisation chromatique. — Rotation du plan de polarisation. — Polarimètre. — Saccharimètre.

Chimie médicale. — *Chimie minérale* : Notions générales. — Equivalents, poids atomiques, nomenclatures.

Métalloïdes. — Hydrogène. Oxygène. Ozone. Eau, Eaux potables. Analyse des eaux. Hydrotimétrie. Matière organique dans les eaux. Eaux minérales. Eaux oxygénées.

Soufre et ses composés. — Sulfhydrométrie.

Chlore, brome, iode, fluor, et leurs composés.

Azote. — Air atmosphérique. Analyse de l'air. Composés oxygénés de l'azote. Bioxyde d'azote.

Phosphore et arsenic. — Leurs composés, leur recherche dans les cas d'empoisonnement. Appareil de Marsh. Appareil de Mitscherlich.

Carbone, bore, silicium et leurs composés.

Empoisonnement par l'oxyde de carbone.

Métaux. — Généralités sur les métaux et leurs sels. Lois de Berthollet. Caractères génériques des sels. Détermination des bases.

Sels ammoniacaux. — Potassium, sodium, calcium, magnésium et aluminium. Sels alcalins et alcalino-terreux. Alcalimétrie. Chlorométrie.

Fer, zinc, manganèse, chrome, étain, antimoine, bismuth, cuivre, mercure, argent et leurs composés. — Caractères essentiels et préparations des sels employés en médecine.

Chimie organique : Notions générales. — Analyse organique. Chloroforme. Iodoforme et chlorure de méthyle. Alcool éthylique. Ether sulfurique. Acide sulfovinique.

Alcool amylique.

Benzine, aniline, phénols. acide picrique, aldéhydes en général, aldéhyde éthylique, chloral.

Acétones en général.

Acide formique. Acide acétique. Vinaigre. Acides gras.

Ammoniaques composées.

Glycols. Acide lactique. Acide salycilique.

Acide benzoïque. Acide oxalique. Acide malique. Acide tartrique. Acide citrique. Acide urique. Acide hippurique.

Cyanogène et ses composés. Acide cyanhydrique. Urée, son dosage.

Glycérine. — Corps gras naturels. Savons. Bougies.

Matières sucrées. — Glucoses. Glucosides. Saccharose. Liquides fermentés.

Matières amylacées. — Amidon. Fécule. Farines. Gluten. Cellulose. Gommes. Fibres textiles. Tannins.

Alcaloïdes. Caractères généraux. Caractères particuliers des principaux alcaloïdes. Ptomaïnes. Caractères distinctifs des ptomaïnes et des alcaloïdes.

Albumine et ses variétés. — Dosage. Peptones. Fibrine. Hémoglobine.

Sang, Lymphe. Chyle. Urine. Lait. Bile. Salive. Suc gastrique.

Anatomie descriptive. — OSTÉOLOGIE : Notions élémentaires sur le squelette en général et ses grandes divisions, sur la conformation extérieure et intérieure des os, leur composition chimique, leur développement.

Caractères communs à toutes les vertèbres ; caractères propres aux vertèbres de chaque région et à certaines vertèbres ; sacrum, coccyx.

Description succincte de la colonne vertébrale considérée dans son ensemble.

Frontal, ethmoïde, sphénoïde, occipital, pariétal, temporal.

Description succincte du crâne en général.

Maxillaire supérieur, palatin, os malaire, os propres du nez, unguis, cornet inférieur, vomer, maxillaire inférieur, dents.

Description succincte de la face en général.

Os hyoïde, sternum, côtes et cartilages costaux.

Description succincte du thorax en général.

Clavicule, omoplate.

Humérus, cubitus, radius, os du carpe, os du métacarpe et des doigts.

Os coxal.

Description succincte du bassin en général.

Fémur, rotule, tibia, péroné, os du tarse, os du métatarse et des orteils.

SYNDESMOLOGIE : Notions élémentaires sur les articulations. — classification, parties constituantes, mouvements.

Articulations des vertèbres, articulations propres à certaines vertèbres, articulation de la colonne vertébrale avec le crâne.

Articulations des os du crâne et de la face ; articulation temporo-maxillaire.

Articulation des côtes et des cartilages costaux.

Articulations sterno-claviculaire, acromio et coraco-claviculaires.

Articulation scapulo-humérale.

Articulations des os du membre supérieur.

Articulations des os coxaux entre eux et avec la colonne vertébrale.

Articulation coxo-fémorale.

Articulation des os du membre inférieur.

Petite chirurgie. — Instruments et objets divers nécessaires aux pansements ; appareils à pansement ; trousse.

Notions élémentaires sur les diverses espèces de pansements.

Notions élémentaires sur les diverses espèces de bandages : règles principales d'application des bandes et des bandages ; démonstration des bandages les plus usuels ; exercices pratiques.

Notions élémentaires sur l'antisepsie chirurgicale ; bases de la méthode antiseptique ; notions succinctes sur le rôle des microbes pathogènes dans les affections chirurgicales et dans la marche des plaies : principaux modes de pansements antiseptiques ; contamination des plaies par les instruments, les objets de pansements, les mains. etc. : asepsie chirurgicale.

Plaies ; classification : moyens de réunion et principaux modes de pansement.

Sutures ; instruments et procédés usuels.

Hémorragies des plaies ; moyens hémostatiques les plus usuels : notions élémentaires sur la ligature et la torsion des artères.

Moyens de suspendre le cours du sang pendant les opérations.

Traitement local des brûlures et de la congélation.

Phlébotomie ; saignée des bras.

Emissions sanguines locales.

Moyens de produire la rubéfaction et la vésication.

Cautérisation chimique.

Appareils à courants continus et à courants d'inductions les plus usités en médecine ; modes d'emploi et d'entretien.

Injections hypodermiques.

Incisions, ponctions ; appareils aspirateurs.

Vaccination.

Thermométrie médicale, son objet : modes usuels d'application.

Anesthésie chirurgicale générale ; modes de procéder ; accidents ; moyens de les combattre.

Anesthésie locale, dans ses applications à la chirurgie.

Cathétérisme évacuatif.

Réduction et contention des hernies : bandages herniaires.

Extraction des dents.

Notions élémentaires sur les fractures des os ; relèvement et transport d'un fracturé ; lits à fracture ; appareils et bandages à fractures les plus usuels ; démonstrations et exercices pratiques.

Notions élémentaires sur les procédés les plus usuels de réductions.

Rôle des aides dans les opérations.

Premier secours à donner aux asphyxiés en général et aux asphyxiés par submersion en particulier.

Entrée à l'Ecole. — Les candidats admis à l'Ecole reçoivent une lettre ministérielle les informant de leur admission.

Ils doivent être rendus à Bordeaux au jour qui leur est fixé.

Au moment de leur entrée à l'Ecole, les élèves contractent l'engag-ment militaire de trois ans, soit au titre de l'infanterie de marine, soit au titre des équipages de la flotte, et, s'obligent à servir six années dans le corps de santé de la marine ou des colonies, à compter de leur nomination de médecin auxiliaire de 2e classe.

L'Ecole est soumise au régime militaire. Les élèves sont logés à l'Ecole et y prennent leurs repas.

Frais de scolarité. — Le prix de la pension est de 700 francs par an : celui du trousseau de 800 francs pour la première année, de 250 francs pour la seconde et 250 francs pour la troisième année.

Les livres, instruments, objets nécessaires aux études sont compris dans le trousseau.

Le ministre acquitte les différents droits de scolarité et d'examen, conformément aux règlements universitaires.

Aucun élève ne peut être autorisé à redoubler une année d'études, à moins que des circonstances graves ne l'aient forcé à interrompre son travail pendant plus de deux mois.

Tout élève qui aura subi à un même examen de la Faculté ou de l'Ecole, deux échecs successifs sera déféré au Conseil de discipline qui fera parvenir au ministre sa décision sur le maintien ou le renvoi de l'élève. Le ministre décidera en dernier ressort.

Un troisième échec entraîne de droit l'exclusion.

Sauf le cas où il a été renvoyé pour indiscipline, l'élève qui a été renvoyé peut se représenter à nouveau par voie de concours, s'il remplit encore les conditions d'admission.

Les élèves démissionnaires ou exclus de l'Ecole sont tenus de rembourser les frais de scolarité, et s'ils sont boursiers, les frais de trousseau et de pension depuis leur entrée à l'Ecole.

Bourses. — Des bourses et des demi-bourses, des trousseaux et des demi-trousseaux peuvent être accordés aux élèves qui ont préalablement fait constater, dans les formes prescrites, l'insuffisance des ressources de leur famille pour leur entretien à l'Ecole.

Les bourses et les demi-bourses, les trousseaux et les demi-trousseaux sont accordés par le Ministre de la Marine sur la proposition du Conseil d'instruction de l'Ecole.

Les familles qui désirent obtenir un dégrèvement total ou partiel des frais de la pension ou du trousseau doivent faire une demande énonçant qu'elles sollicitent : une bourse ou une demi-bourse ; une bourse avec trousseau ou demi-trousseau ; une demi-bourse avec trousseau ou demi-trousseau, ou enfin un trousseau ou un demi-trousseau seulement.

Cette demande, adressée au Ministre de la Marine, sur papier libre, doit être remise avant le 1er septembre au Préfet du département où réside la famille, accompagnée :

1° D'un état de renseignements détaillés sur les moyens d'existence, le nombre, l'âge et la situation respective des enfants, et les autres charges des parents ;

2° D'un relevé des contributions.

La demande et ces documents sont ultérieurement transmis au Ministre (le 15 septembre au plus tard) par les Préfets des départements, qui convoquent une délibération du Conseil municipal du lieu de la résidence ordinaire des familles, la joignent au dossier et font connaître leur avis.

ECOLES ANNEXES DE MÉDECINE NAVALE

Les Ecoles annexes de la marine sont situées dans les ports de Brest, Rochefort et Toulon.

Ces écoles renferment des élèves de deux catégories.

1° Des étudiants en médecine de première année, se préparant à l'Ecole de Bordeaux.

2° Des docteurs en médecine, médecins auxiliaires de deuxième classe, faisant un stage d'instruction.

Admission des élèves. — (*Ecole préparatoire*). Les jeunes gens qui se destinent à la médecine navale doivent se faire inscrire, du 15 septembre au 1er octobre, à la préfecture du département où est établi le domicile de leur famille. Les dossiers sont transmis au Ministre de la Marine par les préfets, avant le 15 octobre.

Tout candidat, lors de son inscription, doit justifier : 1° Qu'il est Français ou naturalisé Français[1] ; 2° Qu'il est âgé de dix-sept ans au moins au 1er janvier qui suit la date de l'admission, ou qu'il n'est pas susceptible d'être appelé sous les drapeaux au mois de novembre de l'année d'admission [2] ; 3° Qu'il a été vacciné avec succès ou qu'il a eu la petite vérole [3] ; 4° Qu'il est robuste, bien constitué et qu'il n'est atteint d'aucune maladie ou infirmité susceptible de le rendre impropre au service militaire [4] ; 5° Qu'il est pourvu des diplômes suivants : soit le diplôme de bachelier de l'enseignement secondaire classique avec mention *lettres–philosophie* et le diplôme de bachelier ès sciences restreint ; soit, pendant une certaine période, les diplômes de bachelier ès lettres et de bachelier ès sciences restreint ou de bachelier de l'enseignement secondaire spécial.

Le candidat doit, en outre, produire un certificat de bonne vie et mœurs, un extrait, pour néant, du casier judiciaire et le consentement des parents ou tuteurs.

Les admissions ont lieu du 1er au 30 novembre de chaque année par décision ministérielle.

Lorsque l'admission a été prononcée, l'élève est inscrit sur une matricule spéciale, tenue au Conseil de santé.

Les candidats admissibles aux écoles annexes subissent un premier examen de santé à leur entrée, un deuxième à la fin de la première année d'études et avant le concours d'admission à l'Ecole de Bordeaux.

Les élèves en médecine admis dans les trois Eco-

---

1. Certificat délivré par le maire ou le commissaire de police.

Voir, dans le *Programme des conditions d'admission à l'Ecole navale*, édité par la librairie Delalain (prix 30 cent.), page 6, note 2, et page 42, Annexe F, les renseignements concernant la qualité de Français et la naturalisation, conformément à la loi du 26 *juin* 1889, modifiée par celle du 22 *juillet* 1893.

2. Extrait de l'acte de naissance sur papier libre, et certificat du recrutement, s'il y a lieu.

3. Certificat délivré par un médecin de la marine ou un médecin militaire.

4. Les candidats devront présenter une acuité visuelle susceptible d'être ramenée, par des verres correcteurs, au moins à 3/5 pour l'un des yeux et à 2/5 pour l'autre. Dans tous les cas, la myopie, quand elle sera supérieure à 4 dioptries, sera un motif d'exclusion.

les annexes de Brest, Rochefort et Toulon y accomplissent une année d'études médicales.

Après avoir subi, avec succès, avant le 31 juillet, le premier examen de doctorat devant une Faculté de médecine, ils prennent part au concours d'entrée à l'Ecole principale du service de santé de la Marine.

Les élèves des écoles annexes s'entretiennent à leurs frais; ils logent et prennent leur repas en ville et ne portent pas d'uniforme. Ils ne contractent aucun engagement.

Ces élèves acquittent les droits des quatre premières inscriptions et du premier examen du doctorat.

Aucun élève ne peut être autorisé à redoubler une année d'études, à moins que des circonstances graves ne lui aient occasionné une suspension forcée de travail pendant plus de deux mois, et dans le cas où, ayant échoué au premier examen de doctorat ou au concours d'admission à Bordeaux, il serait proposé par son directeur pour le redoublement de l'année d'études.

Admission des élèves. — (*Ecole d'application.*) A leur sortie de l'Ecole de Bordeaux, les docteurs en médecine, médecins auxiliaires de 2ᵉ classe, sont répartis dans les trois Ecoles de Brest, Rochefort et Toulon.

Là, pendant une année, ils suivent des cours d'application sur la chirurgie militaire et navale, sur la pathologie exotique et l'hygiène navale.

Après cette année d'études, les élèves sont nommés médecins de 3ᵉ classe, au titre de la marine ou des colonies.

ACADÉMIES ET SOCIÉTÉS SAVANTES

ACADÉMIES

ACADÉMIE DES SCIENCES

Séance publique le lundi, à 3 heures, palais de l'Institut de France, quai de Conti.

L'Académie des sciences se divise en deux grandes classes : 1° Celle des *Sciences mathématiques*, dont nous ne nous occupons pas; 2° celle des *Sciences physiques*, qui comprend les six sections suivantes, composées de six membres chacune : chimie; minéralogie; botanique; économie rurale; anatomie et zoologie; médecine et chirurgie.

Appartiennent à la section de *Anatomie* et *Zoologie :* MM. Blanchard, Lacaze-Duthiers, Milne-Edwards (Alp.), Sappey, Ranvier, Perrier; et à celle de *Médecine et Chirurgie :* MM. Marey, Bouchard, Guyon, Potain, d'Arsonval, Lannelongue.

Prix de l'Académie.

L'Académie décerne les prix suivants concernant la Médecine et la Chirurgie :

Année 1896

Chimie. — Prix Jecker. Ce prix, d'une valeur de *dix mille francs*, est destiné à accélérer les progrès de la Chimie organique.

Botanique. — Prix Barbier. Ce prix d'une valeur de *deux mille francs*, est destiné à récompenser celui qui fera une découverte précieuse dans les sciences chirurgicale, médicale, pharmaceutique et dans la Botanique ayant rapport à l'art de guérir.

Physiologie. — Prix Montyon. L'Académie décernera annuellement un prix de la valeur de *sept cent cinquante francs* à l'ouvrage imprimé ou manuscrit, qui lui paraîtra répondre le mieux aux vues du fondateur.

Prix Pourat. L'Académie a proposé pour sujet du prix qui est de *dix-huit cents francs*, la question suivante : « Etude des changements morphologiques et fonctionnels qu'on peut produire expérimentalement sur l'appareil locomoteur. »

Prix Philipeaux. Ce prix de Physiologie expérimentale est de la valeur de *huit cent quatre-vingt-dix francs*.

Médecine et Chirurgie. — Prix Montyon. Conformément au testament de M. Auget de Montyon, il sera décerné un ou plusieurs prix aux auteurs des ouvrages ou des découvertes qui seront jugés les plus utiles à l'*art de guérir*.

L'Académie juge nécessaire de faire remarquer que les prix dont il s'agit ont expressément pour objet des *découvertes* et *inventions* propres à perfectionner la Médecine ou la Chirurgie.

Les pièces admises au Concours n'auront droit aux prix qu'autant qu'elle contiendront une *découverte parfaitement déterminée.*

Si la pièce a été produite par l'auteur, il devra indiquer la partie de son travail où cette découverte se trouve exprimée; dans tout les cas, la Commission chargée de l'examen du concours fera connaître que c'est à la découverte dont il s'agit que le prix est donné.

Conformément à l'Ordonnance du 29 août 1829, outre les prix annoncés ci-dessus, il sera aussi décerné, s'il y a lieu, des prix aux meilleurs résultats des recherches entreprises sur des questions proposées par l'Académie, conformément aux vues du fondateur.

Prix Barbier. Ce prix d'une valeur de *deux mille francs*, sera décerné à « celui qui fera une découverte précieuse dans les Sciences chirurgicale, médicale, pharmaceutique, et dans la *Botanique* ayant rapport à l'art de guérir ».

Prix Bréant. M. Bréant a légué à l'Académie des sciences une somme de *cent mille francs* pour la fondation d'un prix à décerner « à celui qui aura trouvé le moyen de guérir du choléra asiatique ou qui aura découvert les causes de ce terrible fléau ».

Prévoyant que le prix de *cent mille francs* ne sera pas décerné tout de suite, le fondateur a voulu, jusqu'à ce que ce prix soit gagné, que l'*intérêt du capital* fût donné à la personne qui aura fait avancer la Science sur la question du choléra ou de toute autre maladie épidémique, ou enfin que ce prix pût être gagné par celui qui indiquera le moyen de guérir radicalement les dartres ou ce qui les occasionne.

Les concurrents devront satisfaire aux conditions suivantes :

1° Pour remporter le prix de *cent mille francs*, il faudra : « *Trouver une médication qui guérisse le choléra asiatique dans l'immense majorité des cas* » ;

Ou : « *Indiquer d'une manière incontestable les causes du choléra asiatique, de façon qu'en amenant la suppression de ces causes on fasse cesser l'épidémie* » ;

Ou enfin : « *Découvrir une prophylaxie certaine, et aussi évidente que l'est, par exemple, celle de la vaccine pour la variole* ».

2° Pour obtenir le *prix annuel* représenté par l'intérêt du capital, il faudra, par des procédés rigoureux, avoir démontré dans l'atmosphère l'existence des matières pouvant jouer un rôle dans la production ou la propagation des maladies épidémiques.

Dans le cas où les conditions précédentes n'auraient pas été remplies, le *prix annuel* pourra, aux termes du testament, être accordé à celui qui aura trouvé le moyen de guérir radicalement les dartres, ou qui aura éclairé leur étiologie.

Prix Godard. M. le Dr Godard a légué à l'Académie des Sciences le capital d'une rente de *mille francs, trois pour cent*. Ce prix annuel, d'une valeur de *mille francs*, sera donné au meilleur mémoire sur l'anatomie, la physiologie et la pathologie des organes génito-urinaires. Aucun sujet de prix ne sera proposé. « Dans le cas où, une année, le prix ne serait pas donné, il serait ajouté au prix de l'année suivante. »

Prix Serres. Ce *prix triennal* « *sur l'Embryologie générale appliquée autant que possible à la Physiologie et à la Médecine*, sera décerné en 1896 au meilleur ouvrage qu'elle aura reçu sur cette importante question.

Le prix est de *sept mille cinq cents francs*.

Prix Chaussier. L'Académie décernera ce prix, de la valeur de *dix mille francs*, dans la séance annuelle de 1899, au meilleur ouvrage paru dans les quatre années qui auront précédé son jugement.

Prix Bellion. Fondé par Mlle Foehr. Ce prix annuel sera décerné aux savants « *qui auront écrit des ouvrages ou fait des découvertes surtout profitables à la santé de l'homme ou à l'amélioration de l'espèce humaine.* »

Le prix est de *quatorze cents francs.*

Prix Mège. Le Dr Jean-Baptiste Mège a légué à l'Académie « *dix mille francs à donner en prix à l'auteur qui aura continué et complété son essai sur les causes qui ont retardé ou favorisé les progrès de la Médecine, depuis la plus haute antiquité jusqu'à nos jours.*

« L'Académie des sciences pourra disposer en encouragement des intérêts de cette somme jusqu'à ce qu'elle pense devoir décerner le prix. »

Prix Lallemand. Ce prix d'une valeur de *dix-huit cents francs*, est destiné à « récompenser ou encourager les travaux relatifs au système nerveux, dans la plus large acception des mots ».

Année 1897

Physique. — Prix Lacaze. Ce prix, d'une valeur de *dix mille francs*, sera décerné à l'ouvrage ou mémoire qui aura le plus contribué aux progrès de la Physique.

Chimie. — Prix Lacaze. Ce prix, d'une valeur de *dix mille francs*, sera décerné à l'ouvrage ou mémoire qui aura le plus contribué aux progrès de la Chimie.

Anatomie et Zoologie. — Prix da Gama Machado. Ce prix, d'une valeur de *douze cents francs*, sera décerné aux meilleurs mémoires sur les parties colorées du système tégumentaire des animaux ou sur la matière fécondante des êtres animés.

Médecine et Chirurgie. — Prix Parkin. Ce prix, d'une valeur de *trois mille quatre cents francs*, est destiné à récompenser des recherches sur les sujets suivants : 1° sur les effets curatifs du carbone sous diverses formes et plus particulièrement sous la forme gazeuse ou gaz acide carbonique, dans le choléra, les différentes formes de fièvre et autres maladies; 2° sur les effets de l'action volcanique dans la production de maladies épidémiques dans le monde animal et dans le monde végétal, et dans celle des ouragans et des perturbations atmosphériques anormales ».

Physiologie. — Prix Pourat. L'Académie met au concours pour ce prix, de *dix-huit cents francs*, la question suivante : « Produire des expériences nouvelles sur la détermination de la part qui revient aux oxydations dans l'énergie mise en jeu par les phénomènes physiologiques, chez les animaux ».

Prix Martin-Damourette. — Ce prix est d'une valeur de *quatorze cents francs*

Prix Lacaze. Ce prix, d'une valeur de *dix mille francs*, sera décerné à l'ouvrage ou mémoire qui aura le plus contribué aux progrès de la Physiologie.

Année 1898

Botanique. — Prix de la Fons-Mélicocq. Ce prix sera décerné au meilleur ouvrage de Botanique sur le nord de la France.

Année 1899

Médecine et Chirurgie. — Prix Chaumier. Ce prix d'une valeur de *dix mille francs*, sera décerné au meilleur livre ou mémoire qui aura paru et fait avancer la médecine, soit sur la médecine légale, soit sur la médecine pratique.

Prix Dosgate. Ce prix sera décerné, s'il y a lieu, à l'auteur du meilleur ouvrage sur les signes diagnostiques de la mort et sur les moyens de prévenir les inhumations précipitées.

Conditions du Concours pour les Prix.

Les concurrents sont prévenus que l'Académie ne rendra aucun des ouvrages envoyés au Concours; les auteurs auront la liberté d'en faire prendre des copies au secrétariat de l'Institut. La clôture du Concours pour les prix a lieu le *Premier juin.*

Les concurrents doivent indiquer, par une analyse succincte, la partie de leur travail où se trouve exprimée la découverte sur laquelle ils appellent le jugement de l'Académie.

ACADÉMIE DE MÉDECINE

Séance publique le mardi à 3 heures, rue des Saints-Pères, 49. *Bureaux :* ouverts tous les jours, sauf le dimanche, de 10 heures à 4 heures.

Créée par Ordonnance royale du 20 décembre 1820, l'Académie de médecine est instituée pour résoudre les questions qui lui sont posées par les ministères, les préfectures de la Seine et de police sur tout ce qui concerne l'hygiène et la santé publiques. L'étude des différents cas de médecine légale, la propagation de la vaccine, l'examen des remèdes nouveaux, des remèdes secrets, les eaux minérales naturelles ou artificielles relèvent de ses attributions.

Elle se compose de cent membres *titulaires* répartis dans les 11 sections qui suivent : anatomie et physiologie, 10; pathologie médicale, 13; pathologie chirurgicale, 10; thérapeutique et histoire naturelle, 10; médecine opératoire, 7; anatomie pathologique, 7; accouchements, 7; hygiène publique, médecine légale et police médicale, 10; médecine vétérinaire, 6; physique et chimie médicales, 10; pharmacie, 10. Il y a, en outre, une section d'associés libres qui peut compter 10 membres. — Le nombre des *associés nationaux* et celui des associés *étrangers* peut être de 20. Le nombre des *correspondants nationaux* est de 100; celui des *correspondants étrangers* de 50. Les uns et les autres sont divisés en 4 sections de la façon suivante : 1° Anatomie et physiologie, pathologie médicale, thérapeutique et histoire naturelle, anatomie pathologique, hygiène et médecine légale (correspondants nationaux, 50; étrangers, 25). — 2° Pathologie chirurgicale, médecine opératoire, accouchements (correspondants nationaux, 24; étrangers, 12). — 3° Médecine vétérinaire (correspondants nationaux, 6; étrangers, 3). — 4° Physique et chimie médicales, pharmacie (correspondants nationaux, 20; étrangers, 10).

Les travaux, communications et correspondances doivent être adressés au secrétaire perpétuel au siège de l'Académie, à moins qu'un des membres veuille accepter d'en faire la présentation.

Les mardi, jeudi et samedi, à 11 heures, fonctionne le service des vaccinations. Des tubes de vaccin sont envoyés gratuitement à tout médecin qui en fait la demande. Directeur du service : M. Hervieux.

Prix de l'Académie.

Les registres d'inscriptions pour les prix de l'Académie de médecine sont clos, tous les ans, fin février; mais les prix ne sont décernés que lors de la séance publique annuelle, dans la première quinzaine de décembre.

Les ouvrages adressés doivent être écrits très lisiblement, en français ou en latin.

Ils peuvent être présentés par des étrangers, excepté pour les prix Buignet, Marie Chevallier et Huguier, exclusivement décernés à des candidats français.

Les concurrents aux prix Alvarenga, Amussat, d'Argenteuil, Baillarger, Barbier, Charles Boullard, Bourceret, Buignet, Buisson, Marie Chevallier, Chevillon, Desportes, Godard, Hugo, Huguier, Itard, Laborie, Meynot, Monbinne, Nativelle, Perron, Ricord, Roger, Saintour, Saint-Paul, Stansky, Tremblay et Vernois, pouvant adresser à l'Académie des travaux *manuscrits* ou *imprimés*, peuvent faire connaître leurs noms.

Les concurrents aux autres prix doivent garder l'anonymat. À cet effet, le travail adressé porte une devise qui est reproduite sur une enveloppe cachetée : celle-ci renferme le nom et l'adresse de l'auteur et n'est ouverte qu'après les opérations du jury. Tout concurrent qui se sera fait connaître directement ou indirectement sera, par ce seul fait, exclu du concours.

Les manuscrits, imprimés, instruments, etc., soumis à l'examen de l'Académie, ne sont pas rendus aux auteurs.

Les prix seuls donnent droit au titre de lauréat de l'Académie de médecine.

PRIX DE L'ACADÉMIE. — 1.000 francs. — Annuel. — Question à poser par l'Académie.

PRIX ALVARENGA DE PIAUHY (Brésil). — 863 francs de rente 3 p. 100. — Annuel. — Décerné au meilleur travail ou mémoire inédit sur n'importe quelle branche de la médecine.

PRIX AMUSSAT. — 416 francs de rente 3 p. 100. — Bisannuel. — Travail de chirurgie expérimental appuyé sur les recherches faites sur le cadavre et les animaux vivants.

PRIX D'ARGENTEUIL. — 1.132 francs de rente 3 p. 100. — Ce prix, qui est sexennal, sera décerné à l'auteur du perfectionnement le plus notable apporté aux moyens curatifs des rétrécissements du canal de l'urèthre, ou à l'auteur du meilleur travail sur le traitement des autres maladies des voies urinatoires.

PRIX BAILLARGER. — 1.000 francs de rente 3 p. 100. — Bisannuel. — Décerné à l'auteur du meilleur mémoire sur la thérapeutique des maladies mentales et à l'organisation des asiles publics et privés consacrés aux aliénés.

PRIX BARBIER. — 2.000 francs de rente 3 p. 100. — Annuel. — Au meilleur mémoire sur les maladies incurables, comme la rage, le cancer, l'épilepsie, les scrofules, le typhus, le choléra morbus, etc. Des encouragements pourront être accordés à ceux qui, sans avoir atteint le but indiqué dans le programme, s'en seront le plus rapprochés.

PRIX BOULLARD. — Rente de 20.000 francs à 3 p. 100. — Bisannuel. — Décerné au meilleur ouvrage de thérapeutique des maladies mentales.

PRIX BOULONGNE. — Rente à 3 p. 100 de 80.000 francs. — Quinquennal. — Décerné à l'auteur français du meilleur travail imprimé ou manuscrit ou de la découverte la plus importante sur la prophylaxie des maladies contagieuses et de la syphilis en particulier (l'usufruit appartient à Mᵐᵉ Boulongne).

PRIX BOURCERET. — Revenu de 30.000 francs. — Annuel. — Décerné à l'auteur du meilleur ouvrage ou des meilleurs travaux sur la circulation du sang.

PRIX HENRI BUIGNET. — 1.500 francs de rente 3 p. 100. — Ce prix sera décerné tous les ans à l'auteur du meilleur travail, manuscrit ou imprimé, sur les applications de la physique ou de la chimie aux sciences médicales. Il n'est pas nécessaire de faire acte de candidature pour les ouvrages imprimés; seront seuls exclus les ouvrages faits par des étrangers et les traductions. Le prix ne sera pas partagé; si, une année, aucun ouvrage ou mémoire n'est jugé digne du prix, la somme de 1.500 francs sera rapportée sur l'année suivante, et, dans ce cas, la somme de 3.000 francs devra être partagée en deux prix de 1.500 francs chacun.

PRIX BUISSON. — 3.512 francs de rente 3 p. 100. —

Triennal. — Décerné à l'auteur des meilleures découvertes ayant pour but de guérir des maladies réputées incurables.

PRIX CAPURON. — 1.000 francs de rente 3 p. 100. — Annuel. — Question à poser sur un sujet d'obstétrique ou sur les eaux minérales.

PRIX MARIE CHEVALLIER. — 6.000 francs. — Triennal. — Décerné à l'auteur français du meilleur travail publié dans l'intervalle de chaque période triennale sur les origines, le développement ou le traitement de la phtisie pulmonaire, soit des autres tuberculoses.

PRIX CHEVILLON. — 1.800 francs. — Annuel. — Décerné à l'auteur du meilleur travail sur le traitement des affections cancéreuses.

PRIX CIVRIEUX. — 833 francs de rente 3 p. 100. — Annuel. — Question à poser sur le traitement et la guérison des maladies provenant de la surexcitation de la sensibilité nerveuse.

PRIX DAUDET. — 1.000 francs de rente 3 p. 100. — Annuel. — Question à poser sur les maladies reconnues incurables jusqu'à ce jour, et plus spécialement sur les tumeurs.

PRIX DEMARLE. — Rente de 20.000 francs. — Triennal. — Décerné à l'auteur du meilleur travail manuscrit ou imprimé sur les sciences pharmaceutiques. (L'usufruit appartient à la famille Demarle.)

PRIX DESPORTES. — 1.307 francs de rente 3 p. 100. — Annuel. — Décerné à l'auteur du meilleur travail de thérapeutique médicale pratique.

PRIX FALRET. — 470 francs de rente 4 1/2 p. 100. — Bisannuel. — Question à poser sur les maladies mentales et nerveuses.

PRIX GERDY (1) (Voyez le règlement ci-dessous). — 5.500 francs de rente 3 p. 100. — Le legs Vulfranc Gerdy est destiné à entretenir, près des principales stations minérales de la France et de l'étranger, des élèves en médecine nommés à la suite d'un concours ouvert devant l'Académie de médecine. Chaque stagiaire est annuellement chargé de faire un rapport sur une eau minérale dont il doit visiter les sources; il reçoit 1.300 francs pour son déplacement et en outre 500 francs si son mémoire est couronné.

PRIX ERNEST GODARD. — 1,000 francs de rente à 3 p. 100. Annuel. — Ce prix sera décerné alternativement aux meilleurs travaux sur la pathologie interne et sur la pathologie externe.

PRIX GUINCHARD. — 2,000 francs de rente à 3 p. 100. — Bisannuel. — Décerné à l'auteur du meilleur travail pour les maladies du croup et les angines croupales (Mme Guinchard en a l'usufruit).

PRIX HERPIN (de Metz). — 320 francs de rente 3 p. 100. Quadriennal. — Question à poser sur les meilleures méthodes de traitement abortif d'une maladie interne ou externe, soit à son début, soit dans la période d'incubation. A défaut de concurrents spéciaux, l'Académie pourra employer tout ou partie de ce prix à récompenser ou à provoquer des travaux sur les effets thérapeutiques comparés de plusieurs sources d'eaux minérales naturelles qui sont aujourd'hui employées contre des maladies semblables ou analogues entre elles.

PRIX HERPIN (Théodore, de Genève). — Annuel. — 3,000 francs. — Décerné au meilleur ouvrage sur l'épilepsie et les maladies nerveuses.

PRIX HUGO. — 200 francs de rente 3 p. 100. — Quinquennal. — A l'auteur du meilleur travail, manuscrit ou

---

(1.) Règlement du concours Vulfranc Gerdy.

TITRE Iᵉʳ. — *Dispositions générales.*

1. — Les rentes léguées à l'Académie de médecine par Vulfranc Gerdy sont consacrées, conformément à la volonté du testateur, à l'institution d'un concours qui est destiné à nommer des stagiaires des eaux minérales, et qui prend le nom de concours Vulfranc Gerdy.

2. — Sont admis au concours les élèves en médecine qui ont passé au moins les trois premiers examens de doctorat.

3. — Les candidats nommés prennent le titre de stagiaires aux eaux minérales. Ils sont nommés pour trois ans. Ils ne peuvent se faire recevoir docteurs

imprimé, sur un point de l'histoire des sciences médicales (l'usufruit est à Mme Woillez).

Prix Huguier. — 1,000 francs de rente 3 p. 100. — Triennal. — Décerné à l'auteur du meilleur travail, manuscrit ou imprimé en France, sur les maladies des femmes, et plus spécialement sur le traitement chirurgical de ces affections (non compris les accouchements). Il n'est pas nécessaire de faire acte de candidature pour les ouvrages imprimés ; seront seuls exclus les ouvrages faits par des étrangers et les traductions. Ce prix ne sera pas partagé.

Prix Itard. — 799 francs de rente 3 p. 100. — Triennal. — Accordé à l'auteur du meilleur livre de médecine pratique ou de thérapeutique appliquée. Pour que les ouvrages puissent subir l'épreuve du temps, il est de condition rigoureuse qu'ils aient au moins deux ans de publication.

Prix Jacquemier. — Rente à 3 p. 100 de 20,000 francs. Triennal. — Sujet d'obstétrique. Les travaux destinés au concours devront avoir au moins six mois de publication.

Prix Laborie. — 5,098 francs de rente 3 p. 100. — Annuel. — Décerné à l'auteur qui aura fait avancer notablement la science de la chirurgie.

Prix Larrey (baron). — Annuel. — Décerné au meilleur travail de statistique médicale.

Prix Laval. — 1,083 francs de rente 3 p. 100. — Annuel. — Décerné chaque année à l'élève en médecine qui se sera montré le plus méritant. Le choix de cet élève appartient à l'Académie de médecine.

Prix Lefèvre. — 600 francs de rente 3 p. 100. — Triennal. — Sur la mélancolie.

Prix Lonquet. — Annuel. — Rente de 3 p. 100 de 10,000 francs. — Décerné à l'auteur du meilleur travail sur les maladies mentales.

---

en médecine avant l'expiration de ce délai, sans perdre immédiatement leur titre et leurs fonctions.

Titre II. — *Des stagiaires aux eaux minérales.*

4. — Le stagiaire aux eaux minérales est tenu de résider chaque année, pendant la durée de la saison thermale, dans la station hydrologique qui lui est désignée par l'Académie et d'y recueillir, conformément aux instructions générales ou spéciales qui lui sont remises par la Commission permanente des eaux minérales, les éléments d'un rapport qui devra être déposé au secrétariat de l'Académie du 15 au 31 mars de l'année suivante, sauf l'exception mentionnée en l'article 10 ci-après.

5. — Si le rapport n'est pas déposé le 31 mars, le stagiaire est considéré comme démissionnaire, à moins qu'il ne fasse valoir des motifs de santé dont l'Académie reste juge. L'Académie peut alors lui accorder un congé d'un an sans appointements ; mais elle ne peut en aucun cas le désigner pour une nouvelle station avant que le rapport en retard soit déposé.

6. — La désignation des stations est faite chaque année par l'Académie, dans le courant du mois d'avril, sur la proposition de la Commission permanente des eaux minérales. Cette Commission prend connaissance des rapports des stagiaires, les apprécie dans son rapport annuel, et propose, s'il y a lieu, de décerner aux auteurs la récompense de 500 francs mentionnée en l'article 9 ci-après.

7. — Le stagiaire ne peut être envoyé qu'une seule fois dans une même station, à moins d'une décision spéciale de l'Académie prise sur la proposition de la Commission permanente des eaux minérales.

8. — Il reçoit chaque année, au moment de son départ pour la station qui lui est désignée, la somme de 1.500 francs, qui lui est versée en une seule fois par les soins du trésorier de l'Académie.

9. — En outre, l'Académie, par une délibération spéciale, peut lui décerner, à la fin de son mandat, une récompense de 500 francs pour chacune des années où il s'est acquitté de ses fonctions d'une manière satisfaisante et où la Commission a porté sur son rapport un jugement favorable. Il pourra faire valoir ses droits à cette récompense s'il se démet de ses fonctions à la fin de sa troisième année d'exercice. Mais il ne pourrait recevoir aucune récompense s'il donnait sa démission avant ce terme, ou s'il ne déposait pas son troisième rapport, ou si ce rapport n'était pas jugé favorablement par la commission.

11. — Les stagiaires qui ont rempli leur mandat pendant trois ans au moins à la satisfaction de l'Académie reçoivent, à la suite d'une délibération spéciale, le titre de lauréat de l'Académie. (Prix d'hydrologie.)

Ils sont à ce titre recommandés à M. le ministre de l'agriculture et du commerce comme candidats aux emplois vacants d'inspecteurs.

12. — A partir de 1877, il y aura toujours trois stagiaires en activité de service, à moins de mort ou de démission.

Titre III. — *Du concours.*

13. — Le jury se compose de cinq membres de l'Académie, élus au scrutin de liste en séance publique.

14. — Le concours comprend deux épreuves publiques : 1° une épreuve écrite sur un sujet de physiologie et de pathologie ; 2° une épreuve orale de vingt minutes, après vingt minutes de réflexion, sur la physique et la chimie appliquées aux questions hydrologiques. Le sujet de chaque épreuve est tiré au sort, au début de chaque séance, par l'un des candidats, sur une série de trois questions préparées par le jury.

15. — Le concours a lieu tous les deux ans. Il ne peut être donné plus de deux places dans un même concours. Dans le cas où, par suite de mort ou de démission, les trois places seraient vacantes à la fois, l'une d'elles serait réservée pour le concours suivant.

16. — Les concours ont lieu en novembre ou décembre, et doivent être terminés avant le 31 décembre. Ils sont annoncés en séance publique six mois à l'avance. Les candidats qui se font inscrire devront déposer les pièces qui justifient des conditions exigées par l'article 2. L'Académie désigne au scrutin les juges du concours quand la liste d'inscription est close.

17. — Les reliquats des rentes affectées à cette institution sont mis en réserve et placés par le trésorier de l'Académie. Lorsque cette réserve, déduction faite des récompenses en perspective, atteindra le chiffre de 8,000 francs, il sera nommé un quatrième stagiaire qui restera comme les autres quatre années en fonctions.

18. — Le présent règlement pourra être revisé par l'Académie sur la proposition de la Commission permanente des eaux minérales.

Les concours ont lieu tous les deux ans ; en 1897 il y en aura un pour deux places.

Voici à titre de renseignement quelques-unes des questions données aux précédents concours.

Écrit : Fonction du rein. — Lithiase rénale. — Fonction du foie. — Lithiase biliaire. — Suc gastrique. — Ulcère de l'estomac, etc., etc.

Oral : eaux sulfureuses ; eaux ferrugineuses ; eaux arsénicales, eaux bicarbonatées sodiques, etc., etc.

Prix Louis. — 1,000 francs de rente 3 p. 100. — Triennal. — Question à poser sur l'action des agents thérapeutiques journellement employés.

Prix Mège. — 300 francs de rente 3 p. 100. — Triennal. — Décerné à l'auteur du meilleur ouvrage sur un sujet de physiologie expérimentale, d'anatomie pathologique et ensuite à la volonté de l'Académie.

Prix Meynot aîné père et fils, de Donzère (Drôme). — 2,613 francs de rente 3 p. 100. — Annuel. — Ce prix sera décerné alternativement au meilleur ouvrage sur les maladies des yeux et des oreilles.

Prix Monbinne. — 1,500 francs de rente 3 p. 100. — M. Auguste Monbinne a légué à l'Académie une rente de 1,500 francs, destinée à subventionner, par une allocation annuelle (ou biennale de préférence), des missions scientifiques d'intérêt médical, chirurgical ou vétérinaire. Dans le cas où le fonds Monbinne n'aurait pas à recevoir la susdite destination, l'Académie pourra en employer le montant soit comme fonds d'encouragement, soit comme fonds d'assistance, à son appréciation et suivant ses besoins. »

Prix Anna Morin. — Rente 3 p. 100 de 12,000 francs. Quinquennal. — Décerné à un médecin âgé de moins de trente ans, ayant produit le meilleur travail pour la guérison de l'angine couenneuse.

Prix Nativelle. — 330 francs de rente 3 p. 100. — Annuel. — Décerné à l'auteur du meilleur mémoire ayant pour but l'extraction du principe actif, défini, cristallisé, isolé, d'une substance médicamenteuse.

Prix Orfila. — 1,000 francs de rente 3 p. 100. — Bisannuel. — Question à poser sur la toxicologie et la médecine légale.

Prix Oulmont. — 1,000 francs de rente 3 p. 100. — Annuel. — Donné à l'élève en médecine qui aura obtenu le premier prix (médaille d'or) au concours annuel des prix de l'Internat. Depuis qu'il existe une médaille d'or de médecine et une de chirurgie, le prix est alternativement donné à l'interne médaillé d'or de médecine et à l'interne médaille d'or de chirurgie.

Prix Perron. — 771 francs de rente 3 p. 100. — Quinquennal. — Décerné à l'auteur du mémoire le plus utile au progrès de la médecine. Il peut être partagé.

Prix Portal. — 680 francs de rente 3 p. 100. — Annuel. — Question à poser sur l'anatomie médicale.

Prix Pourat. — 900 francs de rente 4 1/2 p. 100. — Annuel. — Question de physiologie à poser par l'Académie.

Prix Ricord. — 316 francs de rente 3 p. 100. — Annuel. — Décerné à l'auteur du meilleur ouvrage paru dans les deux ans sur les maladies vénériennes.

Prix Roger. — 500 francs de rente 3 p. 100. — Quinquennal. — Décerné au meilleur ouvrage de médecine des enfants (Pathologie, hygiène ou thérapentique). Deux ans de publication (Mme Roger a l'usufruit).

Prix Saintour. — 2,218 francs de rente 3 p. 100. — Bisannuel. — Décerné à l'auteur du meilleur travail manuscrit ou imprimé sur n'importe quelle branche de la médecine.

Prix Stanski. — 900 francs de rente 4 1/2 p. 100 — Bisannuel. Sera décerné à celui qui aura démontré le mieux l'existence ou la non-existence de la contagion miasmatique, par infection ou par contagion à distance.

Prix Tremblay. — 1,442 francs de rente 3 p. 100. — Quinquennal. — Décerné à l'auteur du meilleur mémoire traitant des maladies des voies urinaires, telles que catarrhe de la vessie, affection de la prostate, plus particulièrement ces deux cas.

Prix Vernois. — 724 francs de rente 3 p. 100. — Annuel. — Décerné au meilleur travail sur l'hygiène.

Prix une fois donnés.

Prix Alfaro. — « J'offre à l'Académie la somme de 2,000 francs pour la fondation d'un prix à accorder au meilleur mémoire sur la question suivante : « Rechercher par quels moyens on pourrait, dans les asiles publics et privés destinés aux maladies mentales, faire une plus large part au traitement moral et augmenter les moyens d'action. Indiquer surtout les inconvénients d'un isolement rigoureux dans les affections mélancoliques, s'appuyer sur des faits assez nombreux et bien constatés par la science. »

Léon Demarquay. — 100,000 francs. — Pour aider l'Académie à avoir un local digne d'elle.

Prix Saint-Lager. — 1.500 francs. — « Je propose à l'Académie de médecine une somme de 1,500 francs pour la fondation d'un prix de pareille somme, destiné à récompenser l'expérimentateur qui aura produit la tumeur thyroïdienne à la suite de l'administration, aux animaux, de substances extraites des eaux ou des terrains à endémies goîtreuses. » Le prix ne sera donné que lorsque les expériences auront été répétées avec succès par la commission académique.

Prix Saint-Paul. — M. et Mme Victor Saint-Paul ont offert à l'Académie une somme de 25,000 francs pour la fondation d'un prix de pareille somme qui serait décerné à la personne, sans distinction de nationalité ni de profession, qui aurait, la première, trouvé un remède reconnu par l'Académie comme efficace et souverain contre la *diphtérie*. Jusqu'à la découverte de ce remède, les arrérages de la rente à provenir de cette donation seront consacrés à un prix d'encouragement qui sera décerné, tous les deux ans par l'Académie aux personnes dont les travaux et les recherches sur la diphtérie lui auront paru mériter cette récompense.

Prix Uiver. — 3,000 francs. — Sera décerné en 1898, à l'ouvrage manuscrit ou imprimé sur l'assainissement des casernes, hôpitaux, hospices, écoles, crèches, asiles et lycées.

Prix proposés pour l'année 1896.

Les concours sont clos fin février 1896.

1° *Prix dont les conditions ne changent pas :*
Prix : Amussat, Alvarenza de Piauhy, Baillarger, Barbier, Boulliard, Bourceret, Buignet, Chevillon, Desportes, Godard, Hugo, Laborie, Laval, Meynot, Monbinne, Nativel, Oulmont, Portal, Saintour, Saint-Lager, Saint-Paul, Stanski, Vernois.

2° *Prix donnés sur des questions proposées par l'Académie :*
Prix de l'Académie. — « Du rôle respectif de l'hérédité et de la contagion dans la propagation de la tuberculose. »

Prix Capuron. — « De l'influence des maladies du poumon de la mère sur l'état de santé du fœtus. »

Prix Civrieux. — « De l'hallucination dans les maladies mentales. »

Prix Daudet. — « Des angines couenneuses non diphtéritiques. »

Prix Falret. — « Le morphinisme et la morphinomanie. »

Prix Lefèvre. — « De la mélancolie. »

Prix Orfila. — « Existe-t-il dans l'air, dans l'eau ou dans le sol, des corps, de nature animée ou purement chimique, aptes à développer la dysenterie, lorsque, par les moyens ordinaires ou expérimentaux, ils s'introduisent dans l'économie animale ? »

Prix Portal. — « Anatomie pathologique du système lymphatique (réseaux, canaux et ganglions), dans la sphère des néoplasmes malins. »

Prix Pourat. — « Des relations qui existent entre la thermo-genèse et les échanges respiratoires. »

Prix proposés pour l'année 1897.

Les concours seront clos, fin février 1897.

1° *Prix dont les conditions ne changent pas :*
Prix : Alvarenza de Piauhy, Barbier, Buignet, Bourceret, Chevallier, Chevillon, Desportes, Godard, Itard,

Laborie, Laval, Meynot, Monbinne, Nativelle, Oulmont, Ricord, Vernois.

2° Prix donnés sur des questions proposées par l'Académie.

PRIX DE L'ACADÉMIE. — « Du rapport étiologique entre le choléra dit nostras et le choléra dit indien. »

PRIX CAPURON. — « De l'action des eaux minérales dans le traitement des maladies du système artériel et veineux. »

PRIX CIVRIEUX. — « Valeur séméiologique des délires systématisés. »

PRIX DAUDET. — « De l'hystérectomie totale et de sa valeur dans le traitement du cancer de l'utérus. »

PRIX PORTAL. — « Anatomie pathologique de la péritonite dite tuberculeuse. »

PRIX POURAT. — « De la tension sanguine intravasculaire. »

SOCIÉTÉS SAVANTES

SOCIÉTÉ MÉDICALE DES HOPITAUX

Séance publique le vendredi, à 3 heures, rue de l'Abbaye, 3. Vacances en août et septembre et de plus le 1er vendredi de janvier, le vendredi-saint et le 1er vendredi d'octobre.

Les médecins des hôpitaux civils et les médecins de l'armée ayant un service dans les hôpitaux militaires de Paris font partie de droit de la Société sans être soumis à l'élection.

SOCIÉTÉ DE CHIRURGIE

Séance publique le mercredi, à 3 h. 1/2, rue de l'Abbaye, 3. Vacances en août et septembre.

Les membres titulaires appartiennent tous au corps chirurgical des hôpitaux civils et militaires de Paris et sont nommés à l'élection. Il existe des membres correspondants nationaux et étrangers.

Prix de la Société.

PRIX DUVAL. — 300 francs. — Annuel. — Décerné à l'auteur de la meilleure thèse de chirurgie publiée en France dans le courant de l'année. Sont seuls admis à concourir les docteurs ayant rempli les fonctions d'internes titulaires dans les hôpitaux ou ayant un grade analogue dans les hôpitaux militaires ou de la marine.

PRIX LABORIE. — 1.200 francs. — Annuel. — Décerné à l'auteur du meilleur travail *inédit* sur un sujet quelconque de chirurgie adressé à la Société pendant l'année courante. Le travail doit être accompagné d'un pli cacheté avec devise indiquant le nom et l'adresse de l'auteur.

PRIX GERDY. — 2.000 francs. — Bisannuel (décerné en 1895). *Question:* « De l'intervention chirurgicale dans les sténoses du pylore. »

PRIX DEMARQUAY. — 650 francs. — Bisannuel (décerné en 1895). *Question :* « Des opérations qui se pratiquent par la voie sacrée. Indications, résultats, manuel opératoire. »

PRIX RICORD. — 300 francs. — A l'auteur d'un mémoire de chirurgie publié dans le courant des années 1894-1895, ou d'un travail inédit sur un sujet quelconque de chirurgie, n'ayant pas encore été l'objet d'une récompense dans une autre Société.

SOCIÉTÉ DE BIOLOGIE

Séance publique le samedi, à 4 heures, à l'Ecole Pratique.

La Société se compose de 40 membres titulaires.

Les communications ont trait à la physiologie, à l'anatomie pathologique, à la microbiologie, à la clinique, à la chimie et à la physique médicales.

Prix de la Société.

PRIX GODARD. — 500 francs. — Bisannuel.

PRIX CLAUDE BERNARD. — La Société a été autorisée à recevoir la somme de 3.068 fr. provenant des souscriptions recueillies pour élever un monument à Claude Bernard pour fonder un prix de biologie expérimentale portant le nom de « Prix Claude Bernard ».

SOCIÉTÉ ANATOMIQUE

Séance Publique le vendredi à 3 h. 1/2, à l'Ecole Pratique dans une salle exiguë et très mal aménagée qui est située au-dessus du Musée Dupuytren. Vacances en août et septembre.

Les communications ont trait à l'anatomie normale ou pathologique et se font toujours avec pièces à l'appui.

Prix de la Société.

PRIX GODARD. — Bisannuel.

SOCIÉTÉ DE DERMATOLOGIE ET SYPHILIGRAPHIE

La Société se réunit le 2e jeudi de chaque mois, à 9 heures du matin, salle des conférences du Musée, à l'hôpital Saint-Louis.

SOCIÉTÉ DE MÉDECINE LÉGALE

Séance publique le 2e lundi de chaque mois, à 3 heures, au Palais-de-Justice, dans la salle d'audiences des référés.

SOCIÉTÉS

SE RÉUNISSANT A L'HÔTEL DE L'ABBAYE

3, rue de l'Abbaye.

Société médico-psychologique: le dernier lundi de chaque mois à 4 heures.

Prix de la Société.

Prix proposés pour l'année 1897. — PRIX BELHOMME. — 600 francs. — Du langage chez les idiots.

PRIX ESQUIROL. — Ce prix de la valeur de 200 francs, plus les œuvres d'Esquirol, sera décerné au meilleur mémoire manuscrit sur un point de pathologie mentale.

PRIX MOREAU (de Tours). — Ce prix, de la valeur de 200 francs, sera décerné au meilleur travail inanuscrit ou imprimé, ou bien à la meilleure des thèses inaugurables soutenues en 1895 et 1896 devant les Facultés de Médecine de France, sur un sujet de pathologie mentale ou nerveuse.

Nota. — Les mémoires manuscrits et imprimés pour les prix à décerner en 1897, devront être déposés le 31 décembre, chez M. le Docteur Ant. Ritti, médecin de la Maison nationale de Charenton, secrétaire général de la Société. Les mémoires manuscrits devront être inédits et pourront être signés; ceux qui ne seront pas signés seront accompagnés d'un pli cacheté avec devise, indiquant les nom et adresse des auteurs.

Société de médecine de Paris : les 2e et 4e samedis de chaque mois à 4 heures.

Société d'hydrologie médicale : les 1er et 3e lundis de chaque mois à 4 heures.

Société onontologique de France : le 1er mardi de chaque mois.

SOCIÉTÉS

SE RÉUNISSANT À L'HÔTEL DES SOCIÉTÉS SAVANTES
28, rue Serpente et rue Danton.

Association française pour l'avancement des Sciences.

Société Entomologique de France : Séances les 2e et 4e mercredis, de 8 à 10 heures du soir.

Société de Médecine et de Chirurgie pratiques : Secrétariat. Séances tous les jeudis de 4 à 6 heures.

Société de Médecine vétérinaire pratique : Séance le 2e mercredi du mois de 3 à 6 heures.

Société Obstétricale et Gynécologique : Séances le 2e jeudi du mois de 4 à 6 heures.

Société de Stomatologie : Séances le 3e lundi du mois de 8 à 10 heures du soir.

Société Médico-chirurgicale : Séances les 2e et 4e lundis de 4 à 6 heures.

Société de Thérapeutique : Séances les 2e et 4e mercredis de 4 à 6 heures.

Société d'Ophtalmologie de Paris : Séances le 1er mardi du mois de 8 1/2 à 10 h. 1/2 du soir.

Société d'Otologie et de Laryngologie.

Société française d'Ophtalmologie.

Association Polytechnique : Secrétariat. Séances le 1er jeudi du mois, de 8 à 10 heures du soir.

Société de Prévoyance et Chambre syndicale des Pharmaciens du département de la Seine : Séances le 2e mardi du mois de 1 h. 1/2 à 4 heures.

Association générale des Pharmaciens de France.

Société pour la Propagation des Langues étrangères en France : Cours tous les soirs.

Société de Statistique : Séances le 3e mercredi du mois de 9 à 11 heures du soir.

Société d'Hypnologie et de Psychologie : Séances le 3e lundi du mois, à 4 h. 1/2.

Union des Syndicats médicaux de France.

Société amicale des anciens Elèves de l'Association Polytechnique.

Société pour l'instruction et la protection des Sourds-Muets.

Association syndicale et professionnelle de la Seine.

Société de Médecine publique et d'Hygiène professionnelle : Secrétariat. Séances le 4e mercredi du mois de 8 à 10 heures du soir.

HOPITAUX ET HOSPICES DE PARIS

Les Hôpitaux et Hospices de Paris dépendent de l'Administration de l'Assistance publique, dont le siège est avenue Victoria, 3.

Directeur général : M. Peyron. *Secrétaire général* : M. Derouin. *Inspecteurs* : MM. d'Echerac et Gallet.

Le personnel et le service de santé ressortissent au premier bureau du Secrétariat général. *Sous-Chef du bureau de service de santé* : M. Lejars.

Les hôpitaux et hospices dépendent de la division des hôpitaux, hospices et droit des pauvres. *Chef de division* : M. Nielly. *Chef de bureau* : M. Gonerardi.

Le *Conseil de surveillance* se compose de vingt membres qui sont : MM. le préfet de la Seine, *président*, le préfet de Police, Bernheim, Bontoux, Brouardel, Dubrisay, E. Ferry, E. Thomas, Mathé, Navarre, Risler, F. Voisin, Périer, Pignon, Lannelongue, Worms, Strauss.

PERSONNEL MÉDICAL

Le personnel médical des hôpitaux et hospices de Paris se compose : 1° de médecins, chirurgiens et accoucheurs ; 2° d'assistants ; 3° d'internes ; 4° d'externes.

Le recrutement des uns et des autres se fait par la voie du concours.

MÉDECINS, CHIRURGIENS ET ACCOUCHEURS DES HOPITAUX

MÉDECINS HONORAIRES

MM. Moissenet, Bergeron, Hervieux, Hérard, Empis, Labric, Mesnet, Laboulbène, Cadet de Gassicourt, Dumontpallier, Lécorché, Luys, Guyot, Brouardel, Lancereaux, Bucquoy, Millard, Gombault, Gérin-Roze.

CHIRURGIENS HONORAIRES

MM. Maisonneuve, Cruveilhier, M. Sée, Péan, Labbé, Guéniot.

MÉDECINS CHEFS DE SERVICE

NOMINATIONS	NOMS	DOMICILE
1er juin 1852.	G. Sée,	Av. Montaigne, 53.
27 avril 1859.	Potain,	Bd. St-Germain, 256.
22 mai 1862.	Jaccoud,	R. Scribe, 3.
28 juillet 1862.	Mauriac,	R. de Caumartin, 15.
12 juin 1863.	Besnier,	Bd Malesherbes, 59.
Id.	Fournier,	R. Volney, 1.
1er juill. 1864.	Simon,	Faub.-St-Honoré, 140.
1er juin 1867.	Proust,	Bd Malesherbes, 9.
1er août 1867.	Paul,	R. Cambon, 45.
15 juillet 1868.	Descroizilles,	Av. de l'Opéra, 29.
25 mai 1870.	Cornil,	R. St-Guillaume, 19.
12 août 1870.	Bouchard,	R. de Rivoli, 174.
5 juin 1872.	Fernet,	R. St-Phil.-d-Roule, 4.
15 août 1872.	Hayem,	R. A. de Vigny, 7.
Id.	Ferrand,	R. du Bac, 110.
1er juin 1873.	Rigal,	Faub.-St-Honoré, 170.
Id.	Audhoui,	R. du V.-Colombier, 18.
Id.	Duguet,	R. de Londres, 60.
1er juill. 1874.	d'Heilly,	R. Halévy, 12.
20 juin 1875.	Grancher,	R. de Beaujon, 36.
1er juill. 1876.	Dieulafoy,	Av. Montaigne, 38.
Id.	Straus,	R. Legoff, 5.
15 juin 1877.	Rendu,	R. de l'Université, 28.
Id.	Gouraud,	R. du Bac, 40.
15 août 1877.	Gouguenheim,	Bd Haussmann, 73.
Id.	Hallopeau,	Bd Malesherbes, 91.
Id.	Debove,	R. La Boétie, 53.
15 juin 1878.	Sevestre,	R. de Châteaudun, 53.
Id.	Huchard,	Av. Montaigne, 53.
1er août 1878.	Tennesoo,	R. du Bac, 77.
Id.	Raymond,	R. de Rome, 21.

NOMINATIONS	NOMS	DOMICILE
1er août 1878.	Landrieux,	R. Richer, 26.
15 juin 1879.	Landouzy,	R. Chauv.-Lagarde, 4.
Id.	Hutinel,	R. de Courcelles, 1.
4 août 1879.	Troisier,	R. Caumartin, 32.
Id.	Joffroy,	R. La Boétie, 25.
Id.	Labadie-Lagrave,	Av. Montaigne, 8.
1er juin 1880.	Lacombe,	Bd Malesherbes, 20.
Id.	Hanot,	R. de Rivoli, 122.
Id.	du Castel,	Bd St-Germain, 241.
1er août 1880.	Dreyfus-Brisac,	R. de Berlin, 6.
Id.	Moutard-Martin,	R. de Lille, 52.
15 juin 1881.	Daulos,	R. d'Amsterdam, 87.
Id.	Gingeot,	R. de Bourgogne, 50.
Id.	Cuffer,	R. B.-du-Rempart, 66.
1er août 1881.	Robin,	R. St-Pétersbourg, 4.
Id.	Roques,	R. de la Victoire, 46.
Id.	Balzer,	R. de l'Arcade, 8.
15 juin 1882.	Moisard,	R. de Clichy, 24.
Id.	Déjerine,	Bd St-Germain, 168.
Id.	Gombault,	R. de Vaugirard, 41.
3 août 1882.	Tapret,	R. Volney, 8.
Id.	Barth,	R. St-Th.-d'Aquin, 2.
1er juill. 1883.	Letulle,	Bd St-Germain, 124.
Id.	Chauffard,	R. St-Guillaume, 21.
1er juin 1884.	Oulmont,	R. de Téhéran, 5.
Id.	de Beurmann,	Faub. Poisson., 40 bis.
Id.	Muselier,	R. de Grenelle, 13 bis.
1er août 1884.	Brissaud,	Quai Voltaire, 9.
Id.	Merklen,	R. La Boétie, 60.
Id.	Faisans,	R. de Lisbonne, 8 bis.
1er janv. 1885.	Talamon,	R. de Monceau, 3.
Id.	Ballet,	R. du Génér.-Foy, 39.
Id.	Brault,	R. de l'Arcade, 18.
1er juill. 1885.	Barié,	R. d'Argenteuil, 15.
Id.	Renault,	R. Ch.-d'Antin, 58 bis.
Id.	Brocq,	R. de l'Isly, 12.
1er août 1885.	Comby,	R. Godot-d-Mauroi, 24.
Id.	Chantemesse,	R. Boissy-d'Anglas, 30.
16 juillet 1886.	Hirtz,	R. St-Lazare, 81.
Id.	Gaucher,	R. St-Pétersbourg, 11.
16 juillet 1887.	Josias,	R. Montalivet, 3.
Id.	Martin,	R. Ch.-d'Antin, 62.
5 juillet 1888.	Marie,	R. Cambacérès, 3.
Id.	Netter,	Bd St-Germain, 129.
Id.	Gilbert,	R. de Rome, 27.

NOMINATIONS	NOMS	DOMICILE
1er juin 1889.	Petit,	R. des Sts-Pères, 12.
Id.	Variot,	R. de Trévise, 42.
1er mai 1890.	Babinski,	R. Bonaparte, 54.
1er mai 1890.	Siredey,	R. d'Aumale, 26.
Id.	Charrin,	Av. de l'Opéra, 11.
20 juill. 1890.	Richardière,	R. de l'Université, 18.
Id.	Thibierge,	R. de Surène, 7.
Id.	Galliard,	R. St-Lazare, 95.
5 mai 1891.	Mathieu,	R. des Mathurins, 37.
Id.	Delpeuch,	R. Roquépine, 12.
Id.	Lermoyez,	R. La Boétie, 20 *bis*
11 juill. 1891.	Oettinger,	R. des Sts-Pères, 7.
Id.	Le Gendre,	R. de Châteaudun, 25.
1er juin 1892.	Bourcy,	R. Matignon, 39.
Id.	Roger,	R. Perreault, 4.
Id.	Marfan,	R. Richevanse, 7.
15 mai 1893.	G. de la Tourette,	R. de l'Université, 39.
Id.	Béclère,	R. Scribe, 5.
Id.	Giraudeau,	R. de Rome, 29.

MÉDECINS DES HOPITAUX

NOMINATIONS	NOMS	DOMICILE
15 juill. 1893.	Achard,	Faub-St-Honoré, 164.
Id.	Lebreton,	Place St-Sulpice, 1.
Id.	Widal,	Bd Malesherbes, 52.
15 mai 1894.	Darier,	Bd St-Germain, 26.
Id.	Thoinot,	R. de l'Odéon, 8.
Id.	Girode,	R. Delaborde, 6.
15 juill. 1894.	Ménétrier,	Bd Saint-Michel, 59.
Id.	Duflocq,	R. de Miromesnil, 64.
Id.	Queyrat,	Bd des Invalides, 22.
16 mai 1895.	Vaquez,	Bd Haussmann, 82.
Id.	Launois,	R. Portalis, 12.
Id.	Wurtz,	R. des Sts-Pères, 67.
16 juill. 1895.	Guinon,	R. des Mathurins, 59.
Id.	Morel-Lavallée,	R. Taitbout, 8.
Id.	Dalché,	R. St-Augustin, 22.
1er fév. 1896.	Klippel,	R. de Grenelle, 20.
Id.	Toupet,	R. Clément-Marot, 20.
Id.	Barbier,	Bd Sébastopol, 100.

CHIRURGIENS CHEFS DE SERVICE

NOMINATIONS	NOMS	DOMICILE
26 mai 1862.	Guyon,	R. Roquépine, 11 *bis*.
28 mars 1861.	Panas,	R. du Génér.-Foy, 17.
18 juill. 1863.	Tillaux,	Bd St-Germain, 189.
Id.	Després,	R. Jacob, 3.
7 juin 1865.	Tarnier,	R. Duphot, 15.
31 juill. 1865.	de St-Germain,	R. Royale, 24.
1er juin 1867.	Duplay,	R. de Penthièvre, 2.
Id.	B. Anger,	R. de Berri, 4.
11 août 1869.	Launelongue,	R. François-Ier, 3.
15 mai 1870.	P. Jaillon,	Bd St-Germain, 229.
1er août 1872.	Le Dentu,	R. du Génér.-Foy, 27.
Id.	Périer,	R. Boissy-d'Anglas, 9.
Id.	Th. Anger,	Bd Haussmann, 105.
15 juin 1873.	Terrier,	R. de Copenhague, 3.
Id.	Delens,	R. Marbeuf, 29.
15 juill. 1874.	Nicaise,	Bd Malesherbes, 37.
Id.	Championnière,	Av. Montaigne, 3.
15 juin 1876.	Terrillon,	R. du Génér.-Foy, 44.
Id.	Marchand,	Bd Malesherbes, 67.
1er juill. 1877.	Berger,	R. de Bourgogne, 16.
Id.	Monod,	R. Cambacérès, 12.

NOMINATIONS	NOMS	DOMICILE
1er juill. 1877	Pozzi,	Place Vendôme, 10.
1er juin 1878.	Humbert,	R. Cambon, 12.
Id.	Peyrot,	R. Lafayette, 33.
15 août 1878.	Bouilly,	R. Beaujou, 9.
Id.	Blum,	R. Joubert, 21.
1er juill. 1879.	Reclus,	R. des Sts-Pères, 9.
1er juill. 1889.	Félizet,	R. d'Amsterdam, 93.
Id.	Richelot,	R. de Penthièvre, 32.
15 juill. 1881.	Kirmisson,	R. de Solférino, 6.
Id.	Schwartz,	Bd St-Germain, 122.
1er juill. 1882.	Reynier,	Pl. Delaborde, 12 *bis*.
1er juin 1883.	Segond,	Quai d'Orsay, 11.
Id.	Quénu,	R. de Londres, 46.
1er juin 1884.	Nélaton,	R. St-Honoré, 368.
Id.	Prengrueber,	R. des Mathurins, 32.
1er août 1884.	Campenon,	R. des Sts-Pères, 52.
Id.	Jalaguier,	R. Lavoisier, 25.
1er août 1885.	Brun,	R. de Madrid, 20.
Id.	Routier,	R. Marbeuf, 12.
1er août 1886.	Marchant,	Cité Martignac, 12.
Id.	Bazy,	R. d'Antin, 21.
25 juill. 1887.	Tuffier,	Av. Gabriel, 42.
Id.	Picqué,	R. de l'Isly, 8.
1er juill. 1888.	Michaux,	Bd St-Germain, 197.
Id.	Chaput,	R. de Lille, 83.

CHIRURGIENS DES HOPITAUX

NOMINATIONS	NOMS	DOMICILE
1er juin 1889.	Ricard,	Bd du Palais, 5.
Id.	Poirier,	R. de l'Ecole-de-M., 7.
1er juin 1890.	Broca,	R. de l'Université, 3.
Id.	Walther,	Bd Haussmann, 21.
1er juin 1891.	Lejars,	R. Miromesnil, 75.
Id.	Potherat,	R. Barbet-de-Jouy, 35.
1er juin 1892.	Guinard,	R. Godot-de-Maur., 20.
Id.	Hartmann,	R. de Rome, 67.
15 juin 1893.	Delbet,	R. du Bac, 24.
Id.	Rochard,	R. de Téhéran, 19.
15 juin 1894.	Albarran,	R. de Varenne, 63.
Id.	Beurnier,	R. de Bourgogne, 12.
1er juin 1895.	Demoulin,	R. de l'Université, 1.
Id.	Legueu,	R. de Villersexel, 1.
16 juill. 1895.	Sébileau,	R. Vignon, 28.
Id.	Faure,	R. de Seine, 6.

ACCOUCHEURS CHEFS DE SERVICE

NOMINATIONS	NOMS	DOMICILE
5 juill. 1892.	Budin,	Bd St-Germain, 129.
Id.	Porak,	Bd St-Germain, 176.
Id.	Pinard,	R. Roquépine, 11.
Id.	Ribemont,	Bd Malesherbes, 10.
16 mai 1883.	Maygrier,	R. des Pyramides, 13.
Id.	Bar,	R. St-Florentin, 4.
15 mai 1884.	Champt. de Ribes,	R. St-Guillaume, 19.
15 juill. 1885.	Doléris,	Bd Malesherbes, 91.
1er juill. 1886.	Auvard,	R. La Boétie, 58.

ACCOUCHEURS DES HOPITAUX

NOMINATIONS	NOMS	DOMICILE
1er juill. 1889.	Bonnaire,	R. de Bourgogne, 37 *ter*
15 juill. 1891.	Boissard,	R. St-Lazare, 67.
15 juill. 1894.	Lepage,	R. des Mathurins, 55.
Id.	Varnier,	R. Danton, 10.

TITRES ET FONCTIONS DES MÉDECINS, CHIRURGIENS ET ACCOUCHEURS DES HOPITAUX

Les titres et fonctions des médecins, chirurgiens, accoucheurs des hôpitaux viennent de faire l'objet d'un arrêté dont l'importance et la nouveauté nous engagent à en donner les dispositions *in extenso*.

Article XX. — Les médecins, chirurgiens et accoucheurs des hôpitaux sont nommés au concours.

Les médecins, chirurgiens et accoucheurs, titulaires d'un service, ont le titre de médecins, chirurgiens ou accoucheurs chefs de service de l'hôpital de...

Article XXI. — Les médecins, chirurgiens ou accoucheurs qui se présentent au concours pour les places de médecins, chirurgiens ou accoucheurs des hôpitaux doivent justifier qu'ils possèdent depuis cinq ans révolus le titre de docteur obtenu dans une Faculté de France.

Néanmoins, le temps de doctorat est réduit à une année pour les candidats qui justifient de quatre années entières passées dans les hôpitaux et hospices de Paris, en qualité d'élèves internes.

Article XXII. — Les médecins et chirurgiens des hôpitaux sont chargés :

1° De suppléer les médecins ee chirurgiens chefs de services dans les hôpitaux et hospices ;

2° De diriger les services ouverts temporairement ;

3° D'assurer le service de la consultation dans les hôpitaux et hospices ;

4° D'assurer le service de garde quotidien pour les opérations d'urgence ;

5° De surveiller l'application des bandages et autres appareils.

Les accoucheurs des hôpitaux sont également chargés de suppléer les accoucheurs chefs de service et de diriger les services ouverts temporairement.

Article XXIII. — Au point de vue des remplacements, les hôpitaux seront divisés en trois groupes :

1° Hôpitaux généraux ;

2° Hôpitaux consacrés aux maladies de peau et aux maladies vénériennes ;

3° Hôpitaux consacrés aux maladies des enfants.

Articles XXIV. — Chaque année, les médecins et chirurgiens des hôpitaux choisiront, par ordre d'ancienneté et suivant le nombre des places disponibles, la nature du service auquel ils seront attachés dans l'année (service des remplacements, service de la consultation, direction des services temporaires).

Les médecins et chirurgiens des hôpitaux attachés au service de la consultation indiqueront, par ordre d'ancienneté, l'hôpital auquel ils désirent être attachés. Les médecins et chirurgiens qui auront opté pour le service des remplacements choisiront, par la même voie, le groupe d'hôpitaux auquel ils seront attachés.

Article XXV. — Les médecins, chirurgiens ou accoucheurs des hôpitaux ne pourront être chargés de la suppléance d'un chef de service ou de la direction d'un service temporaire pendant une durée de plus de six mois consécutifs.

Les médecins ou chirurgiens des hôpitaux appelés à la direction d'un service temporaire, lorsque cette suppléance aura duré moins de trois mois, seront replacés en tête de la liste du roulement ; mais la durée de la nouvelle direction qui pourra leur être confiée ne pourra excéder six mois.

Article XXVI. — 1° La moitié des chirurgiens des hôpitaux pourront être attachés à des services de chirurgie généraux ou spéciaux à titre de chirurgiens assistants.

2° Les chirurgiens auxquels des assistants peuvent être attachés seront désignés par le Directeur de l'Administration après avis du Conseil de surveillance, et choisis parmi les chirurgiens ayant au moins dix ans de services comme chirurgiens chefs de service.

3° Les assistants de chirurgie sont nommés par le Directeur de l'Administration sur la proposition du chef de service.

4° Pendant la durée de leurs fonctions, ils ne pourront pas prendre part à la direction des services temporaires, ni au service des suppléants, sauf le cas prévu à l'article XXXIX.

Ils assureront la suppléance des chirurgiens chefs de service auxquels ils sont attachés, pendant les congés de ces derniers ; mais cette suppléance ne pourra se prolonger au delà de trois mois.

5° Les assistants de chirurgie recevront une indemnité annuelle de 1,200 francs.

6° La cessation des fonctions du chef de service entraînera la cessation des fonctions de l'assistant.

Article XXXVIII. — 1° Les médecins et chirurgiens des hôpitaux ne peuvent se faire suppléer que pour cause de maladie ou en vertu d'un congé accordé par le Directeur de l'Administration.

2° La durée des congés qui pourront être accordés dans le courant de l'année à un médecin ou à un chirurgien des hôpitaux sera limitée, en dehors des cas de maladie, à un mois pour les médecins et chirurgiens des hôpitaux, et à deux mois pour les médecins et chirurgiens chefs de service.

3° Les médecins et chirurgiens chefs de service dans les hôpitaux comptant plus de dix années de services pourront, sur leur demande, mais en raison seulement des services publics dont ils pourraient être chargés, être mis en congé exceptionnellement, après avis du Conseil de surveillance et par arrêté du Directeur de l'Administration approuvé par le Préfet de la Seine.

4° Ces congés ne pourront être accordés pour une durée de plus de deux ans ; ils pourront être renouvelés.

5° La suppléance des médecins et chirurgiens chefs de service d'un hôpital est assurée par les médecins et chirurgiens chargés des remplacements.

6° L'indemnité allouée au chef de service qui s'absente sera acquise de droit à celui qui le remplace pour tout le temps du remplacement.

7° En cas de décès d'un médecin ou chirurgien attaché à un hôpital ou à un hospice, la suppléance pour le service provisoire jusqu'à la nomination de son successeur est assurée de la même manière que pour le cas de maladie.

8° Les professeurs de clinique pourront être remplacés par leur chef de clinique.

Article XXXIX. — 1° Le service des remplacements du 15 juillet au 15 octobre sera assuré dans chaque hôpital :

a) Par les médecins et chirurgiens chefs de service de l'hôpital ;

b) Par les médecins et chirurgiens des hôpitaux chargés du remplacement ;

c) Par les médecins et chirurgiens chargés de la direction des services temporaires ;

d) Par les médecins et chirurgiens chargés de la consultation, et par les assistants de chirurgie dans l'hôpital auquel ils sont attachés ;

e) Au besoin, par les candidats admissibles aux épreuves du 2° degré du concours pour les hôpitaux.

2° Un suppléant ne pourra avoir la direction de plus de deux services, y compris le service de la consultation.

Les assistants de chirurgie ne pourront faire la suppléance que d'un service, en plus du service auquel ils sont attachés.

3° Les demandes de congé des chefs de service, pour la période du 15 juillet au 15 octobre, doivent être adressées au directeur de l'Administration par l'intermédiaire des directeurs des hôpitaux, avant le 5 juillet.

4° Un état des remplacements à assurer du 15 juillet au 15 octobre sera établi par les soins de l'Administration centrale avant le 10 juillet, et l'attribution des services sera faite du 10 au 15 juillet.

5° Pour l'attribution des services seront appelés à exercer leurs choix :

a) Les médecins et chirurgiens chefs de service dans l'établissement auquel ils sont attachés, d'accord avec leurs collègues ;

Puis par ordre d'ancienneté :

b) Les médecins et chirurgiens des hôpitaux, chargés des remplacements dans le groupe dont fait partie l'hôpital ;

c) Les médecins et chirurgiens chargés de la consultation, et les assistants de chirurgie dans l'établissement auquel ils sont attachés;

d) Les médecins et chirurgiens des hôpitaux chargés de la direction des services temporaires;

e) Les candidats admissibles aux épreuves du 2e degré du concours pour les hôpitaux.

Le service des visites du dimanche et des jours fériés sera assuré dans chaque hôpital par la moitié au moins des chefs de service de médecine et de chirurgie.

Dans les établissements ne comptant qu'un seul chef de service de médecine ou de chirurgie, la visite pourra être faite un dimanche sur deux par l'un des internes du service, sauf recours au chef de service en cas d'urgence.

RECRUTEMENT DU PERSONNEL MÉDICAL

CONCOURS

Les médecins, chirurgiens et accoucheurs sont nommés au concours. Par suite de la progression ascendante du nombre des candidats, d'une part, des nouveaux besoins de la médecine et de la chirurgie, d'autre part, il en résulte la nécessité d'une réforme complète dans le mode de recrutement des médecins et chirurgiens des hôpitaux (1). Les tableaux ci-dessous montrent suffisamment les défauts d'une institution qui a été excellente, mais qui n'est plus aujourd'hui en rapport avec les besoins de la science moderne. Trop d'exercices de récitation!

TABLEAU SYNOPTIQUE DES CONCOURS DEPUIS 1872 :

Médecine

Années	Nombre de candidats	Nombre de places	Candidats nommés
1872.	34 / 33	3 / 3 } 6	Fernet, Lecorché, Damaschino, Martineau, Hayem. Ferrand.
1873.	27	3	Rigal, Audhoui, Duguet.
1874.	34	3	Gérin-Rose, d'Heilly, Lépine.
1875.	36	2	Grancher, Liouville.
1876.	30	2	Dieulafoy, Straus.
1877.	30 / 33	3 / 3 } 6	Gouguenheim, Hallopeau, Debove, Leroux, Rendu, Gouraud.
1878.	33 / 30	3 / 3 } 6	Tenneson, Raymond, Landrieux, Quinquaud, Sevestre, Huchard.
1879.	33 / 34	3 / 3 } 6	Troisier, Joffroy, Labadie-Lagrave, Laudouzy, Rathery, Hutinel.
1880.	35 / 36	3 / 3 } 6	Gaillard-Lacombe, Hanot, Ducastel, Homolle, Dreyfus-Brisac, Moutard-Martin.
1881.	33 / 36	3 / 3 } 6	Danlos, Gingeot, Cuffer, Robin, Roques, Balzer.
1882.	40 / 44	3 / 2 } 5	Moizard, Déjerine, Gombault, Tapret, Barth.
1883.	48	2	Letulle, Chauffard.
1884.	54 / 59 / 48	3 / 3 / 3 } 9	Oulmont, de Beurmann, Muselier, Brissaud, Merklen, Faisans, Talamon, Ballet, Brault.
1885.	50 / 49	3 / 3 } 5	Barié, Renault, Brocq, Comby, Chautemesse.
1886.	51	2	Hirtz, Gaucher.
1887.	62	3	Josias, Juhel-Rénoy, Martin.
1888.	64	3	Marie, Netter, Gilbert.
1889.	66	3	Dreyfus, Petit, Variot.

1. Nous avons cru utile de résumer ici les remarques et objections qui divisent le corps médical des hôpitaux au sujet de son mode de recrutement.

La question, beaucoup plus grave qu'elle ne paraît au premier abord, est de savoir si la formule actuelle est la meilleure, sinon la plus simple.

On connaît l'ordre et la nature des épreuves imposées à tout candidat au Bureau central. Le concours consiste en deux séries d'épreuves bien distinctes : 1o *épreuves d'admissibilité;* 2o *épreuves définitives.*

1. — Le concours commence par une *composition écrite,* commune à tous les candidats; le jury propose un sujet de pathologie médicale comportant réglementairement un chapitre d'anatomie pathologique. Trois heures sont accordées aux candidats pour la rédaction de leur travail; aussitôt commence la lecture des copies, après tirage au sort.

Cette première épreuve est déjà éliminatoire, car le jury ne conserve que la moitié des candidats, pour la seconde épreuve.

Celle-ci est une *épreuve clinique,* à l'hôpital. Chacun des candidats, à tour de rôle, après tirage au sort, examine pendant dix minutes un malade choisi par un jury, réfléchit cinq minutes sur son malade, et vient aussitôt exposer pendant un quart d'heure, en public son diagnostic, son pronostic, et le traitement qu'il propose.

C'est après cette épreuve, extrêmement aléatoire, qu'a lieu la sélection spéciale qu'on appelle l'*admissibilité.*

II. — Quel qu'ait été le nombre des candidats de la seconde épreuve, l'admissibilité ne conserve qu'un nombre fixe de candidats, proportionnel à celui des places mises au concours. L'usage ou la règle est d'accepter trois fois plus d'admissibles qu'il n'y a de places vacantes, plus

Années	Nombre de candidats	Nombre de places	Candidats nommés
1890.	{ 68 / 64	{ 3 / 3 } 6	Babinsky, Charrin, Siredey, Richardière, Thibierge, Galliard.
1891.	{ 71 / 71	{ 3 / 3 } 5	Mathieu, Delpouch, Lermoyez, Œttinger, Le Gendre.
1892.	72	3	Bourcy, Roger, Marfan.
1893.	{ 72 / 74	{ 3 / 3 } 6	Gilles de la Tourette, Béclère, Giraudeau, Achard, Lebreton, Widal.
1894.	{ 74 / 77	{ 3 / 3 } 6	Darier, Thoinot, Girode, Ménétrier, Dufloc, Queyrat.
1895.	{ 75 / 74 / —	{ 3 / 3 / 3 } 9	Vaquez, Launois, Wurtz, Guinon, Morel-Lavallée, Dalché, Klippel, Toupet, Barbier.

Chirurgie.

Années	Nombre de candidats	Nombre de places	Candidats nommés
1872.	14	3	Le Dentu, Périer, Th. Anger.
1873.	16	2	Terrier, Delens.
1874.	16	2	Nicaise, Lucas-Championnière.
1875.	16	1	Gillette.
1876.	17	2	Terrillon, Marchand.
1877.	13	3	Berger, Monod, Pozzi.
1878.	{ 12 / 13	{ 2 / 2 } 4	Humbert, Peyrot, Bouilly, Blum.
1879.	14	2	Reclus, Bourdon.
1880.	15	2	Félizet, Richelot.
1881.	18	2	Kirmisson, Schwartz.
1882.	19	3	Duret, Reynier, Henriot.
1883.	19	2	Segond, Quénu.
1884.	{ 17 / 17	{ 2 / 2 } 4	Campenon, Jalaguier, Nélaton, Prengrueber.
1885.	20	2	Brun, Routier.
1886.	24	2	Marchant, Bazy.
1887.	25	2	Tuffier, Picqué.
1888.	23	2	Michaux, Chaput.
1889.	22	2	Ricard, Poirier.
1890.	19	2	Broca, Walther.
1891.	18	2	Lejars, Potherat,
1892.	16	2	Guinard, Hartmann.
1893.	18	2	Delbet, Rochard.
1894.	18	2	Albarran, Beurnier.
1895.	{ 20 / 18	{ 2 / 2 } 4	Sébileau, Faure. Demoulin, Legueu.

Accouchements.

Années	Nombre de candidats	Nombre de places	Candidats nommés
1882.	16	4	Budin, Porak, Pinard, Ribemont.
1883.	10	2	Maygrier, Bar.
1884.	9	1	Champetier de Ribes.
1885.	8	1	Doléris.
1886.	8	1	Auvard.
1889.	9	1	Bonnaire.
1891.	10	1	Boissard.
1894.	10	2	Lepage, Varnier.

un. C'est ainsi que, depuis plusieurs années, chacun des concours du Bureau central offrant trois places, le nombre d'admissibles est de dix $(3 \times 3 + 1 = 10)$.

Voilà donc dix candidats admissibles, aux dernières épreuves dites définitives, qui sont au nombre de deux.

a) Une épreuve orale, théorique sur un sujet de pathologie médicale. Après vingt minutes de réflexion, le candidat fait une leçon en public pendant vingt minutes. Il est bon de noter que cette première épreuve ne comporte que deux séances, cinq candidats passant à la fois.

b) Alors commencée la dernière preuve, décisive celle-ci, et de beaucoup plus dangereuse. C'est un examen clinique de deux malades, fait coup sur coup en vingt minutes. Après dix minutes de réflexion, pendant lesquelles il n'a plus le droit de revoir ses malades, le candidat doit faire en public une leçon d'une demi-heure sur les deux cas qu'il vient d'examiner. En somme, cette épreuve pour chaque candidat dure une heure entière.

Deux candidats passent par séance, de sorte que la dernière épreuve du concours prend, au maximum, cinq séances.

III. — Telle est, rapidement esquissée, la physionomie générale des épreuves. On voit, par conséquent, que pour arriver jusqu'à la fin du concours et se trouver en ligne, il faut non seulement posséder une instruction solide et un grand sens clinique au moment de la deuxième épreuve (qui décide en réalité de l'admissibilité), mais encore rencontrer une série continue de hasards favorables.

En effet, et c'est là un des côtés les plus défectueux du mode de recrutement actuel, tous les candidats sont, au début du concours, sur un pied d'égalité parfaite : le nombre des concours déjà subis, les demi-succès déjà obtenus et dont la cote n'est qu'approximativement fournie par le nombre des admissibilités antérieures, rien ne compte avant l'épreuve.

On dira bien, et nombre de nos collègues répètent à satiété, que la composition écrite placée au commencement du concours, ne saurait nuire en aucune façon aux anciens candidats, pas plus qu'elle ne favorise les nouveaux.

A cela le plus grand nombre des juges des derniers concours répondent : La préparation incessante d'une composition écrite annihile, ou du moins immobilise pendant des mois la masse des candidats. Ces candidats sont des médecins de valeur ; beaucoup d'entre eux voudraient, en dehors de leur vie professionnelle (à laquelle ils sont bien obligés de sacrifier chaque jour de

Si, d'autre part, on établit la proportionnalité par an entre le nombre des concurrents et celui des candidats nommés, on voit que cette proportionnalité n'a pas varié autant qu'on pourrait le croire.

Médecine.

1872 1/6. 1878 1/5. 1884 1/6. 1890 1/11.

1873 1/9. 1879 1/5. 1885 1/10. 1891 1/14.

1874 1/11. 1880 1/6. 1886 1/25. 1892 1/24.

1875 1/18. 1881 1/6. 1887 1/20. 1893 1/12.

1876 1/15. 1882 1/8. 1888 1/21. 1894 1/12.

1877 1/5. 1883 1/24. 1889 1/22. 1895 1/8.

Chirurgie.

1872 1/5. 1876 1/8. 1880 1/8. 1884 1/5.

1873 1/8. 1877 1/4. 1881 1/9. 1885 1/10.

1874 1/8. 1878 1/3. 1882 1/6. 1886 1/12.

1875 1/16. 1879 1/7. 1883 1/9. 1887 1/12.

1888 1/11. 1890 1/10. 1892 1/8. 1894 1/8.

1889 1/12. 1891 1/9. 1893 1/8. 1895 1/5.

Et par périodes de cinq années on obtient :

Médecine.

1872-1875 1/11. 1880-1885 1/11. 1890-1895 1/14.

1875-1880 1/7. 1885-1890 1/20.

Chirurgie.

1872-1875 1/9. 1880-1885 1/8. 1890-1895 1/8.

1875-1880 1/6. 1885-1890 1/12.

Le nombre des places données aujourd'hui et il y a vingt ans est donc proportionné, à peu près de la même manière, au nombre des candidats. Mais, comme le mode de recrutement n'a pas varié, le résultat est obtenu par une multiplication des concours, d'où un supplément d'énervement et de fatigue pour les candidats.

En médecine, de la période de 1875 à 1880, l'heureux élu a concouru en moyenne 6 fois. De 1890 à 1895, le même privilégié a concouru 10 fois. Sur 25 candidats nommés de la première période, 10 ont

longues heures), faire quelque chose pour leur avenir, travailler au laboratoire, préparer, dans la mesure de leurs moyens, leurs titres scientifiques. Or, apprendre par cœur les idées théoriques des auteurs, fabriquer des plans de conférence, s'user dans la contemplation stérile des doctrines médicales régnantes, est-ce là une bonne préparation au poste que ces jeunes gens convoitent ? Il suffit de poser la question.

Le candidat déjà prêt, médecin instruit, digne d'être nommé, capable d'efforts sérieux et productifs, se trouve, grâce au mode actuel de recrutement, obligé de *repasser ses questions* plusieurs semaines, plusieurs mois avant la première épreuve. Et les concours se multiplient souvent deux, quelquefois trois par an ; et les années fuient, apportant avec l'âge l'écœurement de cette existence chroniquement éteinte, de cette vie d'attente, fiévreuse pendant les épreuves, découragée dans les intervalles, en raison de chaque nouvel insuccès. Pour ma part, que de confessions douloureuses déjà reçues, que de plaintes entendues, formulées non contre les juges, ni contre les injustices plus ou moins flagrantes, sinon inévitables des jurys, mais contre la stérilisation fatale des candidats !

Le mal, tout le monde le reconnaît, nous en souffrons tous, juges aussi bien que candidats. Y a-t-il un remède ?

La preuve la plus tangible de cet état de souffrance, je la trouve dans les modifications même apportées, il y a quatre ou cinq ans, à l'ordre des épreuves du concours des hôpitaux (médecine). Jadis, la première était l'épreuve clinique, la plus terrible de toutes, puisqu'on y jouait sa nomination sur une erreur de diagnostic.

Les aléas de cette épreuve, et surtout (je le crois du moins) le nombre formidablement croissant des candidats, la firent rejeter au second plan et l'on décida de commencer par la composition écrite, jusque-là réservée aux seuls admissibles.

Maintenant, par contre, la moitié des candidats doit rester sur le carreau après l'écrit ; cela raccourcit singulièrement la durée des concours, mais en fausse en même temps profondément les rouages.

Si, en effet, l'échec peut être absolu dès la première épreuve, les candidats n'ont-ils pas raison de préparer avec un courage aveugle cette leçon théorique ? du coup, voilà tous nos candidats transformés en concurrents à l'agrégation ! Ils savent par cœur des milliers de noms propres ; aucune des théories pathogéniques les plus modernes n'aura de secrets pour eux. En attendant, ils oublient la médecine et la clinique, pour laquelle, après tout, ils devraient être le mieux préparés en leur qualité de futurs médecins d'hôpital. La clinique est ainsi for-

cément délaissée, et la deuxième épreuve y perd d'autant.

Ironie du sort, depuis que la formule du concours des hôpitaux est de la sorte transformée, le concours pour l'agrégation s'est modifié en sens inverse ! l'épreuve écrite, la grande épreuve, jadis la première du concours, a été supprimée, pour cette raison péremptoire, que les candidats à l'agrégation, perdus dans la préparation théorique et littéraire de la composition écrite, abandonnaient les travaux scientifiques et désertaient les laboratoires.

Le paradoxe est criant : les candidats au Bureau Central doivent être plus théoriciens, plus scholastiques que les candidats au professorat.

IV. — Ceci dit, car je ne veux pas développer outre mesure le thème, voyons le remède à proposer. Tout d'abord, une remarque préalable, que je ne me crois pas autorisé à faire trop cruelle : il est utile et même urgent de songer à une réforme; tous les juges des concours récents sont d'un avis unanime à cet égard.

Donc, réformons; mais tâchons de ne pas aggraver la situation, déjà déplorable, faite à nos candidats. Songeons qu'ils sont la fleur de notre corporation, puisque l'avenir est entre leurs mains.

Ici, je parle en mon seul nom ; mes projets sont discutables, acceptables ou impossibles, ce sera à notre société médicale des hôpitaux et à l'Assistance publique de les juger. Il faut trouver un moyen qui, sans allonger le concours outre mesure, assurerait à nos candidats une vie de travail possible, en même temps qu'elle ne bouleverserait pas à nouveau les éléments du concours. Voici un projet que plusieurs de mes collègues n'ont pas trouvé mauvais :

Le nombre des candidats au Bureau central augmente chaque année dans des proportions singulières. Cette année, 72 compétiteurs se sont présentés ; l'an prochain on en comptera plus de 80. Parmi ces candidats, un certain nombre, 16 si mes chiffres sont exacts, ont été une ou plusieurs fois admissibles[1] ou encore *ex-æquo* d'admissibilité (ce qui veut dire qu'ils ont obtenu, à un ou plusieurs concours, un point identique à celui du dixième admissible). Malgré la meilleure volonté possible, les juges, condamnés à écouter 60 copies écrites sur un même sujet, se fatiguent; ils exposent la cote de l'épreuve

---

1. Les chiffres suivants sont à peu près exacts. Sur 16 *admissibilités,*

1 candidat a eu 4 *admissibilités.*
2 — ont eu 3 —
5 — — 2 —
3 — — 1 adm. et 1 *ex-æquo.*
5 — — 1 adm. ou 1 *ex-æquo.*

concouru moins de 6 fois ; sur 26 à la seconde, 2 seulement ont concouru moins de 6 fois. En chirurgie, c'est à peu près la même chose.

Plusieurs candidats sont arrivés après 16 et 17 concours. Rappelons, enfin, le cas d'un de nos maîtres les plus estimés qui fut reçu *ex-æquo* troisième avec un de ses collègues ; étant le plus jeune, il ne fut pas nommé. Au concours suivant, il se représenta, mais fut retoqué.

CONDITIONS DU CONCOURS

Médecine.

Pour les places de Médecins, les candidats ayant la qualité de Français sont seuls admis à concourir.

Les Médecins qui se présentent au Concours pour les places de Médecin des Hôpitaux doivent justifier qu'ils possèdent depuis cinq ans révolus le titre de docteur, obtenu dans une Faculté de France.

Néanmoins, le temps de Doctorat est réduit à une année pour les Candidats qui justifient de quatre années entières passées dans les Hôpitaux et Hospices de Paris, en qualité d'élèves internes.

Les Candidats qui désirent prendre part au Concours doivent se présenter au Secrétariat général de l'Administration pour obtenir leur inscription, en déposant leurs pièces, et signer au registre ouvert à cet effet. Les Candidats absents de Paris ou empêchés devront demander leur inscription par lettre chargée.

Toute demande d'inscription faite après l'époque fixée par les affiches pour la clôture ne peut être accueillie.

Le Jury du Concours est formé dès que la liste des Candidats a été close.

Cinq jours après la clôture des listes d'inscription, chaque Candidat peut se présenter au Secrétariat général de l'Administration pour connaître la composition du Jury.

Si des Concurrents ont à proposer des récusations, ils forment immédiatement une demande motivée, par écrit et cachetée, qu'ils remettent au Directeur de l'Administration. Si, cinq jours après le délai ci-dessus fixé, aucune demande n'a été déposée, le Jury est définitivement constitué, et il ne peut plus être reçu de réclamations.

Tout degré de parenté ou d'alliance entre un concurrent et l'un des membres du Jury donne lieu à récusation d'office de la part de l'Administration.

Le Jury des Concours pour les places de Médecin des Hôpitaux se compose de six Médecins et d'un Chirurgien, en tout sept Membres, qui sont pris parmi les Médecins et Chirurgiens chefs de service des Hôpitaux, en exercice ou honoraires.

Les épreuves pour les Concours aux places de Médecins des Hôpitaux sont réglées de la manière suivante :

Épreuves d'admissibilité. — 1° Une composition écrite sur un sujet de pathologie, dont l'élément anatomo-pathologique fera nécessairement partie, et pour laquelle il sera accordé trois heures ;

2° Une épreuve clinique sur un malade ; il sera accordé au Candidat dix minutes pour l'examen du malade et quinze minutes pour développer oralement devant le Jury son opinion sur le malade, après cinq minutes de réflexion.

Épreuves définitives. — 1° Une épreuve orale théorique sur un sujet de pathologie ; il sera accordé au Candidat vingt minutes pour réfléchir et un temps égal pour faire sa leçon ;

2° Une épreuve clinique sur deux malades ; il sera accordé au Candidat vingt minutes pour l'examen des deux malades et trente minutes pour la dissertation orale devant le Jury, après dix minutes de réflexion.

à des oscillations fâcheuses, dangereuses surtout pour les dernières lectures.

A un autre point de vue, il est sage de se demander si la justice est équitablement satisfaite quand les candidats qui ont déjà fait leurs preuves, je veux dire qui sont allés précédemment jusqu'à l'admissibilité, sont exposés comme des débutants, aux fluctuations d'une cote plus ou moins mal taillée. S'il n'en est pas ainsi, si la copie d'un *ancien* est assurée d'une note suffisante, quelle que doive être la valeur de l'épreuve, à quoi bon exiger cette feinte égalité ? Pourquoi ne pas accepter, d'emblée, une distinction fondamentale entre les candidats antérieurement *admissibles* et les *non encore admissibles* ?

Telle est la base de la réforme que plusieurs d'entre nous proposent.

Faire du recrutement des médecins des hôpitaux un *concours à deux degrés*, basé sur le nombre des admissibilités antérieures : 1° Prendront part au concours d'admissibilité tous les candidats non encore admissibles ou n'ayant obtenu jusqu'alors qu'un *ex-æquo* d'admissibilité ; ne prendront part au concours de nomination que les admissibles.

Le choix devant se faire parmi ces derniers, ce procédé assure aux candidats ayant failli déjà arriver une récompense qui leur comptera effectivement. Il les débarrasse des angoisses inutiles des premières épreuves et, leur garantissant davantage l'avenir, leur permet de travailler dans l'intervalle des concours autrement et mieux que par le passé.

Nous entrevoyons dans cette disposition des épreuves plusieurs avantages pour les candidats : moins de temps perdu, une appréciation plus équitable de leurs efforts. J'ajoute qu'il serait facile, avec un peu de bonne volonté, d'y mettre aussi plus d'impartialité obligatoire pour les membres du jury.

Voici comment : Supposons que trois places de médecins des hôpitaux soient aujourd'hui vacantes. Le concours est ouvert : les 16 candidats jusqu'à présent admissibles y prennent part. Ils subissent avec une rapidité qui peut être jugée par 10 ou 12 séances, par conséquent *en moins d'un mois*, deux épreuves qui seront considérées comme les meilleures et les plus propres à prouver à leurs juges les qualités cliniques exigibles. J'imagine rétablie l'ancienne et si excellente épreuve dite de la « *consultation* » (examen d'un malade suivi d'une consultation écrite rédigée en une demi-heure et lue aussitôt en public). Quatre candidats par séance, quatre séances, voilà notre première épreuve terminée.

La seconde et dernière épreuve sera, si l'on veut et puisqu'elle a toujours existé, l'épreuve fantastique (surnommé jadis le *casse-tête chinois*) des deux malades. Modifiée d'une manière convenable (en laissant par exemple au candidat une demi-heure pour voir et revoir à loisir ses deux malades, dans une salle d'hôpital, sous la surveillance du jury et avec tous les moyens d'examen clinique mis à sa disposition), cette épreuve serait décisive et nommerait les trois candidats ayant obtenu les points les plus élevés.

V. — Alors commence la 2° série du concours, c'est le *concours d'admissibilité* ; il y a trois places d'admissible à donner ; les 65 ou 70 candidats encore non admissibles y prennent part.

Quelle que doive être la teneur de ce concours, et puisque l'épreuve écrite est exigée (à tort selon moi), que l'épreuve écrite commune à tous soit autant que possible *anonyme*.

Le même jury, celui qui vient de fonctionner, ou un nouveau jury propose le sujet ; les candidats composent et la lecture des copies numérotées au hasard est faite par une commission spécialement constituée. Il suffirait que les candidats aient le droit de recopier leur composition le lendemain de l'épreuve pour que la lecture en soit matériellement facile. La copie est anonyme, n'a qu'un numéro d'ordre ; les lecteurs qui sont des juges choisis et capables, rétribués au besoin largement, donnent leur cote, qui fait loi ; une séance publique permet au jury de prendre connaissance des noms des candidats ayant obtenu les meilleures notes et la deuxième épreuve commence aussitôt.

Le maximum des points à attribuer pour chacune de ces épreuves est fixé ainsi qu'il suit :

Épreuves d'admissibilité. — Pour la composition écrite : 20 points; pour l'épreuve clinique sur un malade : 20 points.

Épreuves définitives. — Pour l'épreuve théorique orale : 20 points; pour l'épreuve clinique sur deux malades : 30 points.

Les épreuves de la première série peuvent être communes à tous les concurrents.

Toutefois, lorsque le nombre des Candidats inscrits pour les Concours aux places de Médecin dépassera vingt-quatre, chacune des épreuves de la première série sera éliminatoire. A la suite de la première épreuve, l'élimination des Candidats ayant obtenu le moins grand nombre de points portera sur la moitié du nombre total des concurrents, si ce nombre dépasse quarante; sur le tiers, si ce nombre est inférieur à quarante et supérieur à vingt-cinq; et sur le quart, si ce nombre est inférieur à vingt-cinq. La deuxième épreuve fixera le nombre réglementaire des Candidats qui prendront part aux épreuves définitives.

Les épreuves de la seconde série sont subies seulement par les Candidats qui ont été déclarés admissibles.

1. Pour déterminer quels sont les Candidats admis à prendre part aux épreuves de la deuxième série, le Jury, deux jours après que les concurrents ont subi les épreuves de la première série, dresse, d'après le nombre des points obtenus, une liste de Candidats composée de cinq, huit ou dix noms, suivant que le concours a pour objet une, deux ou trois places.

Dans le cas où deux Candidats seraient classés *ex æquo* après le jugement sur les épreuves de la première série, le Jury se basera, pour donner la priorité, d'abord sur le plus grand nombre de concours dans lesquels le Candidat aura été déclaré admissible, ensuite sur le plus grand nombre de fois où il aura été classé *ex æquo* avec les admissibles, et enfin sut l'ancienneté de doctorat.

Le jugement définitif porte sur l'ensemble des épreuves de la première et de la deuxième séries.

Chirurgie.

Pour les places de Chirurgien, les candidats ayant la qualité de Français sont seuls admis à concourir.

Les Chirurgiens qui se présentent au Concours pour les places de Chirurgien des Hôpitaux doivent justifier qu'ils possèdent depuis cinq ans révolus le titre de docteur, obtenu dans une Faculté de France.

Néanmoins, le temps de Doctorat est réduit à une année pour les Candidats qui justifient de quatre années entières passées dans les Hôpitaux et Hospices de Paris, en qualité d'élèves internes.

Les Candidats qui désirent prendre part au Concours doivent se présenter au Secrétariat général de l'Administration pour obtenir leur inscription, en déposant leurs pièces, et signer au registre ouvert à cet effet, quinze jours au moins avant l'ouverture de ce Concours. Les Candidats absents de Paris ou empêchés devront demander leur inscription par lettre chargée.

Toute demande d'inscription faite après l'époque fixée par les affiches pour la clôture ne peut être accueillie.

Le Jury du Concours est formé dès que la liste des Candidats a été close.

Cinq jours après la clôture des listes d'inscription, chaque Candidat peut se présenter au Secrétariat général de l'Administration pour connaître la composition du Jury.

Si des Concurrents ont à proposer des récusations, ils forment immédiatement une demande motivée, par écrit et cachetée, qu'ils remettent au Directeur de l'Administration. Si, cinq jours après le délai ci-dessus fixé, aucune demande n'a été déposée, le Jury est définitivement constitué, et il ne peut plus être reçu de réclamations.

Tout degré de parenté ou d'alliance entre un concurrent et l'un des membres du Jury donne lieu à la récusation d'office de la part de l'Administration.

Le Jury des Concours pour les places de Chirurgien des Hôpitaux se compose de six Chirurgiens et d'un Médecin, en tout sept Membres, qui sont pris parmi les Chirurgiens et Médecins chefs de service des Hôpitaux, en exercice ou honoraires.

Les épreuves du Concours sont réglées de la manière suivante :

Épreuves d'admissibilité. — 1° Une composition écrite sur un sujet d'anatomie normale et de pathologie; il sera accordé trois heures pour cette composition;

2° Une épreuve clinique sur un malade; il sera accordé au Candidat dix minutes pour l'examen du malade et quinze minutes pour la dissertation orale devant le Jury, après cinq minutes de réflexion;

3° Une consultation écrite sur un malade pour la rédaction de laquelle il sera accordé trois quarts d'heure, après dix minutes d'examen; cette consultation sera lue immédiatement.

Épreuves définitives. — 1° Deux opérations sur le cadavre;

2° Une épreuve orale théorique sur un sujet de pathologie; il sera accordé au Candidat vingt minutes pour réfléchir et un temps égal pour faire sa leçon;

3° Une épreuve clinique sur un seul malade; il

Voilà donc 35 ou 40 candidats appelés à subir la deuxième épreuve. Quelle sera cette deuxième épreuve d'admissibilité? Faut-il faire une leçon théorique sur un sujet de pathologie? Ne vaudrait-il pas mieux proposer aux candidats une épreuve clinique semblable à la deuxième épreuve actuelle (examen d'un malade et leçon d'un quart d'heure)? Cette seconde hypothèse me paraît préférable, en ce sens qu'elle forcerait les candidats à la gymnastique la plus favorable au développement et au perfectionnement de leurs qualités de cliniciens. Les trois premiers seraient déclarés admissibles et auraient le droit de prendre part au prochain concours de nomination.

Ce concours d'admissibilité pourrait être terminé en douze séances, c'est-à-dire en un mois, y compris, bien entendu, la durée de la lecture des copies. Ainsi réunis, les deux concours ne dépasseraient pas deux mois, comme actuellement notre concours unique. Les travailleurs, une fois admissibles, n'auraient plus qu'à s'entretenir dans la clinique hospitalière et pourraient donner le meilleur de leur temps et de leurs efforts à la préparation de travaux originaux, de recherches personnelles.

Nous ne verrions plus ces cohortes de vétérans respectables, condamnés à repasser, comme des jeunes, leurs *questions*, à l'instar des candidats à l'internat.

On saurait dans le monde des médecins d'avenir qu'après l'admissibilité les aléas sont moindres, la première étape une fois franchie.

Tout le monde y gagnerait, candidats et juges : les premiers par le sentiment de leur demi-nomination, sitôt l'admissibilité acquise, les derniers par la certitude d'un choix plus précis, le nombre des candidats à la nomination étant plus restreint. Enfin la corporation tout entière y trouverait un bénéfice, en relevant à ses propres yeux l'appréciation des efforts déjà récompensés et en assurant enfin aux générations qui nous suivent tous les éléments d'impartiale justice qu'elles attendent de nous.

MAURICE LETULLE.

sera accordé au Candidat dix minutes pour l'examen du malade et quinze minutes pour la dissertation orale devant le Jury, après cinq minutes de réflexion.

Le maximum des points à attribuer pour chacune de ces épreuves est fixé ainsi qu'il suit :

Épreuves d'admissibilité. — Pour la composition écrite : 20 points ; pour l'épreuve clinique : 20 points ; pour la consultation écrite : 20 points.

Épreuves définitives. — Pour les deux opérations sur le cadavre : 30 points ; pour l'épreuve théorique orale : 20 points ; pour l'épreuve clinique : 20 points.

Les épreuves de la première série peuvent être communes à tous les concurrents.

Toutefois, lorsque le nombre des Candidats inscrits pour les Concours aux places de Chirurgien dépassera vingt-quatre, chacune des épreuves de la première série sera éliminatoire. A la suite de la première épreuve, les Candidats ayant obtenu le moins grand nombre de points seront éliminés jusqu'à concurrence du quart du nombre total. A la suite de la deuxième épreuve, une élimination semblable aura lieu jusqu'à concurrence du quart des concurrents restants. La troisième épreuve fixera le nombre réglementaire des Candidats qui prendront part aux épreuves définitives.

Dans les deux premières épreuves, le Jury aura la faculté d'étendre l'élimination à un plus grand nombre de Candidats.

Les épreuves de la seconde série sont subies seulement par les Candidats qui ont été déclarés admissibles.

Accouchements.

Pour les places d'Accoucheur, les Candidats ayant la qualité de Français sont seuls admis à concourir.

Les Accoucheurs qui se présentent au Concours pour les places d'Accoucheur des Hôpitaux doivent justifier qu'ils possèdent depuis cinq ans révolus le titre de docteur, obtenu dans une Faculté de France.

Néanmoins, le temps de Doctorat est réduit à une année pour les Candidats qui justifient de quatre années entières passées dans les Hôpitaux et Hospices de Paris, en qualité d'élèves internes.

Les Candidats qui désirent prendre part au Concours devront se présenter au Secrétariat général de l'Administration pour obtenir leur inscription, en déposant leurs pièces, et signer un registre ouvert à cet effet ; Les Candidats absents de Paris ou empêchés devront demander leur inscription par lettre chargée.

Toute demande d'inscription faite après l'époque fixée par les affiches pour la clôture du registre ne peut être accueillie.

Le Jury du Concours est formé dès que la liste des Candidats a été close.

Cinq jours après la clôture des listes d'inscription, chaque Candidat peut se présenter au Secrétariat général de l'Administration pour connaître la composition du Jury.

Si des Concurrents ont à proposer des récusations, ils forment immédiatement une demande motivée, par écrit et cachetée, qu'ils remettent au Directeur de l'Administration. Si, cinq jours après le délai ci-dessus fixé, aucune demande n'a été déposée, le Jury est définitivement constitué, et il ne peut plus être reçu de réclamations.

Tout degré de parenté ou d'alliance entre un concurrent et l'un des membres du Jury ou entre les membres du Jury donne lieu à récusation d'office de la part de l'Administration.

Le Jury des Concours pour la nomination aux places d'Accoucheur des Hôpitaux se compose de sept membres, dont cinq Accoucheurs ou Chirurgiens ayant dirigé dans les hôpitaux un service spécial d'accouchement, un Médecin et un Chirurgien.

Ils sont pris parmi les Accoucheurs, les Médecins et les Chirurgiens chefs de service des hôpitaux, en exercice ou honoraires.

Les épreuves du Concours pour les places d'Accoucheur des hôpitaux sont réglées de la manière suivante :

Épreuves d'admissibilité. — 1° Une composition écrite sur un sujet d'anatomie et de physiologie ; il est accordé trois heures pour cette composition ;

2° Une épreuve clinique sur une femme enceinte, ou en travail, ou récemment accouchée ; il sera accordé au Candidat dix minutes pour l'examen de la malade, et quinze minutes pour la dissertation devant le Jury, après cinq minutes de réflexion ;

3° Une leçon théorique sur un sujet d'accouchement, de vingt minutes de durée après vingt minutes de préparation ;

4° Deux opérations sur le cadavre.

Épreuves définitives. — 1° Une consultation écrite sur une femme atteinte d'une affection chirurgicale, ou sur un enfant nouveau-né.

Chaque candidat aura dix minutes pour l'examen et quarante-cinq minutes pour la rédaction de cette consultation, qui sera lue immédiatement ;

2° Une épreuve clinique orale sur les femmes enceintes, en travail, ou récemment accouchées ; il sera accordé à chaque Candidat vingt minutes, dont il pourra disposer à son gré pour l'examen de ces deux malades, et trente minutes pour la dissertation, après cinq minutes de réflexion.

Le maximum des points à attribuer pour chacune de ces épreuves est fixé ainsi qu'il suit :

Épreuves d'admissibilité. — Pour la composition écrite : 20 points ; pour l'épreuve clinique : 20 points ; pour l'épreuve théorique : 20 points ; pour les deux opérations sur le cadavre : 20 points.

Épreuves définitives. — Pour la consultation écrite : 20 points ; pour l'épreuve clinique : 30 points.

Les épreuves de la première série sont communes à tous les concurrents.

Toutefois, lorsque le nombre des Candidats inscrits dépassera vingt-quatre, chacune des épreuves de la première série sera éliminatoire. A la suite de la première épreuve, les Candidats ayant obtenu le moins grand nombre de points seront éliminés jusqu'à concurrence du quart du nombre total. A la suite de la deuxième épreuve, une élimination semblable aura lieu jusqu'à concurrence du quart des concurrents restants. La troisième épreuve fixera le nombre réglementaire des Candidats qui prendront part aux épreuves définitives.

Dans les deux premières épreuves, le Jury aura la faculté d'étendre l'élimination à un plus grand nombre de Candidats.

Les épreuves de la seconde série sont subies seulement par les Candidats qui ont été déclarés admissibles.

QUESTIONS DONNÉES AUX CONCOURS :

Médecine.

1872 (1er concours).

Oral. — Zona. — Accidents et complications de la coqueluche. — Des paralysies consécutives aux angines. — Hémiplégie faciale. — Sciatique.

Écrit. — Gangrène pulmonaire (anatomie pathologique et symptômes).

1872 (2e concours).

Oral. — Fièvre intermittente pernicieuse. — Les vomiques. — Angines de poitrine. — La rage. — Hémorrhagies intestinales.
Ecrit. — Rétrécissements de l'œsophage (anatomie pathologique, symptômes, diagnostic et traitement).

1873.

Oral. — Anévrysme de la crosse de l'aorte (signes et diagnostic). — Symptômes de la lithiase biliaire et accidents consécutifs. — Emphysème pulmonaire. — Occlusion intestinale (diagnostic et traitement).
Ecrit. — De la méningite tuberculeuse.

1874.

Oral. — Colique néphrétique. — Hématémèse. — Endocardite aiguë. — Apoplexie pulmonaire. — De l'éclampsie puerpérale.
Ecrit. — Diphtérie en général.

1875.

Oral. — Phlegmatia alba dolens. — Colique hépatique (diagnostic, pronostic et traitement). — Delirium tremens. — De l'érysipèle. — De la pelvi-péritonite.
Ecrit. — Cirrhose du foie.

1876.

Oral. — Péricardite aiguë sèche. — Le muguet. — Scarlatine maligne. — Périnéphrite. — Dilatation des bronches. — Signes et diagnostic de la paralysie générale progressive.
Ecrit. — De l'embolie cérébrale.

1877 (1er concours).

Oral. — La paralysie diphtérique. — Accidents convulsifs de l'albuminurie. — Phlegmon péri-utérin. — Accidents de la vaccine. — Causes et diagnostic des perforations pulmonaires non traumatiques. — Hémiplégie faciale (causes et diagnostic).
Ecrit. — Des affections du foie dans les maladies de cœur.

1877 (2e concours).

Oral. — Apoplexie pulmonaire. — Fièvre catarrhale (grippe). — De l'occlusion intestinale (symptômes, diagnostic et traitement). — De l'hématocèle rétro-utérine. — De la névralgie intercostale.
Ecrit. — De l'athérome artériel.

1878 (1er concours).

Oral. — Stomatite ulcéro-membraneuse. — Empoisonnement par l'ingestion du phosphore. — Paralysie spinale atrophique. — Embolie pulmonaire. — Cancer du foie.
Ecrit. — Complications gangréneuses de la fièvre typhoïde.

1878 (2e concours).

Oral. — Variole hémorrhagique. — Des hydatides du foie (pathologie et diagnostic). — De la gangrène du parenchyme pulmonaire. — Des diarrhées chroniques.
Ecrit. — Anatomie pathologique, diagnostic et modes de traitement de la pleurésie purulente.

1879 (1er concours).

Oral. — Angine laryngée œdémateuse (causes, signes et diagnostic). — Néphrite interstitielle. — Symptômes et diagnostic de l'épilepsie. — Atrophie musculaire progressive (symptômes et diagnostic) — Signes et diagnostic de la péritonite chronique. — Adénopathie bronchique (symptômes et diagnostic).
Ecrit. — Bronchite capillaire (anatomie pathologique et diagnostic).

1879 (2e concours).

Oral. — De la paralysie agitante. — De l'érysipèle de la face. — Du rhumatisme blennorrhagique. — Du goitre exophtalmique. — Symptômes, complications et diagnostic de la lithiase biliaire.
Ecrit. — De l'hémorrhagie méningée (anatomie pathologique et diagnostic).

1880 (1er concours).

Oral. — Séméiologie de la contracture. — De la polyurie non sucrée. — Valeur séméiologique du vertige. — Hémorrhagies rénales. — Paralysie du nerf facial (causes et diagnostic). — De la dyspnée.
Ecrit. — De l'artérite aiguë.

1880 (2e concours).

Oral. — Rhumatisme cérébral. — Des complications du diabète. — Des hémiplégies de la face. — Des complications pulmonaires de la rougeole. — Les parotidites.
Ecrit. — Parallèle des insuffisances mitrales et aortiques.

1881 (1er concours).

Oral. — Des complications de la rougeole. — De la tétanie. — De la typhlite. — De la pleurésie tuberculeuse (symptômes, marche et terminaison). — Diagnostic de l'asthme essentiel. — Encéphalopathie saturnine.
Ecrit. — Parallèle anatomique et chimique entre les méningites cérébrales aiguës.

1881 (2e concours).

Oral. — Angine de poitrine. — Paralysie du nerf radial. — Oreillons. — Insuffisance tricuspidienne. — Cancer de l'utérus (symptômes et complications).
Ecrit. — De l'endocardite ulcéreuse.

1882 (1er concours).

Oral. — De la variole hémorrhagique. — Des roséoles. — Du choléra épidémique (étiologie et symptômes). — Les tænias (histoire naturelle, symptômes, prophylaxie et traitement). — Des accidents de la pleurésie.
Ecrit. — Des néphrites dans les maladies aiguës (anatomie pathologique et symptômes).

1882 (2e concours).

Oral. — Valeur séméiologique de l'anesthésie. — Accidents épileptiques dans les maladies cérébro-spinales. — Des complications pulmonaires dans les maladies de cœur. — Des hémorrhagies dans la tuberculose pulmonaire. — De l'emploi de la digitale dans les maladies du cœur. — De la valeur séméiologique de l'ictère.
Ecrit. — Des kystes hydatiques du foie (symptômes, anatomie, diagnostic et traitement).

1883.

Oral. — De la gangrène pulmonaire. — Gastrites chroniques. — Névralgie faciale. — Paralysie radiale.
Ecrit. — Erysipèle (anatomie pathologique et formes cliniques).

1884 (1er concours).

Oral. — Pleurésie interlobaire. — Cancer de l'intestin. — Hydronéphrose. — Accidents de la vaccine. — Invagination intestinale. — Eclampsie puerpérale.
Ecrit. — Phtisie laryngée.

1884 (2e concours).

Oral. — Néphrite scarlatineuse. — Crises viscérales de l'ataxie locomotrice. — Complications du cancer de l'utérus. — Paralysie agitante. — Hémoptysies dans la tuberculose pulmonaire. — De la pleurésie sèche. — Symptômes et diagnostic des dégénérescences secondaires de la moelle épinière. — Des ulcérations de la langue.
Ecrit. — Phlegmatia alba dolens.

1884 (3e concours).

Oral. — Des complications pulmonaires de la fièvre typhoïde. — De la dégénérescence graisseuse du cœur. — Rhumatisme chronique primitif. — Pathogénie et symptômes des embolies pulmonaires. — Causes, signes et diagnostic de la névralgie sciatique. — Des angines de poitrine symptômatiques. — De la migraine.
Ecrit. — Causes, anatomie pathologique des différentes variétés de la cirrhose hépatique.

1885 (1er concours).

Oral. — Adénopathie bronchique. — Causes, signes et diagnostic de la péritonite chronique généralisée. — De la tétanie. — Dilatation des bronches. — Symptômes et diagnostic de la sclérose en plaques. — Fièvres palustres pernicieuses.
Ecrit. — Des tumeurs du rein.

1885 (2e concours).

Oral. — Des paralysies alcooliques. — De la paralysie pseudo-hypertrophique de l'enfance. — De la sclérodermie. — Vertige de Ménière.
Ecrit. — Le rachitisme.

1886.

Oral. — Des causes de mort chez les diabétiques. — Diagnostic différentiel de la variole, de la scarlatine et de la rougeole pendant la période d'invasion. — Zona. — Causes, symptômes et diagnostic des perforations intestinales. — Colique néphrétique.
Ecrit. — Pleurésie purulente (anatomie pathologique, symptômes et diagnostic).

1887.

Oral. — Diagnostic différentiel des hémi-anesthésies. — Diagnostic différentiel des angines ulcéreuses. — De la varicelle. — De la chlorose. — Diagnostic de l'hémorrhagie cérébrale. — Diagnostic différentiel du cancer de l'estomac. — Cholécystite.
Ecrit. — Sclérose pulmonaire (anatomie pathologique, symptômes et traitement).

1888.

Ecrit. — Etude anatomique, physiologique et séméiologique du tremblement.
Oral. — Des rétrécissements de l'artère pulmonaire. — De l'hémoglobinurie paroxystique.

1889.

Ecrit. — De la sclérose du cœur.
Oral. — Valeur séméiologique de la polyurie. — La fièvre dans les maladies du foie.

1890 (1er concours).

Ecrit. — Albuminurie scarlatineuse.
Oral. — Paralysie diphtérique. — Tuberculose des ganglions trachéo-bronchiques.

1890 (2e concours).

Ecrit. — Des ictères graves.
Oral. — Goutte aiguë. — Des localisations cérébrales.

1891 (1er concours).

Ecrit. — Du rein goutteux (anatomie pathologique et symptômes).
Oral. — Rhumatisme blennorrhagique. — Gangrène pulmonaire.

1891 (2e concours).

Ecrit. — Des myocardites aiguës (anatomie pathologique).
Oral. — Des tachycardies. — De la paraplégie douloureuse.

1892.

Ecrit. — Des embolies pulmonaires.
Oral. — De la sclérose pulmonaire. — De la symphyse cardiaque. — Du coma diabétique.

1893 (1er concours).

Ecrit. — Des méningites cérébrales aiguës non tuberculeuses (diagnostic clinique, anatomie et bactériologie).
Oral. — Oreillons. — Diagnostic du cancer de l'estomac.

1893 (2e concours).

Ecrit. — Kystes hydatiques du foie (anatomie pathologique et indications du traitement).
Oral. — Paralysie diphtérique. — Zona.

1894 (1er concours).

Ecrit. — Etude anatomique et clinique des lésions broncho-pulmonaires dans la fièvre typhoïde. (Questions restées dans l'urne : Des artérites syphilitiques. — Des infections veineuses).
Oral. — Du pouls ralenti. — Des mélanodermies.

1894 (2e concours).

Ecrit. — Entérite tuberculeuse. (Questions restées dans l'urne : Leucocythémie. — Cancer du poumon).
Oral. — Séméiologie de la constipation. — Syncope.

1895 (1er concours).

Ecrit. — Des suppurations intra-hépatiques. (Questions restées dans l'urne : Déterminations bronchopulmonaires de la grippe. — Le poumon chez les cardiaques).
Oral. — La mort dans les néphrites chroniques. — Les purpuras.

1895 (2e concours).

Ecrit. — Des artérites cérébrales aiguës et chroniques. (Questions restées dans l'urne :   ).
Oral. — Paralysie du nerf moteur oculaire commun. — Des chloroses symptomatiques.

1895 (3e concours).

Ecrit — Des cirrhoses hypertrophiques du foie (pathogénie, anatomie pathologique et formes cliniques). (Questions restées dans l'urne : Des coagulations intra-veineuses dans les maladies dystrophiques et infectieuses. — Cavernes pulmonaires).
Oral. — Tuberculose buccale. — De l'intoxication par l'oxyde de carbone.

1896 (1er concours).

Ecrit. — Paralysie infantile. (Questions restées dans l'urne : Phlébite infectieuse. — Tuberculose du rein.
Oral. —

Chirurgie.

1853. — *Médecine opératoire.* — Ligature de l'artère humérale à la partie moyenne du bras. Ablation du premier métacarpien en conservant le pouce.
1858 (1er concours). *Médecine opératoire.* — Ligature de l'artère linguale. Amputation partielle du pouce (procédé Lisfranc).
1858 (2e concours). *Médecine opératoire.* — Ligature de l'artère fémorale au niveau de son entrée dans la gaine du 3e adducteur. Extirpation du 5e métacarpien et du petit doigt.
1860. — *Médecine opératoire.* — Ligature de l'artère poplitée. Amputation partielle du pied dans l'articulation tarso-métatarsienne.
1863. — *Médecine opératoire.* — Ligature de l'artère cubitale. Amputation de deux métatarsiens.
1864 (1er concours). *Médecine opératoire.* — Ligature de l'artère poplitée. Ablation du 1er métacarpien du pouce.
1864 (2e concours). *Médecine opératoire.* — Ligature de l'artère cubitale à la partie moyenne. Désarticulation tarso-métatarsienne.
1865. — *Médecine opératoire.* — Ligature de l'artère linguale. Extirpation du 1er métacarpien.
1872. — *Ecrit.* — Du périoste ; abcès sous-périostiques.
Oral. — De l'hématocèle des organes génitaux de l'homme ; des luxations traumatiques de la rotule. — Du panaris.

Médecine opératoire. — Ligature de l'artère cubitale à l'union de son tiers supérieur avec le tiers moyen. Désarticulation du gros orteil.

1873. — *Ecrit.* — De la trachée et des rétrécissements de la trachée.

Oral. — Des kystes du cordon testiculaire. — Phlegmon de l'orbite. — Phlegmon péri-néphrétique.— Corps étrangers de l'articulation du genou.

Médecine opératoire. — Ligature de l'artère linguale. Résection de l'articulation du coude. — Ligature de l'artère sous-clavière en dehors des scalènes. Résection d'une moitié de la mâchoire inférieure.

1874. — *Ecrit.* — La prostate; les calculs vésicaux.

Oral. — Fractures compliquées de plaies. — Imperforation de l'anus. — Plaies des intestins. — Hernies ombilicales.

Médecine opératoire. — Ligature de l'artère fémorale au milieu de la cuisse. Désarticulation tarso-métatarsienne. — Ligature de l'artère cubitale au tiers supérieur. Résection de la tête de l'humérus.

1875. — *Ecrit.* — Anatomie générale des artères; hémorrhagies secondaires.

Oral. — Rétrécissements traumatiques de l'urèthre chez l'homme. — Anévrysme artérioso-veineux du pli du coude. — Les phlegmons des ligaments larges. — Emphysème traumatique.

Médecine opératoire. — Ligature de la tibiale antérieure à la partie moyenne de la jambe. Amputation sous-astragalienne. — Ligature de l'artère fémorale dans le canal du 3e adducteur. Amputation du 5e métatarpien avec le doigt correspondant.

1876. — *Ecrit.* — Structure des nerfs; des névromes.

Oral. — De la contusion du cerveau. — Du torticolis. — De la grenouillette.

Médecine opératoire. — Ligature de la cubitale à l'union du tiers supérieur et du tiers moyen. Des articulations du poignet.

1877. — *Ecrit.* — Développement des os longs; périostite phlegmoneuse diffuse.

Oral. — Tumeurs à myéloplaxes des mâchoires. — Ectopie testiculaire. — Syndactylie. — Prolapsus rectal.

Médecine opératoire. — Ligature de la carotide externe. Désarticulation du coude. — Ligature de l'iliaque externe. Désarticulation tibio-tarsienne.

1878 (1er concours). *Ecrit.* — Enveloppes du testicule. — Hématocèle de la tunique vaginale.

Oral. — Du taxis dans les hernies (indications et accidents). — Du diagnostic et des indications thérapeutiques des polypes naso-pharyngiens. — Des plaies des articulations. — Des contusions du périnée.

Médecine opératoire. — Ligature de l'artère sous-clavière en dehors des scalènes. Amputation de la jambe au lieu d'élection, procédé à lambeau externe. — Ligature de l'artère tibiale antérieure au tiers supérieur. Désarticulation des deux derniers métatarsiens (4e et 5e) avec ablation des orteils correspondants.

1878 (2e concours). *Ecrit.* — Articulation du coude; indications et contre-indications des amputations immédiates.

Oral. — Phlegmon de la fosse iliaque. — Plaies pénétrantes de poitrine. — Des tumeurs érectiles.

Médecine opératoire. — Ligature de la fémorale à la partie moyenne de la cuisse. Amputation sous-astragalienne. — Ligature de l'artère humérale à la partie moyenne du bras. Désarticulation de l'épaule.

1879. — *Ecrit.* — Région anale; de l'imperforation anale.

Oral. — Fracture du col du fémur. — Hernie crurale étranglée. — Diagnostic et traitement de l'anévrysme spontané de l'artère poplitée. — Diagnostic et traitement du cancer de la langue.

Médecine opératoire. — Ligature de l'artère iliaque externe. Amputation médio-tarsienne, dite de Chopart.

1880. — *Ecrit.* — Veines du cou; grenouillette.

Oral. — Epithélioma des lèvres. — Des luxations traumatiques récentes, coxo-fémorale, sous-pubienne et ovalaire. — Torticolis.

Médecine opératoire. — Ligature de l'artère axillaire sous la clavicule. Amputation de la jambe au lieu d'élection. — Ligature de l'artère tibiale antérieure, partie moyenne. Résection de l'extrémité supérieure de l'humérus.

1881. — *Ecrit.* — Structure des veines; hémorrhagie veineuse.

Oral. — De l'anthrax. — Fracture de l'extrémité infé-rieure du fémur. — Mal perforant du pied. — Accidents des hernies ombilicales et moyens d'y remédier.

Médecine opératoire. — Ligature de l'artère humérale à la partie moyenne du bras. Désarticulation de l'épaule. — Ligature de la fémorale immédiatement au-dessous de l'arcade crurale. Désarticulation médio-tarsienne (Chopart).

1882. — *Ecrit.* — Synoviales de la main; plaies artérielles de la main.

Oral. — Diagnostic et traitement de l'étranglement interne. Hernie du poumon. — Fractures du bassin. — Kystes du corps thyroïde.

Médecine opératoire. — Ligature de l'artère carotide externe. Désarticulation du 5e métacarpien avec le doigt correspondant. — Ligature de l'artère fémorale dans le canal du 3e adducteur. Amputation tarso-métatarsienne dite de Lisfranc. — Ligature de l'artère iliaque externe.

1883. — *Ecrit.* — Muqueuse pituitaire; polypes naso-pharyngiens.

Oral. — Hernie crurale étranglée. — Diagnostic et traitement de la fracture du col du fémur. — Diagnostic et traitement des kystes hydatiques du foie. Fractures de côtes. — Signes, diagnostic et indications thérapeutiques des calculs vésicaux.

Médecine opératoire. — Ligature de l'artère fémorale à sa partie moyenne. Amputation du bras à la partie moyenne. — Ligature de l'artère humérale au pli du coude. Désarticulation médio-tarsienne, dite de Chopart.

1884 (1er concours). *Ecrit.* — Tissu osseux; fractures spontanées.

Oral. — Des accidents des grosses hernies inguinales. — Des rétrécissements pathologique et diagnostic des kystes et tumeurs de l'ovaire. — Des fistules uro-génitales chez la femme.

Médecine opératoire. — Ligature de l'artère fémorale à la partie moyenne. Désarticulation du poignet à lambeau palmaire. — Ligature de l'iliaque externe. Amputation de cuisse au tiers inférieur avec lambeau antérieur.

1884 (2e concours). *Ecrit.* — Structure des artères; de la réunion par première intention.

Oral. — Luxations anciennes de l'épaule. — Diagnostic des ulcérations de la langue. — Diagnostic et traitement de l'étranglement interne.

Médecine opératoire. — Ligature de l'artère fémorale à la partie moyenne. Désarticulation du coude. — Ligature de l'artère linguale. Résection de l'extrémité supérieure de l'humérus.

1885. — *Ecrit.* — Articulation de la tête avec la colonne vertébrale; torticolis.

Oral. — Des kystes du maxillaire. — Le genu valgum. — La cataracte traumatique. — Ruptures traumatiques de l'urèthre. — Lésions traumatiques du rein.

Médecine opératoire. — Ligature de l'artère humérale à la partie moyenne du bras. Amputation de la jambe au lieu d'élection. — Ligature de l'artère radiale à l'union du tiers supérieur et du tiers moyen de l'avant-bras. Amputation du premier métatarsien avec le gros orteil.

1886. *Ecrit.* — Gaines tendineuses du poignet; de la synovite fongueuse des gaines tendineuses.

Oral. — Des hémorrhoïdes (anatomie pathologique et traitement). — Cancer de la langue. — La tuberculose testiculaire. — Diagnostic et traitement des fibromes utérins.— Diagnostic et traitement des kystes hydatiques du foie.

Médecine opératoire. — Ligature de l'artère carotide primitive. Amputation de la cuisse au tiers inférieur. — Ligature de l'artère cubitale au tiers supérieur de l'avant-bras. Désarticulation de Chopart.

1887. *Ecrit.* — Creux poplité; tuberculose articulaire.

Oral. — Diagnostic de la coxalgie. — Imperforations congénitales de l'anus. — Diagnostic et traitement des rétrécissements du rectum. — Signes et diagnostic des polypes naso-pharyngiens.

Médecine opératoire. — Ligature de l'artère iliaque externe. Désarticulation métatarsienne dite de Lisfranc. — Ligature de l'artère axillaire sous la clavicule. Désarticulation du poignet.

1888. *Ecrit.* — Région du cou-de-pied; variétés et anatomie pathologique des pieds bots.

Oral. — Diagnostic et traitement des kystes hydatiques du foie. — Des angiomes.

Médecine opératoire. — Ligature de l'artère fémorale

a l'anneau du troisième adducteur. Amputation de Chopart.

1889. *Ecrit.* — Région sus-hyoïdienne. Fractures du maxillaire inférieur.
Oral. — Anatomie pathologique des rétrécissements de l'urèthre chez l'homme.
Médecine opératoire. — Ligature de l'artère cubitale à l'union du tiers supérieur et du tiers moyen. Amputation tarso-métatarsienne, dite de Lisfranc.

1890. *Ecrit.* — Corps thyroïde; traitement des tumeurs du corps thyroïde.
Oral. — Diagnostic et traitement du cancer du rectum. — Diagnostic et traitement des plaies de l'intestin.
Médecine opératoire. — Ligature de l'artère fémorale à l'anneau du troisième adducteur. Désarticulation du coude.

1891. *Ecrit.* — Région périnéale antérieure; des abcès veineux.
Oral. — Des hémorrhoïdes. — Des fistules à l'anus.
Médecine opératoire. — Ligature de l'artère axillaire au-dessous de la clavicule. Amputation de Lisfranc.

1892. *Ecrit.* — Région de l'aisselle; anévrysmes axillaires.
Oral. — Luxation congénitale de la hanche. — Fracture de la base du crâne.
Médecine opératoire. — Ligature de l'artère tibiale antérieure à la partie moyenne de la jambe. Désarticulation de l'épaule.

1893. *Ecrit.* — Œsophage; rétrécissement non cancéreux de l'œsophage.
Oral. — Des épanchements sanguins traumatiques intracrâniens. — Diagnostic ci traitement du cancer de la langue.
Médecine opératoire. — Ligature de l'artère axillaire dans l'aisselle. Amputation tarso-métatarsienne ou de Lisfranc.

1894. *Ecrit.* — Ombilic; Des hernies ombilicales chez l'adulte.
(Questions restées dans l'urne : Paume de la main; rétraction de l'aponévrose palmaire. — Région anale; imperforation de l'anus et du rectum.)
Oral. — Constriction permanente des mâchoires. — Kystes congénitaux du cou.
Médecine opératoire. — Ligature de l'artère carotide externe. Ablation du cinquième métacarpien avec conservation du doigt correspondant.

1895 (1er concours). *Ecrit.* — Creux poplité; anévrysme du creux poplité.
Oral. — De l'anthrax. — De la grenouillette.
Médecine opératoire. — Ligature de la carotide primitive. Désarticulation du poignet.

1895 (2e concours). *Ecrit.* — Région temporale; complications de l'otite moyenne suppurée.
Oral. — Rétrécissements cicatriciels de l'œsophage. — Rétraction de l'aponévrose palmaire.
Médecine opératoire. — Ligature de l'iliaque externe. Désarticulation sous-astragalienne.

Accouchements.

1882. *Ecrit.* — Structure de l'estomac; du vomissement.
Oral. — De l'accouchement dans les positions occipito-postérieures; des affections abdominales qui peuvent simuler la grossesse. — Du cancer du col utérin au point de vue de la grossesse et de l'accouchement.
Médecine opératoire. — Ligature de l'artère crurale au tiers supérieur de la cuisse. Désarticulation radio-carpienne.

1883. *Ecrit.* — Vaisseaux sanguins du rein; fonctions du rein.
Oral. — De l'inversion utérine dans l'état puerpéral. — Diagnostic et traitement des ruptures utérines.
Médecine opératoire. — Ligature de l'artère humérale à sa partie moyenne. Amputation du pouce.

1884. *Ecrit.* — Paroi antéro-latérale de l'abdomen; de l'effort.
Oral. — Dystocie dans les accouchements gémellaires.
Médecine opératoire. — Ligature de l'artère axillaire au creux de l'aisselle. Amputation médio-tarsienne (dite de Chopart).

1885. *Ecrit.* — Vessie de la femme (anatomie et physiologie).
Oral. — De la dystocie dans les cas de corps fibreux de l'utérus. De la rigidité de l'orifice utérin pendant le travail de l'accouchement.
Médecine opératoire. — Ligature de l'humérale au pli du coude. Désarticulation de l'épaule.

1886. *Ecrit.* — Trompes utérines (anatomie et physiologie).
Oral. — Déviation du col de l'utérus pendant le travail de l'accouchement. — Des perforations centrales du périnée.
Médecine opératoire. — Ligature de l'artère fémorale à la base du triangle de Scarpa. Ablation du premier métatarsien avec l'orteil.

1889. *Ecrit.* — Mamelle (anatomie et physiologie).
Oral. — Signes, diagnostic et traitement de la môle hydatiforme. De l'accouchement dans les cas de présentation de la face.
Médecine opératoire. — Ligature de l'artère radiale au tiers inférieur de l'avant-bras. Désarticulation du coude.

1891. *Ecrit.* — Régions périnéale et anale chez la femme; miction et défécation.
Oral. — De la grossesse tubaire. — Des kystes de l'ovaire compliquant la grossesse et l'accouchement. — Des difficultés du troisième temps de la version podalique par manœuvres internes. — De la rupture prématurée des membranes.
Médecine opératoire. — Ligature de l'artère fémorale dans le canal de Hunter. Désarticulation du premier métatarsien avec l'orteil.

1894. *Ecrit.* — Structure de l'ovaire; ovulation.
Oral. — Diagnostic des rétrécissements du bassin. — De la mort du fœtus pendant la grossesse et l'accouchement (diagnostic, pronostic et traitement).
Médecine opératoire. — Ligature de l'artère humérale au pli du coude. Désarticulation du premier métatarsien avec l'orteil correspondant.

ASSISTANTS

En vertu d'un arrêt du 2 mars 1895, sont officiellement reconnus des assistants de plusieurs ordres:

1° *Chirurgiens assistants.* — La moitié des chirurgiens des hôpitaux peuvent être attachés à des services de chirurgie généraux ou spéciaux, à titre de chirurgiens assistants.

Les chirurgiens auxquels des assistants peuvent être attachés seront désignés par le directeur de l'administration après avis du conseil de surveillance et choisis parmi les chirurgiens ayant au moins dix ans de services comme chirurgiens chefs de service.

Les assistants de chirurgie sont nommés par le directeur de l'administration sur la proposition du chef de service.

Pendant la durée de leurs fonctions, ils ne pourront prendre part à la direction des services temporaires, ni au service des suppléants, sauf pendant la période des vacances (15 juillet, 15 octobre).

Ils assureront la suppléance des chirurgiens chefs de services auxquels ils sont attachés, pendant les congés de ces derniers; mais cette suppléance ne pourra se prolonger au delà de trois mois.

Les assistants de chirurgie reçoivent une indemnité annuelle de 1.200 francs.

La cessation des fonctions du chef de service entraînera la cessation des fonctions de l'assistant.

2° *Assistants de consultation.* — Les assistants de consultation sont chargés, à défaut de chirurgien des hôpitaux, d'assurer le service des consultations.

Ils sont nommés pour deux ans et peuvent être maintenus en fonctions, pendant une troisième année, par le directeur de l'administration sur l'avis du conseil de surveillance.

Ils ont droit chaque année à un congé de quinze jours.

Il leur est alloué un jeton de présence par consultation pour les hôpitaux du centre et deux jetons pour les hôpitaux excentriques.

3° *Assistants des services spéciaux de chirurgie.* —

Ils sont nommés par le directeur de l'assistance publique et choisis parmi les docteurs en médecine comptant quatre années d'internat dans les hôpitaux de Paris.

Nommés pour deux ans, ils peuvent être maintenus une troisième année par le directeur de l'administration sur l'avis du conseil de surveillance.

Ils reçoivent une indemnité annuelle de 1.200 fr.

La cessation des fonctions du chef de service entraîne la cessation de leurs fonctions.

INTERNES

Les internes sont au nombre d'environ 230 à 240 titulaires, 47 provisoires et 2 lauréats.

Ils exercent leurs fonctions pendant quatre ans; s'ils sont reçus docteurs pendant le temps de leur internat, ils quittent immédiatement leur service. Une exception est faite en faveur des internes de quatrième année, qui peuvent soutenir leur thèse pendant les deux derniers mois de leur exercice.

Les internes touchent une indemnité de : 600 francs, la 1re année; 700 francs, la 2e année; 800 francs, la 3e année; 1,000 francs, la 4e année.

Ils sont d'habitude logés; dans le cas contraire, ils reçoivent une indemnité de 600 francs.

Dans les hôpitaux excentriques (Tenon, Bichat, Broussais, Hérold, Sainte-Périne) et dans les hospices extra-muros (Bicêtre, Ivry, Ménages), ils reçoivent, en outre, une indemnité de déplacement calculée à raison de 300 francs par an.

Sans nous reporter à un règlement suranné, disons qu'ils ont pour fonctions d'assister le chef de service, de le suppléer en son absence dans la mesure de leurs moyens et d'assurer personnellement le service de garde de l'hôpital auquel ils sont attachés.

D'après la circulaire du 30 septembre 1895 du directeur général, les admissions d'urgence, en dehors des heures de consultation, doivent être faites après avoir pris avis de l'interne de garde; cet avis, qui jusqu'à présent n'était que facultatif, devient maintenant obligatoire. Il n'y a qu'en cas d'extrême urgence, « quand la gravité des blessures est extrême, quand l'urgence de l'admission est de toute certitude, lorsque l'interne de garde retenu dans son service est dans l'impossibilité absolue de faire un examen immédiat et qu'il y aurait de réels inconvénients à attendre qu'il soit devenu libre[1] » que le directeur de l'hôpital pourra se soustraire à cette obligation.

La suppression des consultations de l'après-midi, au bureau central, pouvant entraîner, surtout au début, une augmentation dans les demandes d'admission d'urgence au courant de la journée et occasionner des dérangements plus fréquents pour l'interne de garde, il y aura peut-être lieu de renforcer le service de garde dans certains hôpitaux. Pour ce faire, on diviserait le service entre deux internes dont l'un s'occuperait exclusivement des salles et l'autre des admissions, ou bien on le confierait à deux internes, l'un de médecine, l'autre de chirurgie, qui se partageraient le service interne de l'hôpital et le service des admissions suivant la nature des affections. Si l'une ou l'autre de ces solutions était adoptée, ce surcroît des obligations imposées aux internes donnerait lieu à une indemnité.

Les internes doivent faire exactement leur garde et la contre-visite du soir. C'est à dessein que dans l'article du règlement relatif aux admissions d'urgence les mots *internes de garde* ont été substitués à ceux d'*élèves de garde*, afin qu'il soit bien entendu que l'élève appelé à se prononcer sur l'admission des malades doit appartenir à la catégorie des élèves officiellement désignés pour faire fonction d'interne.

Quant à la contre-visite du soir, elle devient d'autant plus nécessaire qu'avec la réglementation nouvelle les malades reçus dans le courant de la journée à la consultation ou par voie d'urgence ne seront plus placés comme actuellement dans tel ou tel service, mais dans tous les services de l'hôpital indistinctement.

Enfin, le directeur peut s'opposer à la réception par voie d'urgence de malades pouvant attendre la consultation du lendemain et dont l'admission serait déterminée plutôt par une bienveillante complaisance que par la gravité de la situation.

CONCOURS D'INTERNAT

Le concours d'internat a lieu, en général, à la fin d'octobre, à une date fixée par l'Administration des hôpitaux. Il sert en même temps de concours pour les prix d'externat.

MM. les élèves externes en médecine et en chirurgie de deuxième et de troisième année étaient autrefois tenus de prendre part au concours des Prix, sous peine d'être rayés des cadres des élèves des hôpitaux et hospices. Cette obligation a été supprimée par le nouveau règlement.

Le nombre des candidats à l'internat et des places à donner a subi depuis dix ans une progression ascendante, ainsi qu'il résulte du tableau suivant[1].

NOMBRE DES CANDIDATS

Années.	Inscrits.	Ayant déposé une copie.	Ayant lu leur copie.	Admissibles à l'oral.	Nommés	
					internes.	provisoires
1883....	317	208	157	150	57	47
1884....	317	218	187	115	48	46
1885....	328	210	168	123	45	53
1886....	329	224	170	120	52	44
1887....	361	222	165	131	60	46
1888....	390	249	182	141	54	42
1889....	386	223	176	132	50	52
1890....	403	265	208	119	48	56
1891....	450	266	187	162	59	66
1892....	466	313	235	153	66	66
1893....	494	330	277	162	61	49
1894....	548	347	260	163	58	73
1895....	...	...	...	...	..	..

---

1. Rapport de M. Périer au Conseil de surveillance.

1. Voyez *Presse médicale*, 30 décembre 1893.

Conditions d'admission au concours et formalités à suivre. — Les candidats qui désirent prendre part au concours devront se présenter au secrétariat général de l'administration pour obtenir leur inscription, en déposant leurs pièces, et signer au registre ouvert à cet effet, quinze jours au moins avant l'ouverture de ce concours. Les candidats absents de Paris ou empêchés devront demander leur inscription par lettre chargée.

Les élèves externes reçus au concours ont seuls le droit de se présenter pour les places d'élèves internes.

Ils ne sont inscrits pour le coucours de l'internat que sur le vu des pièces ci-après :

1° Un certificat constatant leur service en qualité d'externe au moins depuis le 1er février précédent[1].

2° Des certificats délivrés par les médecins ou chirurgiens et par les directeurs des Etablissements dans lesquels ils ont fait un service en qualité d'externe et attestant leur exactitude, leur subordination et leur bonne conduite.

Aux termes du règlement, les candidats parvenus à l'expiration de leur troisième année d'externat ne peuvent être nommés internes provisoires et en exercer les fonctions que s'ils se sont fait de nouveau recevoir externes.

Par application de cette disposition, les externes de troisième année qui n'auront pas subi de nouveau le concours de l'externat seront malgré leur rang exclus de la liste des internes provisoires.

Le jury se compose de dix membres, dont quatre médecins, quatre chirurgiens et deux accoucheurs, tirés au sort parmi les médecins, chirurgiens et accoucheurs chefs de service des hôpitaux et hospices, en exercice ou honoraires, et parmi les médecins, chirurgiens et accoucheurs des hôpitaux.

Un même membre ne peut faire partie deux années de suite du jury.

Membre des jurys depuis 1890.

1890. — Polaillon, Robin, Raymond, Letulle, Richelot, Tuffier, Champetier de Ribes.
1891. — Millard, Blum, Périer, Richard, Bonnaire, Gilbert, H. Martin.
1892. — Ferrand, Broca, Josias, Guinard, Hartmann, Roger, Boissard.
1893. — Besnier, Kirmisson, Potherat, Michaux, Moutard-Martin, Muselier, Polaillon.
1894. — Alph. Guérin, Th. Anger, Tapret, Thoinot, Delens, Darier, Boissard.
1895. — Audhoui, Pozzi, Hallopeau, Sevestre, Segond, Mathieu, Delbet, Rochard, Porak, Bonnaire.

Epreuves. — Les épreuves pour les concours aux places d'élèves internes en médecine et en chirurgie sont réglées comme suit :

1° Une épreuve d'admissibilité, consistant en une composition écrite sur l'anatomie et la pathologie, pour laquelle il sera accordé deux heures.

Le jury se dédouble, pour entendre la lecture des copies déposées par les candidats, en deux sections composées chacune de cinq membres, deux médecins, deux chirurgiens et un accoucheur, et chargées de juger : l'une, la question d'anatomie; l'autre, la question de pathologie.

Chacune des sections du jury fonctionne séparément dans les formes qui vont être déterminées ci-après :

Les candidats rédigent leur composition d'anatomie et leur composition de pathologie sur deux cahiers séparés qu'ils réunissent ensuite sous une même couverture après les avoir signées l'une et l'autre.

Dans une séance spéciale, le président du jury,

assisté de l'un de ses collègues, et en présence des candidats, tire au sort, et une à une, toutes les copies qui ont été déposées. Les noms que portent ces copies sont transcrits au fur et à mesure sur une liste et numérotés dans l'ordre du tirage. Les copies d'anatomie et les copies de pathologie sont séparées au fur et à mesure et placées dans l'ordre du tirage, dans des cartons distincts.

Immédiatement après cette opération, il est procédé, par la voie du tirage au sort, à la constitution des deux sections du jury; la première section constituée est la section d'anatomie.

La section d'anatomie entend la lecture des copies dans l'ordre normal établi par le tirage au sort; pour la section de pathologie, l'ordre des lecture est déterminé ainsi qu'il suit : la liste numérotée des candidats étant divisée par moitié, les lectures commencent par la deuxième moitié pour se continuer ensuite par la première; dans chacune de ces deux séries on suit l'ordre du numérotage.

Lorsque la liste des candidats admis à prendre part à la deuxième épreuve a été arrêtée d'après l'addition des points obtenus dans chacune des deux sections du jury, celui-ci se reconstitue, par la réunion de ses deux sections, pour procéder, dans les formes ordinaires, à l'épreuve orale.

Pour la nomination des internes en médecine, la liste des candidats appelés à subir les épreuves de la deuxième série se compose d'un nombre triple de celui des places vacantes.

Par exception, les candidats qui doivent être appelés sous les drapeaux à la fin de l'année sont admis à subir consécutivement les deux épreuves réglementaires dès l'ouverture du concours.

A cet effet, leurs compositions sont mises à part, lors du tirage général des copies, pour être lues dans chacune des deux sections, dès les premières séances, dans les formes prescrites.

Cette lecture terminée, ces candidats sont appelés à subir l'épreuve orale devant les deux sections du jury réunies.

Ces deux sections se séparent ensuite pour entendre la lecture des autres candidats.

Le maximum des points à attribuer pour chacune des épreuves du concours est fixé comme il suit.

Pour la composition écrite :

Epreuve d'anatomie, 15 points; épreuve de pathologie, 15 points = 30 points.

Pour l'épreuve orale, 20 points.

2° Une épreuve orale sur l'anatomie et la pathologie. Il sera accordé dix minutes à chaque candidat pour développer, après dix minutes de réflexion, la question qui lui sera échue.

Au début de chaque séance, le président tire dix noms parmi les noms des concurrents qui n'ont pas encore subi l'épreuve orale.

Les candidats ainsi désignés subissent leurs épreuves dans l'ordre fixé par le sort.

A chaque séance de l'épreuve orale, l'une des questions arrêtées par le jury porte ou peut porter sur un sujet d'accouchements ou afférent aux accouchements.

Classement des candidats. — Les opérations terminées, le jury procède au classement des candidats, et, par suite, les prix, accessits et mentions sont décernés aux quatre premiers élèves dans l'ordre de leur nomination.

Le jugement définitif porte sur l'ensemble des épreuves de la première et de la deuxième série. Le jury se fait présenter, au moment de porter son jugement, les notes confidentielles qui ont été délivrées par les chefs de service aux candidats, depuis qu'ils remplissent les fonctions d'externes dans les hôpitaux.

Dans les concours ayant pour objet le choix des

---

1. Depuis le 1er mai pour l'année 1895.

élèves internes en médecine et en chirurgie, le jury décide s'il existe un nombre de concurrents suffisamment instruits pour remplir toutes les places vacantes.

Internes provisoires. — Lorsque le nombre des candidats capables d'être nommés dépasse celui des places à donner, le jury dresse une liste supplémentaire composée de concurrents non nommés, mais qu'il déclare néanmoins capables de suppléer, au besoin, les titulaires et qu'il classe dans l'ordre de mérite. Ces élèves reçoivent le nom d'internes provisoires.

Ils sont destinés à pourvoir aux vacances qui peuvent survenir pendant l'année; en outre un certain nombre d'entre eux sont attachés, soit pour toute l'année, soit pour une période de plusieurs mois, à certains services de médecine ou de chirurgie dans lesquels on ne met pas de titulaires pour ne pas augmenter outre mesure le nombre de ces derniers.

QUESTIONS POSÉES AU CONCOURS DE L'INTERNAT

Questions écrites

1861. Structure du rein. — Hématurie.

1862. Région inguinale. — Signes et diagnostic de l'étranglement intestinal au point de vue médical et chirurgical.

1863. Muscles intercostaux, leurs usages. — Fractures des côtes.

1864. Cordon testiculaire. — Varicocèle et son traitement.

1865. Diaphragme. — Pleurésie.

1866. Veine porte. — Ascite.

1867. Artères de l'intestin. — Signes et diagnostic des hémorragies intestinales.

1868. Muscles intrinsèques du larynx. — Caractères différentiels des laryngites.

1869. Médiastin postérieur. — Diagnostic du pneumothorax.

1871. Trachée et bronches. — Corps étrangers des voies aériennes.

1872. Vertèbres cervicales. — Signes et diagnostic du mal de Pott.

1873. Circulation du foie. — Cirrhose (signes et diagnostic).

1874. Rapports de l'œsophage. — Rétrécissements de l'œsophage.

1875. De l'endocarde. — Des endocardites.

1876. Cæcum. — Ulcérations intestinales.

1877. Vaisseaux sanguins du poumon. — Gangrène pulmonaire.

1878. Structure du rein. — Diagnostic et valeur séméiologique de l'albuminurie.

1879. Testicule. — Tuberculose du testicule.

1880. Voile du palais. — Erysipèle spontané de la face.

1881. Col de l'utérus. — Polypes de l'utérus.

1882. Nerf récurrent. — Anatomie pathologique, signes et diagnostic de l'apoplexie pulmonaire.

1883. Région poplitée. — Gangrène sénile.

1884. Voies biliaires (anatomie et physiologie); signes, diagnostic et traitement des kystes hydatiques du foie.

1885. 1er concours annulé par suite d'un incident : Rapports de l'estomac et du duodénum. — Anatomie pathologique, signes et diagnostic du choléra asiatique. — 2e concours : Circonvolutions de la face externe du cerveau. — Causes et signes de l'hémiplégie.

1886. Grand épiploon. — Signes et diagnostic de la péritonite tuberculeuse. [Canal thoracique; adénopathie trachéo-bronchique. — Sinus de la dure-mère; fractures du rocher[1]].

1887. Veines jugulaires. — Erysipèle de la face. — [Diaphragme, anatomie et physiologie; diagnostic de la pleurésie aiguë. — Veine porte extrahépatique; signes,

---

1. Les questions mises entre crochets sont restées dans l'urne.

diagnostic et terminaison de l'étranglement herniaire]. — Dans une première séance annulée par suite d'incidents tumultueux, on avait donné : Rapports du rectum chez la femme; signes et diagnostic de la fièvre typhoïde. — [Veines saphènes; varices du membre inférieur sauf le traitement. — Nerf crural; tétanos].

1888. Triangle de Scarpa. — Symptômes et diagnostic de l'étranglement herniaire. — [Bronches et ramifications bronchiques; signes et diagnostic de la pneumonie lobaire franche aiguë. — Rapports de l'utérus; signes et diagnostic du cancer de l'utérus].

1889. Muqueuse de l'utérus. — Diagnostic différentiel des métrorrhagies. — (Médiastin, plaies pénétrantes du thorax. — Voile du palais; angine diphtéritique).

1890. Pancréas (Anatomie et physiologie). — Diagnostic de l'ulcère rond de l'estomac. — [Fosse iliaque; abcès de la fosse iliaque, causes et diagnostic. — Circulation veineuse de l'encéphale; diagnostic de la méningite tuberculeuse].

1891. Articulation tibio-tarsienne. — Périostite phlegmoneuse diffuse. — [Veines du membre inférieur; phlegmatia alba dolens. — Muscles intrinsèques du larynx; goitre exophtalmique].

1892. Diaphragme. — Symptômes et diagnostic du mal de Pott dorso-lombaire. — [Muqueuse de l'intestin grêle; formes cliniques de la fièvre typhoïde. — Plèvres; causes, symptômes et traitement de la pleurésie purulente].

1893. Cæcum. — Abcès péri-cæcaux. — [Péritoine sous-ombilical; phlegmon périnéphrétique. — Médiastin postérieur; diagnostic des pleurésies purulentes].

1894. Voies biliaires intra et extra-hépatiques; symptômes et complications de la lithiase biliaire. — [Veine porte; complications du diabète sucré. — Testicule; orchites infectieuses aiguës].

1895. Nerfs de la langue. — Symptômes et diagnostic du cancer de la langue. — [Vagin; métrorrhagies. — Configuration et rapports de la trachée et des bronches extra-pulmonaires; symptômes et diagnostic des cavernes pulmonaires].

Questions orales

1871. Voile du palais; paralysie du voile du palais. — Artère axillaire; phlegmon de l'aisselle. — Structure du testicule; tubercule du testicule. — Iris; irido-choroïdite. — Gros intestin; typhlite et pérityphlite. — Structure du rein; calculs rénaux. — Valvule mitrale; rétrécissement et insuffisance de l'orifice auriculo-ventriculaire gauche. — Parotide; des parotidites. — Glandes de la peau; anthrax. — Triangle de Scarpa; phlegmon diffus. — Structure de l'ovaire; kystes de l'ovaire.

1872. Péricarde; symptômes et diagnostic de la péricardite. — Clavicule; fractures de la clavicule. — Des enveloppes du testicule; hydrocèle. — Prostate; signes et diagnostic des calculs vésicaux. — Nerf moteur oculaire commun; paralysies de ce nerf. — Artère pulmonaire; signes et diagnostic de la pneumonie. — Fosse iliaque; abcès de la fosse iliaque. — Grand épiploon; diagnostic de l'étranglement interne. — Trachée-artère; signes et diagnostic de la rougeole. — Articulation temporo-maxillaire; luxations du maxillaire inférieur. — Voies lacrymales; tumeur lacrymale.

1873. Anatomie chirurgicale de la joue; stomatite ulcéro-membraneuse. — Articulation scapulo-humérale; signes des luxations de cette articulation. — Cæcum; invagination intestinale. — Artère pulmonaire; hémoptysie. — Rapports des reins; accidents consécutifs à la lithiase rénale. — Ganglions lymphatiques de l'aine; bubons. — Anatomie topographique du cou de pied; signes et accidents consécutifs à la lithiase rénale. — Nerf radial; paralysie du nerf radial. — Muscles du globe de l'œil; séméiologie de l'exophtalmie. — Veine cave supérieure; symptômes et signes des maladies du cœur droit.

1874. De la glotte; accidents et complication de la coquelucbe. — Artère carotide externe; anévrysmes artério-veineux. — Sac lacrymal ét canal nasal; anatomie pathologique, symptômes et diagnostic de la tumeur lacrymale. — Région ombilicale; hernie ombilicale.— Rapports du rectum chez l'homme; hémorragies intestinales. — Portion prostatique de l'urèthre; de l'infiltration urinaire.— Muscles du voile du palais; paralysie du voile du palais. — Branche ophtalmique de Willis; zona.

1875. Nerf moteur oculaire commun: conjonctives. — Nerf facial extra-crânien; érysipèle de la face.— Articulation radio-carpienne; fractures de l'extrémité inférieure du radius. — Veine porte; kystes hydatiques du foie.— Muqueuse des fosses nasales; polypes muqueux des fosses nasales. — Muscles du pharynx; signes et diagnostic de l'angine couenneuse. — Artère pulmonaire; hémoptysie. — Glande mammaire; abcès du sein. — Glande parotide; oreillons. — Cæcum; coliques de plomb. — Articulation tibio-tarsienne; entorse. — Portion sous-ombilicale du péritoine; signes, diagnostic et pronostic de la péritonite tuberculeuse.— Artères rénales; diagnostic, pronostic et traitement de l'hématurie.

1876. Articulation du coude; fractures de l'olécrâne.— Dure-mère crânienne; signes et diagnostic de la méningite tuberculeuse. — Uretères; signes et diagnostic de la colique néphrétique. — Grand hypoglosse; signes et diagnostic du cancer de la langue. — Glandes de la peau; phlegmon diffus. — Médiastin; signes et diagnostic de la pleurésie aiguë. — Diaphragme; symptômes de l'angine de poitrine. — Veine cave inférieure; causes de l'ascite. — Rapports du pharynx; symptômes de la scarlatine normale. — Face inférieure du foie; signes et diagnostic du diabète sucré.

1877. Rapports du rectum chez l'homme; causes, signes et diagnostic des hémorroïdes. — Structure de la peau; érysipèle de la face. — Muqueuse uréthrale chez l'homme : oreillons. — Muqueuse linguale; angine diphtéritique. — Aponévroses du périnée chez l'homme; infiltration d'urine. — Muqueuse de l'estomac; cancer du pylore. — Périoste; nécrose des os longs. — Grand épiploon; signes et diagnostic de la péritonite tuberculeuse. — Cornée; ophtalmie purulente. — Ligaments larges; hématocèle rétro-utérine. — Glandes de l'intestin grêle; signes de diagnostic de la fièvre typhoïde. — Structure de la peau; érysipèle de la face.

1878. Aisselle; causes, signes et diagnostic des adénites axillaires. — Nerf maxillaire supérieur; névralgie du trijumeau. — Structure du rein; diagnostic et valeur séméiologique de l'albuminurie. — Phrénique; pleurésie diaphragmatique. — Oreillettes du cœur; syncope. — Trachée; cause et traitement de l'asphyxie. — Col de l'utérus; délivrance. — Prostate; cathétérisme. — Artère de la main; plaies de la paume de la main.

1879. Muscle releveur de l'anus; diagnostic et traitement de l'éclampsie puerpérale. — Ventricule moyen; causes, signes et diagnostic de la paralysie générale progressive. — Articulations costo-vertébrales; complications des fractures des côtes. — Valvule tricuspide; causes, signes et diagnostic de l'insuffisance de la valvule tricuspide. — Veines ombilicales; signes de la grossesse. — Canal thoracique; signes et diagnostic du scorbut. — Muscles de l'éminence thénar; gale. — Cartilages aryténoïdes; paralysie diphtérique. — Structure des paupières; érysipèle de la face.— Nerf radial; paralysie du nerf radial. — Rapport de la parotide; stomatite mercurielle. — Veines azygos; causes, signes et diagnostic de la dilatation bronchique. — Articulation radio-carpienne: rhumatisme noueux.

1880. Espace intercostal; causes et signes de l'hydro-pneumothorax. — Valvule iléo-cæcale; causes et signes des perforations intestinales. — Veine porte; diagnostic de l'ascite. — Rapports du rectum; rétrécissement du rectum. — Veines saphènes; complications des varices des membres inférieurs. — Articulation coxo-fémorale; diagnostic de la coxalgie. — Orifice mitral; signes et diagnostic de l'insuffisance mitrale. — Glotte; diagnostic du croup. — Rapports de la trachée; hémoptysie. —

Vaisseaux et nerfs de l'utérus; délivrance. — Anneau crural; hernie crurale.

1881. Artères intercostales; indications et contre-indications de la thoracentèse. — Articulation radio-carpienne; fracture de l'extrémité inférieure du radius (anatomie pathologique et symptômes). — Nerfs de la main; symptômes de l'atrophie musculaire progressive. — Rapports du rectum chez l'homme; fissure à l'anus. — Nerf phrénique : signes et diagnostic de l'asthme. — Muqueuse linguale; muguet. — Glandes et papilles de la peau; complications de la rougeole. — Muscles psoas-iliaque; signes et diagnostic des abcès par congestion. — Sinus de la dure-mère; signes et diagnostic de la méningite tuberculeuse. — Orifice aortique; symptômes de l'insuffisance aortique. — Dure-mère rachidienne; symptômes de l'ataxie locomotrice progressive.

1882. Nerf lingual; stomatite ulcéro-membraneuse. — Cordon spermatique; hydrocèle de la tunique vaginale. — Mésentère; complications de la fièvre typhoïde. — Artère mammaire interne; signes et diagnostic de la pleurésie purulente. — Endocarde; angine de poitrine. — Veine porte hépatique; symptômes et diagnostic des kystes hydatiques du foie. — Prostate; symptômes et diagnostic des calculs vésicaux. — Circulation rénale; symptômes et diagnostic de la colique néphrétique. — Nerf facial; fracture du rocher. — Articulation tibio-tarsienne; mal perforant du pied. — Pie-mère cérébrale; symptômes et diagnostic des tumeurs cérébrales. — Structure de l'iris; iritis syphilitique.

1883. — Rapports du larynx; laryngite striduleuse. — Articulation radio-carpienne; complications de la scarlatine. — Muscles de la langue; signes et diagnostic du cancer de la langue. — Description du duodénum; symptômes de l'occlusion intestinale. — Nerf moteur oculaire commun; sa paralysie.— Enveloppes du testicule; hématocèle vaginale. — Muqueuse utérine en dehors de la grossesse; diagnostic de la grossesse. — Vaisseaux et nerfs du rectum. — Causes et signes du rétrécissement du rectum. — Veine porte en dehors du foie; signes et diagnostic de l'ictère grave. — Glandes de l'intestin grêle; complications de la fièvre typhoïde. — Nerfs de la main; signes et diagnostic du tétanos. — Sinus de la dure-mère; signes et diagnostic de la méningite tuberculeuse. — Rapports de l'œsophage; corps étrangers de l'œsophage. — Rapports de la vessie chez la femme; causes et signes de la rétention d'urine.

1884. Muqueuse linguale; signes et diagnostic de l'angine diphtérique. — Glande sous-maxillaire; signes et diagnostic de la grenouillette. — Artère pulmonaire; embolie pulmonaire (causes et symptômes). — Cornée; signes et diagnostic de l'ophtalmie purulente. — Sphincter de l'anus; symptômes et complications des hémorroïdes. — Vaisseaux et nerfs de l'intestin grêle; diagnostic de la fièvre typhoïde. — Décrire le 4e ventricule; complications du diabète sucré. — Uretère; traitement et diagnostic de l'éclampsie puerpérale. — Rapports de la crosse aortique; diagnostic des anévrysmes de la crosse aortique. — Synoviale de l'articulation du genou; de l'arthrite blennorrhagique. — Canal crural; signes et diagnostic de la hernie crurale. — Les valvules auriculo-ventriculaires; symptômes et diagnostic de l'endocardite ulcéreuse.

1885. Configuration extérieure et rapports du cæcum; symptômes et marche de la fièvre typhoïde régulière.— Artère poplitée; signes et diagnostic de l'anévrysme artérioso-veineux. — Canal thoracique; diagnostic des différentes positions de la présentation du sommet pendant la grossesse et le travail. — Trajet inguinal; symptômes et traitement de la hernie étranglée. — Artère pulmonaire; symptômes de la pneumonie franche. — Vaisseaux sanguins de l'estomac; symptômes de l'ulcère simple de l'estomac. — Muscles du voile du palais; symptômes de l'angine diphtérique. — Nerf moteur oculaire commun; signes et diagnostic de la cataracte. — Nerfs de la main; étiologie et symptômes du tétanos. — Vaisseaux du cœur; signes et diagnostic de la péricardite aiguë. — Mécanisme de l'accouchement par la face ; rapports de l'utérus. — Muscles intrinsèques du larynx ; complications de la coqueluche. — Articulation huméro-cubitale ; signes et diagnostic de la luxation du coude en arrière. — Veine cave supérieure ; signes et diagnostic de la péritonite chronique tuberculeuse.

1886. Glande sous-maxillaire ; stomatite mercurielle. — Ligaments de l'articulation du genou ; corps étrangers articulaires. — Artère de la main ; panaris. — Rapports du rectum et fistule à l'anus. — Rapports de la trachée ; trachéotomie. — Nerfs intercostaux ; zona. — Vésicule biliaire ; coliques hépatiques. — Veine cave inférieure et traitement de la pleurésie purulente. — Orifices artériels du cœur ; signes et diagnostic de l'insuffisance aortique. — Nerf moteur oculaire commun et sa paralysie. — Nerf radial ; paralysie radiale. — Articulation de la mâchoire inférieure ; luxation de la mâchoire.

1887. Articulation de l'épaule ; phlegmon diffus. — Nerf sciatique poplité externe ; fractures du péroné. — Espace intercostal ; signes et diagnostic des cavernes pulmonaires. — Uretères ; coliques néphrétiques. — Rapports de l'utérus à l'état de vacuité ; diagnostic et traitement de la délivrance. — Muscles constricteurs du pharynx ; polypes naso-pharyngiens. — Glande mammaire ; abcès du sein. — Vaisseaux sanguins du rectum ; cancer du rectum. — Rapports de la vessie ; signes et diagnostic des calculs vésicaux. — Artère axillaire et anévrysme artério-veineux. — Rapports du cœur ; signes et diagnostic de la péricardite aiguë. — Rapports de l'utérus et hémorragies de la délivrance.

1888. Œsophage ; rétrécissements de l'œsophage. — Ligaments de l'articulation du genou ; fractures de la rotule. — Veine cave inférieure ; causes, signes et diagnostic de la phlegmatia alba dolens. — Uretères ; rétention d'urine. — Muqueuse linguale, muguet. — Vertèbres dorsales ; signes et diagnostic du mal de Pott. — Col de l'utérus ; présentation de l'épaule. — Muscles intrinsèques du larynx ; laryngite stiduleuse. — Rapports de l'estomac ; signes et diagnostic de l'ulcère simple de l'estomac. — Nerf cubital ; panaris. — Nerf facial depuis son entrée dans le rocher ; paralysie faciale. — Ventricule gauche ; insuffisance mitrale. — Parotide ; oreillons. — Muqueuse intestinale ; coliques de plomb.

1889. Face inférieure du foie ; signes et diagnostic des kystes hydatiques du foie. — Artère pulmonaire ; embolie pulmonaire. — Racines postérieures des nerfs rachidiens ; signes et diagnostic de l'ataxie locomotrice progressive (sclérose des cordons postérieurs de la moelle). — Rapports des reins ; abcès périnéphrétiques. — Ligaments et synoviale de l'articulation coxo-fémorale ; signes de la coxalgie. — Tuniques des bourses ; pathogénie, signes et diagnostic de l'hématocèle. — Veine porte en dehors du foie ; signes et diagnostic de la cirrhose alcoolique. — Diaphragme ; diagnostic des épanchements liquides de la plèvre. — Nerf radial ; paralysie radiale. — Veines du membre inférieur ; étiologie, signes et diagnostic de la phlegmatia alba dolens. — Uretère chez la femme ; valeur séméiologique et pronostic de l'albuminurie chez la femme. — Partie intra-crânienne du nerf facial depuis son origine apparente jusqu'à sa sortie du rocher ; fractures du rocher (signes et diagnostic). — Valvule mitrale ; signes et diagnostic du rétrécissement mitral. — Rapports de la trachée ; signes et diagnostic des corps étrangers des voies aériennes.

1890. Nerf récurrent ; examen clinique des crachats. — Ligaments de l'articulation de la hanche ; symptômes de la coxalgie. — Prostate ; infiltrations d'urine. — Vaisseaux et nerfs du pied ; causes, signes et diagnostic du mal perforant. — Dure-mère rachidienne ; causes, signes et diagnostic de la compression de la moelle épinière. — Valvules du cœur gauche ; causes, symptômes et diagnostic de l'insuffisance aortique. — Creux palmaire ; phlegmon de la main. — Veine cave supérieure ; insuffisance tricuspidienne (causes, symptômes et diagnostic). — Muscles et nerfs du voile du palais ; signes

et diagnostic des polypes naso-pharyngiens. — Région parotidienne ; oreillons. — Articulations de la tête avec la colonne vertébrale ; diagnostic de la présentation du sommet au terme de la grossesse. — Lobule hépatique ; symptômes du diabète sucré. — Articulation scapulo-humérale ; érythème noueux.

1891. Nerf récurrent ; œdème de la glotte. — Canal thoracique ; gangrène pulmonaire. — Endocarde ; asystolie. — Rapport de la glande sous-maxillaire et de son canal excréteur ; causes, signes et diagnostic du phlegmon sus-hyoïdien. — Voies lacrymales ; inflammations aiguës du sac lacrymal. — Couches optiques ; embolie cérébrale. — Synoviales des doigts et de la main ; synovites chroniques de ces gaines. — Amygdales ; syphilis de la langue. — Nerf phrénique ; pleurésie diaphragmatique. — Ombilic ; signes, complications et traitement de l'avortement. — Villosités intestinales ; perforations dans la fièvre typhoïde. — Pylore ; gastrorrhagie. — Ganglions de l'aine ; signes et diagnostic de la hernie crurale étranglée. — Péritoine pelvien chez la femme ; insertions vicieuses du placenta. — Configuration extérieure et rapports du bulbe rachidien ; causes, signes et diagnostic de la méningite tuberculeuse.

1892. Crosse de l'aorte ; symptômes et diagnostic de l'insuffisance aortique. — Artère fémorale ; symptômes de la coxalgie. — Bassinets et uretères ; symptômes et diagnostic des coliques néphrétiques. — Muscles masticateurs ; symptômes et diagnostic des paralysies faciales. — Muscles intrinsèques du larynx ; laryngite striduleuse. — Col de l'utérus ; symptômes et traitement de l'éclampsie puerpérale. — Hile du poumon ; symptôme du pneumothorax. — Rapports du pharynx ; abcès rétro-pharyngiens aigus. — Veine porte ; symptômes de la cirrhose atrophique alcoolique. — Creux poplité ; névralgie sciatique. — Veines jugulaires ; symptômes de méningite tuberculeuse. — Région ombilicale ; symptômes du cancer de l'estomac. — Canal inguinal ; symptômes et diagnostic de la tuberculose du testicule. — Veines saphènes ; causes et symptômes de la phlegmatia alba dolens. — Rapports du cœur ; symptômes de la néphrite interstitielle chronique.

1893. Orifice aortique ; symptômes et diagnostic de l'angine de poitrine. — Vaisseaux et nerfs plantaires ; causes, signes et diagnostic du mal perforant plantaire. — Plèvre pariétale ; signes et diagnostic du cancer pleuro-pulmonaire. — Artères rénales ; complications rénales de la scarlatine. — Orifice mitral ; pathogénie et symptômes de l'apoplexie pulmonaire. — Articulation sterno-claviculaire ; pathogénie et symptômes du torticolis musculaire chronique. — Racines des nerfs rachidiens ; symptômes et marche des fractures du rachis. — Anatomie descriptive des circonvolutions du lobe frontal du cerveau ; causes, symptômes et diagnostic du délirium tremens. — Branche ophtalmique de Willis ; zona ophtalmique. — Portion membraneuse de l'urèthre ; complications des rétrécissements uréthraux. — Artères de la région du coude et leurs anastomoses ; symptômes et diagnostic de la luxation du coude en arrière. — Vaisseaux et nerfs de l'utérus ; signes et diagnostic de la grossesse au 5e mois. — Cornée transparente ; causes, signes et diagnostic de l'ophtalmie purulente des nouveau-nés. — Vésicule biliaire ; complications de la lithiase biliaire. — Bronches extra-pulmonaires ; corps étrangers des voies aériennes. — Nerf sciatique poplité externe ; fractures du péroné.

1894. Tubes urinifères ; cancer du rein. — Capsules surrénales ; maladie d'Addison. — Artères coronaires ; des angines de poitrine. — Creux poplité ; anévrysmes du creux poplité. — Muqueuse vésicale ; rétention d'urine et son traitement. — Sinus de la dure-mère ; fractures de la base du crâne. — Col de l'utérus ; diagnostic et traitement des hémorrhagies. — Artères sylviennes ; des aphasies. — Veine cave inférieure ; symptômes et formes cliniques de l'urémie. — Appareil lacrymal ; ophthalmie purulente du nouveau-né. — Muqueuse linguale; ulcération de la langue. — Glandes de la peau; variole hémorrhagique. '— Ganglions trachés-bronchiques; adénopathie trachéo-bronchique. — Pancréas; accidents nerveux du diabète sucré. — Villosités intestinales.; entérite tuberculeuse. — Nerf phrénique; des pleurésies diaphragmatiques.

1895. Rapports du larynx, — laryngite striduleuse. — Sacrum; manuel opératoire, difficultés et accidents de la version podalique. — Médiastin postérieur; symptômes et diagnostic du pneumothorax partiel. — Vésicule de de Graaf; diagnostic des kystes de l'ovaire. — Nerf sciatique poplité externe; plaies des nerfs. — Rapports de l'œsophage; rétrécissements cancéreux de l'œsophage. — Parois osseuses des fosses nasales; symptômes et diagnostic des polypes naso-pharyngiens. — Cordon séminal; kystes du cordon. — Artères de la jambe; phlegmatia alba dolens. — Glotte; diagnostic et indications thérapeutiques du croup. — Arrière-cavité des épiploons; signes et valeur séméiologique de l'ascite. — Rapports de l'uretère; symptômes, diagnostic et traitement de l'éclampsie puerpérale. — Rapports de la parotide; oreillons. — Muscles de l'éminence thénar; symptômes et diagnostic des paralysies saturnines. — Les oreillettes du cœur; étiologie, signes et diagnostic de l'insuffisance tricuspidienne. — Sinus de la dure-mère; signes et diagnostic de l'urémie.

PRIX DE L'INTERNAT

Il existait autrefois un concours annuel pour les élèves internes des hôpitaux, classés en deux divisions, la première, comprenant ceux qui terminent leur troisième ou leur quatrième année; la seconde, ceux qui terminent leur première ou leur deuxième année. Ce concours a été modifié en 1887, et depuis ce moment, seuls les internes de quatrième année subissent un concours.

Concours pour les prix à décerner
aux internes de quatrième année.

Ce concours, unique jusqu'en 1887, a été scindé en deux parties, en 1888 : concours de chirurgie et d'accouchement, concours de médecine.

Il a lieu, en général, vers le milieu de décembre; les conditions d'admission et le programme du concours est le même pour les deux.

ART. 124. — A la fin de chaque année au mois de décembre, il sera ouvert pour le prix à décerner aux internes qui terminent leur quatrième année d'exercice, deux concours distincts qui porteront, l'un sur la médecine, l'autre sur la chirurgie et les accouchements.

Les candidats ne peuvent se faire inscrire que pour l'un ou l'autre de ces deux concours.

Le jury de chacun de ces concours comprendra cinq membres, savoir :

Le jury du concours de médecine, quatre médecins et un chirurgien ;

Le jury du concours de chirurgie et d'accouchement, trois chirurgiens, un médecin et un accoucheur.

Ces membres seront pris parmi les médecins, chirurgiens et accoucheurs des hôpitaux et hospices, en exercice ou honoraires, ainsi que du bureau central. Les épreuves du concours seront réglées ainsi qu'il suit :

1° Un mémoire, soit de médecine, soit de chirurgie basé sur les observations recueillies dans les services pendant l'internat. Ce mémoire sera remis ouvert et devra être déposé au secrétariat général de l'administration le 14 octobre au plus tard;

2° Une épreuve théorique orale sur un sujet de pathologie interne, ou, s'il s'agit des chirurgiens et des accoucheurs, sur un sujet de pathologie externe. Il sera accordé à chaque élève quinze minutes pour développer la question, après quinze minutes de réflexion;

3° Une composition écrite sur un sujet d'anatomie, de physiologie et de pathologie, soit interne, soit externe, suivant la nature du concours, et pour laquelle il sera accordé trois heures.

Le maximum des points à attribuer aux candidats pour chacune de ces épreuves est fixé ainsi qu'il suit :

Pour le mémoire, 30 points;
Pour l'épreuve théorique orale, 20 points;
Pour la composition écrite, 30 points.

ART. 91. — A la suite des deux concours pour les prix, ouverts à la fin de chaque année, entre les internes de quatrième année en médecine et en chirurgie, comme il est dit à l'article 124, il peut être accordé deux prix et un accessit.

Le premier prix consiste en une médaille d'or et une bourse de voyage, et le second prix en une médaille d'argent. Il est accordé des livres pour accessits.

Aucune des récompenses ne peut être accordée *ex-æquo.*

ART. 92. — L'interne en médecine et l'interne en chirurgie qui auront obtenu la médaille d'or jouiront de la faculté de prolonger pendant une nouvelle année leurs fonctions dans les hôpitaux. Ces deux internes pourront choisir leurs places au commencement de l'année. Toutefois, ils ne figureront pas dans le cadre et seront adjoints, à titre supplémentaire au service qu'ils auront choisi.

Ils auront également la faculté de bénéficier de leur bourse de voyage à leur choix, soit avant, soit après leur année supplémentaire.

Le prix Oulmont, à l'Académie de médecine, de la somme de 1.000 fr., est alternativement donné à l'externe médaille d'or en médecine et en chirurgie.

QUESTIONS POSÉES AUX CONCOURS

1871

1re DIVISION. — *Ecrit* : Cartilages laryngés, mouvements du larynx. — Indications et contre-indications de la trachéotomie.
Oral : Diagnostic et traitement chirurgical des épanchements purulents de la plèvre; de la varioloïde.

2e DIVISION. — *Ecrit* : Conduits sécréteurs de la bile (anatomie et physiologie). — Diagnostic de la colique hépatique.
Oral : Fracture de l'extrémité inférieure du péroné; diagnostic et traitement de la carie du rocher; de la péritonite tuberculeuse; des oreillons.

1872

1re DIVISION. — *Ecrit* : Tissu cartilagineux (anatomie et pathologie). — Enchondrome.
Oral : Infiltration urineuse; valeur séméiologique de l'hémoptysie;

2e DIVISION. — *Ecrit* : Glandes intestinales (anatomie et pathologie. — Valeur séméiologique de la diarrhée.
Oral : Fracture du maxillaire inférieur; luxation traumatique du coude en arrière; signes et diagnostic des épanchements pleuraux.

1873

1re DIVISION. — *Ecrit* : Circulation artérielle de l'encéphale (anatomie et physiologie). — Tumeur des os du crâne.
Oral : Imperforation de l'anus et du rectum; des péritonites par perforation.

2ᵉ Division. — *Ecrit* : Glande sous-maxillaire. Influence des nerfs sur sa sécrétion. — Des oreillons.
Oral : Abcès de l'aisselle; symptômes, diagnostic et complications de la coqueluche.

1874

1ʳᵉ Division. — *Ecrit* : Lobule pulmonaire (anatomie et physiologie). Diagnostic différentiel de diverses espèces de pneumonies.
Oral : Source, nature et valeur des écoulements auriculaires dans les fractures du crâne.
2ᵉ Division. — *Ecrit* : Structure du testicule; kystes du testicule.
Oral : Valeur séméiologique de la contracture; des hernies irréductibles; de la pérityphlite.

1875

1ʳᵉ Division. — *Ecrit* : Anatomie et physiologie des nerfs de la peau; anatomie pathologique de l'érysipèle.
Oral : Epithélioma de la langue; des hémorragies dans la fièvre typhoïde.
2ᵉ Division. — *Ecrit* : Anatomie et physiologie du nerf phrénique. — Diagnostic des péricardités.
Oral : De la nécrose phosphorique des mâchoires; de la varicelle.

1876

1ʳᵉ Division. — *Ecrit* : Pie-mère (anatomie et physiologie); hémorragie méningée.
Oral : Luxation du pouce; delirium tremens.
2ᵉ Division. — *Ecrit* : Iris; lésion traumatique de l'œil.
Oral : Emphysème traumatique; érythème noueux.

1877

1ʳᵉ Division. — *Ecrit* : Des glandes de la muqueuse stomacale; valeur séméiologique de l'hématémèse.
Oral : Mécanisme et symptômes de l'étranglement herniaire; de la variole hémorragique.
2ᵉ Division. — *Ecrit* : Anatomie du lobule pulmonaire; emphysème pulmonaire.
Oral : Plaies des articulations (symptômes, marche et diagnostic); de l'anévrisme poplité; symptômes et diagnostic de la péricardite.

1878

1ʳᵉ Division. — *Ecrit* : Glandes du gros intestin (anatomie et physiologie); diagnostic et traitement du cancer de l'intestin.
Oral : Diagnostic des ulcérations de la langue; de l'anurie.
2ᵉ Division. — *Ecrit* : Anatomie et physiologie de la glande thyroïde; signes et diagnostic de la maladie de Basedow.
Oral : Des adénites chroniques inguinales; oreillons.

1879

1ʳᵉ Division. — *Ecrit* : Structure et physiologie des veines; thromboses veineuses.
Oral : Fracture du rocher (symptômes et diagnostic); symptômes et diagnostic de la pérityphlite.

2ᵉ Division. — *Ecrit* : Nerf du cœur (anatomie et physiologie; causes et symptômes de l'asystolie.
Oral : Rétractation de l'aponévrose palmaire; paralysie du nerf facial.

1880

1ʳᵉ Division. — *Ecrit* : Structure des ganglions lymphatiques; leucocythémie.
Oral : Des rétrécissements de l'œsophage. — Causes, signes et diagnostic de l'éclampsie puerpérale.
2ᵉ Division. — *Ecrit* : Des glandes de l'intestin grêle. — Diagnostic et traitement de l'invagination intestinale.
Oral : De l'anévrysme artério-veineux.

1881

1ʳᵉ Division. — *Ecrit* : Les vaisseaux capillaires; embolies capillaires.
Oral : De l'hématocèle de la tunique vaginale; signes et diagnostic de l'hémiplégie faciale.
2ᵉ Division. — *Ecrit* : Artères de l'encéphale; diagnostic différentiel de la paralysie générale progressive.
Oral : Plaies pénétrantes des articulations; signes et diagnostic de la péritonite tuberculeuse.

1882

1ʳᵉ Division. — *Ecrit* : Uretère, sécrétions urinaires; phlegmon périnéphrétique.
Oral : De l'infiltration d'urine; de l'endocardite ulcéreuse.
2ᵉ Division. — *Ecrit* : Muqueuse de l'estomac (anatomie et physiologie); ulcère simple de l'estomac.
Oral : L'étranglement dans la hernie crurale; des hémorragies intestinales.

1883

1ʳᵉ Division. — *Ecrit* : Muqueuse pituitaire; les hémorragies dans les fièvres.
Oral : Des affections syphilitiques de la langue; de l'angine de poitrine.
2ᵉ Division. — *Ecrit* : Muscles pelvi-trochantériens (anatomie et physiologie); signes et diagnostic de la coxalgie.
Oral : Signes et diagnostic des myomes utérins; signes et diagnostic des différentes formes de la pneumonie lobaire aiguë.

1884

1ʳᵉ Division. — *Ecrit* : Cellule hépatique; accidents nerveux du diabète.
Oral : Luxations congénitales de la hanche; accidents nerveux du saturnisme.
2ᵉ Division. — *Ecrit* : Valvule iléo-cœcale; symptômes et traitement de l'étranglement interne.
Oral : Hernie inguinale congénitale; hydrocèle vaginale; paralysie de la troisième paire.

1885

1ʳᵉ Division. — *Ecrit* : Col de la vessie; tumeurs de la vessie.
Oral : Pustule maligne; rétrécissement de l'artère pulmonaire.

2e Division. — *Ecrit :* Périoste (anatomie pathologique) ; signes et diagnostic de l'ostéomyélite aiguë des adolescents.
Oral : Symptômes et diagnostic des kystes de l'ovaire ; bronchite capillaire.

1886

1re Division. — *Ecrit :* Structure des veines ; phlébites.
Oral : Luxations traumatiques de la hanche ; rhumatisme cérébral.
2e Division. — *Ecrit :* Configuration et rapport du foie ; kystes de foie.
Oral : Mal de Pott sous-occipital ; causes, signes et marche de la paralysie faciale.

1887

Médecine et chirurgie. — *Ecrit :* Pylore ; dilatation de l'estomac.
Oral : Hematocèle de la tunique vaginale ; diagnostic et traitement de l'éclampsie puerpérale.

1888

Médecine. — *Oral :* Des hémorragies dans la fièvre typhoïde ; complications de la variole confluente.
Ecrit : Anatomie et physiologie des vaisseaux sanguins du foie. Anatomie pathologique et diagnostic des cirrhoses.
Chirurgie. — *Oral :* Tumeurs érectiles.
Ecrit : Développement du système osseux. Fractures spontanées.

1889

Médecine. — *Oral :* Ulcère simple de l'estomac. (Pathogénie, signes et diagnostic). — Des paralysies saturnines.
Ecrit : Artère pulmonaire, embolies de l'artère pulmonaire.
Chirurgie. — *Oral :* Diagnostic et traitement de l'épithelioma du col utérin.
Ecrit : Appareil ligamenteux de l'articulation de la hanche (anatomie et physiologie). Des luxations congénitales de la hanche.

1890

Médecine. — *Oral :* Séméiologie du cœur et de l'aorte dans la fièvre typhoïde.
Ecrit : Glomérule de Malpighi des reins (anatomie et physiologie). Diagnostic et pronostic de la sclérose rénale.
Chirurgie. — *Oral :* Polypes fibreux de l'utérus.
Ecrit : Duodénum (anatomie et physiologie). Plaies de l'intestin.

1891

Médecine. — *Oral :* Oreillons.
Ecrit : Pie-mère cérébrale (anatomie et physiologie). — Des artérites cérébrales.
Chirurgie. — *Oral :* Diagnostic.
Ecrit : Œsophage (anatomie et physiologie). — Rétrécissements non cancéreux de l'œsophage.

1892

Médecine. — *Oral :* Les angines de poitrine.
Ecrit : Anatomie et physiologie de la terminaison des nerfs moteurs et des origines des nerfs de la sensibilité générale. — Paralysies toxiques.
Chirurgie. — *Oral :* Cancer du larynx.
Ecrit : Mamelles (Anatomie et physiologie). — Cancer du sein.

1893

Médecine. — *Oral :* De la scarlatine maligne.
Ecrit : Structure et physiologie du corps thyroïde goitre exophtalmique.
Chirurgie. — *Oral :* Diagnostic et traitement du mal de Pott.
Ecrit : Vésicule biliaire (anatomie et physiologie). — Intervention chirurgicale dans la lithiase biliaire.

1894

Médecine. — *Oral :* De la mort dans le diabète sucré.
Ecrit : Capsules surrénales (anatomie, physiologie et pathologie).
Chirurgie. — *Oral :* Abcès de la mamelle.
Ecrit : Ombilic. Hernies ombilicales.

1895

Médecine. — *Oral :* Bronchites fétides.
Ecrit : Ganglions lympatiques ; adénie.
Chirurgie. — *Oral :* Ruptures traumatiques de l'urèthre chez l'homme.
Ecrit : Muscle diaphragme (anatomie et physiologie), symptômes et diagnostic des kystes hydatiques du foie.

Prix Civiale. — Biennal : 1.000 francs à l'interne titulaire ou provisoire, auteur du meilleur travail sur les maladies des voies urinaires.

EXTERNES

Les externes sont au nombre de 1.000 environ et sont répartis pour un an dans les différents services des hôpitaux et des hospices. Cette période d'une année est beaucoup trop longue et il serait à souhaiter qu'elle soit réduite à six mois. Personne ne pourrait s'en plaindre, et le fonctionnement des services n'en serait nullement troublé.

Les fonctions des externes consistent à suivre la visite des chefs de service, à tenir le cahier de visite, à assister aux consultations gratuites, à suppléer momentanément les internes.

Les externes n'ont pas de traitement. Toutefois, dans certains établissements, à raison de leur éloignement, ils reçoivent des indemnités de taux variable [1].

A ce point de vue les hôpitaux peuvent être ainsi classés :

1° Hôpitaux dits du centre : Charité, Clinique de la rue d'Assas, Clinique Baudelocque, Hôtel-Dieu, Pitié, la Rochefoucault : aucune indemnité.

2° Hôpitaux semi-excentriques : comme Necker, Laennec, les Enfants-Malades, Cochin, le Midi, Broca, cine, les Enfants-Assistés, la Salpêtrière, (dans ce dernier hôpital, on donne 20 francs par mois à un des externes de M. A. Voisin chargé de pratiquer des injections sous-cutanées), les externes touchent par service 300 francs par an.

3° Hôpitaux excentriques : Beaujon, Lariboisière, Andral, Saint-Antoine, Trousseau, Saint-Louis, etc., les externes ont une indemnité de 1 franc par jour de présence ;

4° Ivry, les Ménages ; les externes ont une indemnité de 1 franc par jour de présence ; plus 100 francs par an et sont logés ;

5° Maison de santé : les externes ont collectivement par service 300 francs par an et de plus une indemnité individuelle de 300 francs ;

6° Tenon, Bichat et Broussais : vu la grande distance de l'hôpital, les externes touchent exceptionnellement une indemnité de 50 francs par mois ;

7° Hérold, même indemnité de 50 francs par mois ; en plus de cela, deux des externes de l'hôpital participent au service de garde et reçoivent, de ce chef, 2 francs par garde.

8° Aubervilliers, Bastion 29, les externes touchent en plus des 50 francs par mois, une indemnité supplémentaire de 150 fr. par an (haute paye) ; ils sont logés et nourris.

---

1. Leur régularité à l'hôpital est exigée par l'Administration qui proportionne l'indemnité aux jours de présence. Chaque externe est, par suite, obligé de signer tous les matins une feuille de présence.

CONCOURS D'EXTERNAT

Le concours a lieu chaque année au milieu d'octobre. A cet effet, un registre spécial est ouvert au secrétariat de l'Assistance publique, en général du 10 septembre au 10 octobre.

Les candidats absents de Paris ou empêchés peuvent demander leur inscription par lettre chargée.

Toute demande d'inscription faite après l'époque fixée par les affiches pour la clôture des listes ne sera point accueillie.

Dispositions réglementaires. — Tout étudiant qui justifie de quatre inscriptions, au moins, prises dans l'une des Facultés de médecine de l'Etat, peut se présenter au concours.

Il doit produire les pièces suivantes : 1° certificat de ses inscriptions, 2° acte de naissance, 3° certificat de revaccination dûment légalisé et portant une date récente, 4° certificat de bonne vie et mœurs délivré par le maire de la commune où il est domicilié.

Nota. — Les extraits de naissance venant des départements et les certificats délivrés par les médecins ou fonctionnaires étrangers à l'administration de l'Assistance publique devront être légalisés.

Les élèves externes qui ont accompli leur temps d'externat peuvent se présenter de nouveau pour concourir. Ne pourront plus, toutefois, prendre part au concours, les élèves externes qui auront été déjà admis à accomplir une deuxième période d'exercice.

Les étrangers peuvent concourir.

Epreuves. — Les épreuves pour le concours aux places d'élèves externes en médecine et en chirurgie sont réglées ainsi qu'il suit :

Une épreuve orale sur une *question d'anatomie descriptive*. Il sera accordé cinq minutes à chaque candidat pour développer cette question après cinq minutes de réflexion.

Une deuxième épreuve sur une *question élémentaire de pathologie et de petite chirurgie*. Chaque candidat aura également cinq minutes de réflexion.

Le maximum des points à attribuer aux candidats pour chacune de ces épreuves est fixé à 20.

Les questions sont rédigées par le jury avant l'ouverture de la séance et tirées au sort entre trois au moins. Les questions sont les mêmes pour tous les candidats appelés dans la séance.

A l'ouverture du concours, le président tirera au sort les noms des élèves qui devront subir l'épreuve orale dans cette séance.

Il sera remis à chaque élève inscrit une carte spéciale sur la présentation de laquelle il sera reçu à l'amphithéâtre pour suivre les séances des concours.

Avis spécial. — Les candidats, appelés sous les drapeaux, à la fin de l'année, sont admis, par exception, à subir consécutivement les deux épreuves réglementaires dès l'ouverture du concours.

Les élèves, actuellement sous les drapeaux et qui se sont fait inscrire pour prendre part au concours, sont appelés à subir la première épreuve à partir du jour de leur libération du service militaire.

Jury. — Le jury des concours pour les places d'élèves externes en médecine et en chirurgie se compose de huit membres, dont quatre médecins, trois chirurgiens et un accoucheur, pris exclusivement parmi les médecins, les chirurgiens et les accoucheurs des hôpitaux.

Fonctionnement du concours. — Les questions sont rédigées par le jury avant l'ouverture de la séance, et tirées au sort entre trois au moins. Les questions sont les mêmes pour tous les candidats qui sont appelés dans la séance.

Pour le jugement des deux épreuves du concours, le jury se dédouble en deux sections qui sont chargées, l'une de juger l'épreuve d'anatomie, et l'autre l'épreuve de pathologie. La section d'anatomie comprend deux médecins et deux chirurgiens ; la section de pathologie deux médecins, un chirurgien et un accoucheur.

Les deux sections de jury sont déterminées par un tirage au sort effectué à l'ouverture de la première séance du concours.

Dans cette même séance, et immédiatement après la constitution des deux sections du jury, celui-ci détermine, comme il est dit ci-après, l'ordre dans lequel les candidats seront appelés à subir leurs épreuves devant chacune des deux sections.

La liste des candidats rangés par ordre alphabétique, étant divisée en deux moitiés, un tirage au sort désigne celle des deux moitiés qui sera attribuée à la section de pathologie.

Il est ensuite fait, dans chacune de ces moités, et d'après l'ordre alphabétique, des séries de cent, et un nouveau tirage au sort détermine l'ordre dans lequel ces séries seront appelées à subir les épreuves.

Ces séries, ainsi que l'ordre suivant lequel elles seront appelées à subir les épreuves, sont affichées immédiatement après la séance.

Chacune des deux sections du jury fonctionne ensuite séparément et dans les formes suivantes :

Il est mis tout d'abord dans l'urne les noms des candidats de la série désignée la première pour subir les épreuves, et le sort indique, à l'ouverture de chaque séance, ceux d'entre eux qui doivent être appelés à traiter la question qui aura été extraite de l'urne. Les noms des candidats de la deuxième série seront mis dans l'urne après épuisement de la première série, et ainsi de suite jusqu'à l'extinction complète des séries.

Les deux sections échangent ensuite entre elles les parts qui leur ont été respectivement attribuées, et le concours se continue dans les mêmes formes et dans le même ordre que précédemment.

Classement des candidats. — Les épreuves terminées, le jury se reconstitue par la réunion de ses deux sections pour procéder au classement des candidats. En cas de partage des voix, celle du président du jury sera prépondérante.

Si, pour la première place, plusieurs candidats se trouvent par le total de leurs points, classés *ex æquo*, le jury peut, pour faciliter le classement de ces candidats, avoir recours à une épreuve supplémentaire que jugent les deux sections réunies.

Dans les concours ayant pour objet le choix des élèves externes, le jury décide s'il existe un nombre de concurrents suffisamment instruits pour remplir toutes les places vacantes.

Lorsque le nombre des candidats capables d'être nommés dépasse celui des places à donner, le jury dresse une liste supplémentaire composée de concurrents non nommés, mais qu'il déclare néanmoins capables de suppléer au besoin des titulaires, et qu'il classe dans l'ordre de mérite.

Cette liste est destinée à pourvoir aux vacances qui peuvent survenir pendant l'année.

Choix des places. — Les nouveaux externes entrent en fonctions à une date fixée par l'Administration, généralement au 1er février.

Ils choisissent, d'après leur rang d'admission, le service dans lequel ils désirent accomplir leur année. Mais leur choix ne s'exerce que sur la place laissée disponible par les externes de 2e et 3e années, auxquels le règlement accorde la faculté de se faire demander par un chef de service.

Ces choix successifs ont lieu en public, dans l'amphithéâtre de l'Administration, à jours fixés par elle et annoncés par voie d'affiche. Chaque externe reçoit alors une carte qui porte son nom avec la désignation du service auquel il est attaché.

PRIX DE L'EXTERNAT

Le concours pour les prix d'externat est le même que les concours pour la nomination des internes. Les quatre premiers internes classés ont les prix, accessits et mentions de l'externat. Ces internes sont *externes lauréats* des hôpitaux et non *internes lauréats*.

En dehors de ces prix, il existe certaines fondations :

Prix Dusol. — Donné au premier interne. Valeur : 300 francs.

Prix Godart. — Donné au même, consistant en une boîte ou trousse d'instruments d'une valeur de 200 francs.

Prix Barbier. — Au premier interne, sous la condition qu'il restera attaché au service chirurgical de la Charité. Valeur : 1.250 francs.

Prix Purlaud. — Donné à l'un des trois internes reçus 5e, 6e ou 7e au concours, et qui sera désigné par le sort. Valeur : 500 francs, payables par trimestre (d'ordinaire, les trois élèves partagent le prix).

Prix Arnal. — Valeur : 500 francs. Le premier externe classé reçoit ce prix.

QUESTIONS POSÉES AUX CONCOURS DE L'EXTERNAT

1883

ANATOMIE. — Extrémité inférieure du fémur; — Crosse de l'aorte. — Rapports de l'estomac. — Extrémité inférieure des os de l'avant-bras. — Articulation coxo-fémorale. — Articulation temporo-maxilaire. — Artères de la main. — Muscles grand et petit pectoral. — Vertèbres dorsales. — Muscles fessiers. — Rapports des reins. — Veines saphènes. — Calcanéum et astragale. — Muscle biceps du bras.

PATHOLOGIE ET PETITE CHIRURGIE. — Fractures de l'extrémité inférieure du péroné. — Chloroformisation. — Erysipèle de la face. — Fractures de la rotule. — Panaris. — Signes fournis par l'auscultation et la percussion dans la phtisie pulmonaire. — Causes, signes et diagnostic de la péritonite aiguë. — De la manière de faire une autopsie. — Réduction des fractures et soins consécutifs. — Hydarthrose. — Anthrax. — Injections hypodermiques. — Lavements.

1884

ANATOMIE. — Articulation du coude. — Muscle psoas-iliaque. — Veines superficielles du membre supérieur. — Rapports de l'estomac. — Os maxillaire inférieur. — Muscles et aponévroses de la paroi antéro-latérale de l'abdomen. — Les côtes. — Diaphragme. — Articulation tibio-tarsienne. — Configuration extérieure et rapports des poumons. — Parois osseuses de l'orbite. — Crosse de l'aorte. — Articulation coxo-fémorale. — Muscle sterno-cléido-mastoïdien.

PATHOLOGIE. — Fractures de la clavicule. — Ventouses. — Cathétérisme de l'urèthre. — Fractures du péroné. — Bronchite aiguë. — Fractures des côtes. — Péritonite aiguë. — Rougeole. — Fièvre typhoïde. — Entorse. — Pleurésie aiguë. — Epistaxis et tamponnement des fosses nasales.

1885

ANATOMIE. — Os maxillaire inférieur. — Articulation radio-carpienne. — Forme et rapports des poumons. — Artère fémorale. — Clavicule. — Crosse de l'aorte. —

Diaphragme. — Articulation tibio-tarsienne. — Articulation du coude. — Muscle sterno-cléido-mastoïdien. — Articulation coxo-fémorale. — Muscle psoas-iliaque. — Artère sous-clavière. — Articulation scapulo-humérale. — Muscles de la région antérieure de la jambe. — Configuration extérieure et rapports du foie.

PATHOLOGIE ET PETITE CHIRURGIE. — De la saignée. — Symptômes de la pneumonie franche aiguë. — Vaccine et vaccination. — Erysipèle de la face. — Cathétérisme de l'urèthre. — Rougeole. — Signes et diagnostic de la pleurésie aiguë. — Brûlures. — Ascite. — Fièvre typhoïde. — Scarlatine. — Epistaxis et tamponnement des fosses nasales. — Péritonite aiguë. — Entorse tibio-tarsienne. — Fractures de l'extrémité inférieure du radius. — Fractures de la clavicule.

1886

ANATOMIE. — Atlas et axis. — Rapports de la vessie chez l'homme. — Articulation scapulo-humérale. — Configuration extérieure du cerveau. — Os maxillaire inférieur. — Rapports de l'estomac. — Rapports du cœur. — Artère humérale. — Muscle grand oblique de l'abdomen. — Conformation extérieure et rapports du foie. — Muscle sterno-cléido-mastoïdien. — Parois osseuses des fosses nasales. — Rapports de la trachée. — Artère fémorale. — Articulation du coude. — Artères de la main. — Extrémité supérieure du fémur. — Muscle diaphragme. — Veines superficielles du membre supérieur. — Articulation scapulo-humérale. — Des muscles qui s'insèrent à l'omoplate ; décrire leurs insertions sur cet os.

PATHOLOGIE ET PETITE CHIRURGIE. — Symptômes de la pneumonie aiguë. — Appareils inamovibles. — Furoncle. — De l'érysipèle. — Symptômes des fractures en général. — Des brûlures. — Indications et applications des sangsues. — Manière de faire une autopsie. — Examen clinique des urines. — Rougeole. — Traitement des hémorragies. — Du lavement. — Abcès chauds. Ventouses. — Signes physiques de la tuberculose pulmonaire chronique. — Fractures de la clavicule. — Symptômes et diagnostic de la pleurésie aiguë.

1887

ANATOMIE. — Articulation du genou. — Diaphragme. — Artère axillaire et ses branches. — Muscles adducteurs de la cuisse. — Os iliaque. — Artère fémorale. — Muscles de la paroi antéro-latérale de l'abdomen. — Articulation tibio-tarsienne. — Articulation temporo-maxillaire. — Parois osseuses des fosses nasales. — Rapports du cœur. — Articulation du coude. — Muscles fessiers. — Veines du membre supérieur. — Rapports du foie. — Articulation scapulo-humérale. — Artère poplitée et ses branches. — Crosse de l'aorte. — Os maxillaire inférieur. — Articulation radio-carpienne. — Veines du membre inférieur.

PATHOLOGIE ET PETITE CHIRURGIE. — Signes et diagnostic des fractures en général. — Symptômes de la rougeole régulière. — Des lavements. — De l'anthrax. — De la saignée. — Signes et diagnostic de la pneumonie lobaire. — Des brûlures. — Signes des luxations en général. — Confection et application d'un appareil plâtré pour fracture de jambe. — Panaris. — Traitement de l'épistaxis. — Symptômes et diagnostic de la scarlatine normale. — Cathétérisme de l'urèthre. — Vaccin et vaccination. Hydrocèle vaginale. — Hémorragie artérielle. — Des injections hypodermiques.

1888

ANATOMIE. — Côtes. — Configuration extérieure et rapports de l'estomac. — Fémur. — Crosse de l'aorte. — Diaphragme. — Veines du membre inférieur. — Clavicule. — Parois osseuses des fosses nasales. — Rapports du poumon et sa conformation extérieure. — Muscle psoas-iliaque. — Articulation de l'épaule. — Veines du membre supérieur. — Os maxillaire inférieur. — Articulation tibio-tarsienne. — Articulation coxo-fémorale. — Rapports du foie et conformation extérieure. — Humérus. — Artère fémorale. — Muscle sterno-cléïdo-mastoïdien.

PATHOLOGIE ET PETITE CHIRURGIE. — Entorse. — Symptômes et diagnostic de la pneumonie franche aiguë. — Anthrax. — Cathétérisme de l'urèthre chez l'homme et chez la femme. — Examen clinique des urines. — Erysipèle de la face. — Epistaxis et tamponnement des fosses nasales. — Panaris. — Saignée. — Vaccine et vaccination. — Fractures de la clavicule. — Brûlures. — Vésicatoires. — Fractures de côtes. — Des injections sous-cutanées. — Appareil plâtré pour fracture de jambe. — Hémorragie artérielle. — Signes et diagnostic de la pleurésie séro-fibrineuse.

1889

ANATOMIE. — Articulation temporo-maxillaire. — Articulation coxo-fémorale. — Configuration extérieure et rapports du foie. — Veines superficielles du membre inférieur. — Muscles fessiers. — Occipital. — Crosse de l'aorte. — Muscle sterno-cléïdo-mastoïdien. — Omoplate. — Artère fémorale. — Articulation tibio-tarsienne. — Articulation scapulo-humérale. — Artères de l'avant-bras. — Maxillaire inférieur. — Calcanéum et astragale. — Artère carotide primitive. — Œsophage. — Rapports de la vessie. — Péroné. — Carotide primitive. — Diaphragme.

PATHOLOGIE ET PETITE CHIRURGIE. — Entorse. — Chloroformisation. — Fracture de la clavicule. — Pleurésie aiguë. — Cathétérisme de l'urèthre chez l'homme. — Des appareils plâtrés. — Fièvre typhoïde (signes et diagnostic). — Furoncle. — Epistaxis. — Vésicatoires. — Saignée. — Vaccine et vaccination. — Symptômes et diagnostic de la scarlatine. — Du lavement. — Signes et diagnostic de la pneumonie franche aiguë. — Fractures de côtes. — Signes et diagnostic des fractures.

1890

ANATOMIE. — Artère humérale. — Fléchisseurs commun, superficiel et profond des doigts et long fléchisseur du pouce. — Clavicule. — Articulation tibio-tarsienne. — Rapports de l'estomac. — Articulation du coude. — Rapports du foie. — Vertèbres dorsales. — Crosse de l'aorte. — Muscles de la région antérieure de la jambe. — Tiers supérieur du fémur. — Artère axillaire. — Rapports des reins. — Os maxillaire inférieur. — Artère fémorale. — Rapports des poumons. — Rapports du rectum. — Muscle psoas-iliaque. — Rapports de l'œsophage. — Ligaments de l'articulation du genou. — Muscle sterno-cléïdo-mastoïdien.

PATHOLOGIE ET PETITE CHIRURGIE. — Saignée. — Appareil plâtré pour fracture de jambe sans plaie. — Symptômes de l'ascite et technique de la ponction. — Fractures de l'extrémité inférieure du radius. — Cathétérisme de l'urèthre chez l'homme. — Signes de la pneumonie franche aiguë. — Fractures de la clavicule. — Technique de l'autopsie des cavités thoracique et abdominale. — Vaccination contre la variole. — Brûlures. — Symptômes de la pleurésie. — Fractures de l'extrémité inférieure du péroné. — Symptômes et diagnostic de la scarlatine. — Anthrax. — Epistaxis. — Blennorrhagie aiguë. — Signes et diagnostic de la rougeole. — Lavements. — Panaris.

1891

ANATOMIE. — Configuration extérieure et rapports du cœur. — Muscles masticateurs. — Parois osseuses des fosses nasales. — Sacrum et coccyx. — Artères de la main. — Muscles de la région antéro-externe de la jambe. — Rapports de la vessie. — Veines supérieures du membre inférieur. — Os occipital. — Grand et petit oblique de l'abdomen. — Tiers supérieur du fémur. — Aorte abdominale. — Rapports du foie. — Artère sous-clavière et ses branches. — Muscle sterno-cléïdo-mastoïdien. — Os maxillaire inférieur. — Artère poplitée et ses branches. — Artère axillaire et ses branches. — Muscle diaphragme. — Articulation radio-carpienne. — Articulation coxo-fémorale. — Atlas et axis. — Articulation de la clavicule. — Aorte abdominale. — Muscles fessiers. — Rapports des reins.

PATHOLOGIE ET PETITE CHIRURGIE. — Brûlures. — Saignée au pli du coude. — Cathétérisme de l'urèthre chez l'homme. — Lavage de l'estomac. — Signes et diagnostic de la pneumonie franche aiguë. — Vaccinations contre la variole. — Injections hypodermiques. — Signes et diagnostic de la rougeole. — Ponction aspiratrice. — Tamponnement des fosses nasales. — Hydarthrose du genou. — Signes de la tuberculose pulmonaire à la 3e période. — Technique de l'autopsie des cavités abdominale et thoracique. — Anthrax. — Erysipèle de la face. — Ventouses. — Anesthésie locale. — Ligature et pansement du cordon ombilical. — Recherches de l'albumine, du sucre et du sang dans les urines. — Appareils plâtrés pour fractures de jambes. — Chloroformisation.

1892

ANATOMIE. — Crosse de l'aorte. — Face inférieure du foie (conf. ext. et rapports). — Biceps brachial et brachial antérieur. — Tiers supérieur du fémur. — Muscles masticateurs. — Muscles adducteurs de la cuisse et leurs nerfs. — Surfaces articulaires et ligaments de l'articulation du coude. — Muscle psoas-iliaque. — Parois osseuses des fosses nasales. — Trachée (config. extérieure et rapports). — Cœur (config. extérieure et rapports). — Os maxillaire inférieur. — Config. extérieure et rapports du rectum. — Artère fémorale. — Muscles fessiers. — Veines superficielles du membre supérieur. — Muscles de la patte d'oie (cout., 1/2 tend., dr. interne). — Astragale et calcanéum. — Aorte abdominale. — Parois osseuses de l'orbite. — Muscles de la région antéro-latérale de la jambe. — Surface articulaire et ligaments de l'articulation du genou. — Veines jugulaires. — Poumons (config. extérieure et rapports). — Rapports de l'estomac. — Artères de la main.

PATHOLOGIE ET PETITE CHIRURGIE. — Signes de la pneumonie franche aiguë. — Vésicatoires. — Appareil plâtré. — Des injections sous-cutanées. — Recherche de l'albumine et du sucre dans les urines. — Pansements antiseptiques. — Signes locaux des épanchements pleuraux. — Signes des fractures en général. — Lavage de l'estomac. — Fractures de l'extrémité inférieure du radius. — Manière de faire une autopsie. — Chloroformisation. — Hémorragies artérielles. — Rougeole normale (signes et diagnostic). — Vaccination jennerienne. — Furoncle. — Entorse. — Ventouses. — Signes et diagnostic de l'érysipèle de la face. — Lavement. — Manière de faire la trachéotomie chez l'enfant. — Thoracentèse.

1893

ANATOMIE. — Triceps brachial. — Omoplate. — Artère fémorale. — Rapports du cœur. — Muscle sterno-cléïdo-mastoïdien. — Muscles de la région antérieure de la jambe. — Muscles de la région postérieure de la cuisse. — Vertèbres dorsales. — Articulation radio-carpienne. — Artère axillaire et ses branches. — Configuration extérieure et rapports de l'estomac. — Rapports de la vessie chez l'homme et chez la femme. — Articulation tibio-tarsienne. — Artères de l'avant-bras. — Configuration et rapports du poumon. — Muscles psoas-iliaque. — Configuration extérieure et rapports de l'œsophage. — Muscles péroniers latéraux. — Artères de la jambe. — Muscle grand et petit oblique de l'abdomen. — Tronc cœliaque. — Crosse de l'aorte. — Veine cave inférieure. — Muscles fessiers. — Configuration et rapports de la face inférieure du foie. — Branches de la sous-clavière. — Muscles élévateurs de la mâchoire inférieure. — Parois osseuses des fosses nasales. — Configuration extérieure et rapports de la trachée. — Rapports du rein.

PATHOLOGIE ET PETITE CHIRURGIE. — Symptômes de la pneumonie franche aiguë. — Symptômes de la fièvre typhoïde. — Érysipèle de la face. — Symptômes et diagnostic de la scalartine. — Symptômes et complications du rhumatisme articulaire aigu. — Fractures de l'extrémité inférieure du radius. — Signes physiques de la pleurésie aiguë séro-fibrineuse. — Cathétérisme évacuateur de la vessie chez l'homme. — Symptômes et diagnostic de la variole. — Fractures de la clavicule. — Ascite. — Anthrax. — Symptômes et diagnostic de la péritonite aiguë. — Chloroformisation. — Signes physiques de la tuberculose pulmonaire chronique. — Symptômes de l'étranglement herniaire. — Angine diphtérique. — Fracture de la rotule. — Examen clinique des urines. — Symptôme et diagnostic de la pleurésie purulente. — Épistaxis. — Signes de la grossesse. — Symptômes et diagnostic de la méningite tuberculeuse.

1894

ANATOMIE. — Muscle sterno-cleïdo-mastoïdien. — Os maxillaire inférieur. — Articulation scapulo-humérale. — Artère axillaire. — Vertèbres dorsales. — Rapports de l'estomac. — Veines superficielles du membre inférieur. — Muscle psoas-iliaque. — Artères de l'avant-bras. — Parois osseuses de l'orbite. — Artère poplitée. — Articulation radio-carpienne. — Diaphragme. — Articulation sterno-claviculaire. — Artère carotide externe. — Os occipital. — Rapports du rectum. — Configuration intérieure du cœur. — Trous de la base du crâne. — Muscles de la paroi antéro-latérale de l'abdomen. — Muscles élévateurs de la mâchoire inférieure. — Muscles fessiers. — Articulation temporo-maxillaire. — Crosse de l'aorte. — Configuration extérieure et rapports des poumons. — Ligaments de l'articulation du genou. — Configuration extérieure et rapports du foie. — Parois osseuses des fosses nasales. — Muscles péroniers latéraux. — Configuration extérieure et rapports du cœur. — Veine porte. — Artère pulmonaire. — Canal inguinal chez l'homme. — Veines jugulaires.

PATHOLOGIE. — Entorse. — Signes et diagnostic de la pneumonie franche aiguë. — Hydarthrose du genou. — Signes et diagnostic des fractures du col du fémur. — De l'ascite. — Anesthésie par le chloroforme et ses accidents. — Anthrax. — Fractures de l'extrémité inférieure du radius. — Signes et diagnostic de la fièvre typhoïde. — Phlegmon diffus. — Epistaxis. — Fractures de la rotule. — Signes et diagnostic de la phtisie pulmonaire au 3º degré. — Fractures de la clavicule. — Signes et diagnostic du cancer de l'estomac. — Examen clinique des urines. — Symptômes et complications de la rougeole. — Signes et diagnostic de la coxalgie. — Vaccine et vaccination. — Symptômes et complications

du rhumatisme articulaire aigu généralisé. — Érysipèle de la face. — Symptômes et complications de la scarlatine. — Péritonite aiguë généralisée. — Insuffisance aortique. — Signes et diagnostic de l'étranglement herniaire. — Signes et diagnostic du cancer du sein. — Délivrance. — Signes et diagnostic de la méningite tuberculeuse.

1895

ANATOMIE. — Tiers inférieur des os de l'avant-bras. — Muscles grand et petit pectoraux. — Configuration extérieure et rapports de l'estomac. — Crosse de l'aorte. — Veines superficielles du membre supérieur. — Articulation tibio-tarsienne. — Muscles masticateurs. — Artère sous-clavière. — Os maxillaire supérieur. — Muscles obturateurs. — Caractères distinctifs des vertèbres cervicales. — Ligaments de l'articulation du genou. — Muscles de l'éminence thénar. — Configuration extérieure et rapports du cœcum. — Tronc cœliaque et ses branches. — Rapports de la vessie. — Muscles long et court fléchisseurs du gros orteil. — Ligaments qui unissent l'os sacré à l'os iliaque. — Configuration extérieure et rapports de l'œsophage. — Configuration extérieure de la portion pétreuse de l'os temporal. — Artère carotide externe. — Tronc de la veine cave inférieure. — Long et court supinateurs. — Artères du pied. — Calcanéum et cuboïde. — Ligament large. — Nerf médian. — Cordon spermatique.

PATHOLOGIE. — Manière de faire l'autopsie des cavités thoraciques et abdominales. — Fractures de l'extrémité inférieure du péroné. — Ascite et ponction. — Furoncle. — Epistaxis, causes et traitement. — Symptômes et diagnostic de la coxalgie tuberculeuse. — Oreillons. — Complications et traitement des fractures compliquées de la jambe. — Ulcère variqueux de la jambe. — Symptômes, marche et complications des anévrysmes artériels circonscrits. — Etiologie, symptômes, marche, complications et traitement du phlegmon diffus. — Manuel opératoire du cathétérisme évacuateur de la vessie. — Description, signes et diagnostic de la tuberculose pulmonaire à la troisième période. — Antisepsie du chirurgien et de ses aides avant, pendant, et après l'opération. — Luxations en avant de la mâchoire inférieure. — Complications et traitement de la blennorrhagie. — Etiologie, symptômes et diagnostic de l'érysipèle de la face. — Examen clinique des urines. — Le panaris. — Mal de Pott. — Thoracentèse. — Signes et diagnostic de la fièvre scarlatine. — Signes, diagnostic et traitement de l'hydrocèle vaginale. — Des adénites suppurées. — Causes, symptômes et traitement de la pleurésie purulente. — Cancer de l'utérus. — Symptômes et diagnostic de la grossesse simple. — Fractures de la rotule.

CONFÉRENCES D'EXTERNAT ET D'INTERNAT

Les étudiants qui veulent préparer les concours de l'externat, puis de l'internat, ont coutume de suivre des conférences dirigées par des internes.

Ces conférences sont, les unes gratuites et publiques, les autres payantes et privées. Les conférences gratuites ont été, jusqu'à ce jour, seules annoncées par voies d'affiches à la Faculté et dans les hôpitaux ou par voie de la presse; les secondes qui seraient les plus profitables aux étudiants sont encore peu connues. Dans l'intérêt de tous, il serait bon de les voir se développer; aussi la *Presse médicale* se fait-elle un devoir d'en signaler l'existence et de se mettre gratuitement à la disposition de MM. les internes chefs de conférences, pour en favoriser l'extension.

Souvent un temps précieux est perdu dans chaque séance à dicter le programme de la conférence suivante; pour remédier à cet inconvénient, nous publions un type de programme auquel nous serons heureux d'apporter les modifications qui nous seraient signalées:

PROGRAMME DES CONFÉRENCES

ABRÉVIATIONS

4 Ag.	Pathologie externe des 4 agrégés.
B. et B.	Beaunis et Bouchard.
Clin	Cliniques.
Cr.	Cruveilhier (Anatomie).
D.	Dieulafoy.
D. D.	Dictionnaire Dechambre.

Deb	Debierre (Embryologie).
D. J. . . .	Dictionnaire Jaccoud.
D'E. et P. . . .	D'Espine et Picot.
F. et D. . . .	Follin et Duplay.
G. de M. . . .	Guéneau de Mussy.
J. et T. . . .	Jamain et Terrier.
K. et D. . . .	Küss et Duval.
L. et T. . . .	Laveran et Teissier.
M. M. . . .	Manuel de Médecine.
P	Poirier (Anatomie).
P. C. . . .	Petite chirurgie de Jamain.
Ric	Richet.
S	Sappey (Anatomie).
T. C. . . .	Traité de Chirurgie.
T	Testut (Anatomie).
T. et Ch. . . .	Tarnier et Chantreuil.
Th	Thèse de doctorat.
Th. ag . . .	Thèse d'agrégation.
Til. . . .	Tillaux.
T. M. . . .	Traité de Médecine.
V. et J. . . .	Viault et Jolyet.

EXTERNAT

1. — Anatomie.

Région occipito-frontale, — Til.
Os frontal. — P.
Os occipital. — P.
Os temporal. — P.
Trous de la base du crâne. — P., T.
Cavités orbitaires. — P., Til.
Fosses nasales. — P., Til.
Maxillaire supérieur. — P.
Articulation temporo-maxillaire. — P.
Maxillaire inférieur. — P.
Muscles masticateurs. — T., P.

Pathologie.

Érysipèle de la face. — 4 Ag. (I, 99ⁱ), D.
Muguet. — D.
Épistaxis. — 4 Ag. (II, 534), D.D.
Tamponnement des fosses nasales. — P.C.
Luxations de la mâchoire. — 4 Ag. (II, 661).
Fractures du maxillaire inférieur. — 4 Ag. (II, 610).
Tétanos. — D.

II. — Anatomie.

Région massétérine. — Til.
Région parotidienne. — Til.
Muscles scalènes. — T., P.
Muscle sterno-cléido-mastoïdien. — T.
Carotide primitive. — T.
Carotide externe. — T.
Veines jugulaires. — T., Sébileau (Soc. anat., 1892).
Atlas et axis. — P.
Vertèbres cervicales. — P.

Pathologie.

Oreillons. — D.
Lymphangite ou angioleucite. — 4 Ag. (I, 395).
Phlébite. — 4 Ag. (I, 381).
Stomatites. — D.
Adénites. — 4 Ag. (I, 409).
Angine tonsillaire. — D.
Laryngite aiguë. — D.
Grippe. — D.

III. — Anatomie.

Vertèbres dorsales. — P.
Vertèbres lombaires. — P.
Sacrum et coccyx. — P.
Sternum. — P.
Côtes et cartilages. — P.
Muscles intercostaux. — T.

Diaphragme. — T., P.
Muscles et aponévroses de la paroi latérale de l'abdomen. — T., P.
Muscles et aponévroses de la paroi antérieure de l'abdomen. — T., P.
Canal inguinal. — Til.

Pathologie.

Mal de Pott. — 4 Ag. (II, 102).
Signes et diagnostic des fractures de côte. — 4 Ag. (III, 282).
Complications des fractures de côte. — 4 Ag. (III, 282).
Thoracentèse. — D.
Signes et diagnostic des hernies. — 4 Ag. (III, 521).
Étranglements herniaires. — 4 Ag. (III, 548).
Ascite et ponction. — D.

IV. — Anatomie.

Configuration extérieure du cerveau. — P., T.
Configuration extérieure du cœur. — T.
Rapports du cœur. — T.
Configuration intérieure du cœur. — T.
Péricarde. — T.
Artère pulmonaire. — T.
Crosse de l'aorte. — T.
Aorte thoracique. — T.
Aorte abdominale. — T.
Veine cave inférieure. — T.

Pathologie.

Symptômes et diagn. de la méningite tuberculeuse. — D.
Signes et diagnostic de la péricardite. — D.
Insuffisance aortique. — D.
Rhumatisme articulaire aigu. — D.
Vésicatoire (révulsion). — P.C.
Sangsues. — P.C.
Ventouses. — P.C.

V. — Anatomie.

Rapports de la trachée. — T.
Configuration extérieure des poumons. — T.
Rapports des poumons. — T.
Rapports du pharynx. — T.
Œsophage. — T.P.
Médiastin antérieur. — Til.
Médiastin postérieur. — Til.

Pathologie.

Signes et diagnostic du croup. — D.
Trachéotomie. — Farabœuf (Manuel opératoire).
Signes de la tuberculose pulmonaire chronique. — D.
Bronchite aiguë. — D.
Signes et diagnostic de la pneumonie franche aiguë. — D.
Hémoptysie. — D.D., M.M.

VI. — Anatomie.

Configuration extérieure de l'estomac. — T.
Rapports de l'estomac. — T.
Rapports du duodénum. — P.
Configuration extérieure et rapports du cœcum. — T.
Rapports du rectum. — T.
Rapports de la vessie. — T.
Rapports des reins. — T., Th. Récamier (1889).
Rapports de l'utérus. — T.

Pathologie.

Signes et diagnostic de l'ulcère d'estomac. — D.
Signes et diagnostic du cancer d'estomac. — D.
Lavage d'estomac. — P.C.
Hématémèse. — D.D., M.M.
Colique néphrétique. — D., D.D., MM. (VI, 731).
Phlegmon périnéphrétique. — 4 Ag. (IV, 7).
Lavements. — P.C.

VII. — Anatomie.

Configuration extérieure du foie. — T.
Face inférieure du foie. — T.
Rapports du foie. — T.
Tronc cœliaque. — T.
Veine porte. — T.
Muscle psoas-iliaque. — T.

Pathologie.

Signes et diagnostic de la pleurésie séro-fibrineuse. — D.
Signes et diagnostic de la pleurésie purulente. — D.
Colique hépatique. — D.D. M.M. (VI, 399).
Péritonite aiguë. — D.
Signes de la grossesse. — T. et Ch.
Ligature et pansement du cordon ombilical. — Budin et
    Crouzat ; T. et Ch.
Autopsie. — Letulle (*Presse Médicale*, n° 25 de 1894).

VIII. — Anatomie.

Os iliaque. — P.
Région fessière. — Til.
Muscles fessiers. — T.
Muscles obturateurs. — P.
Muscles pelvi-trochantériens. — T.
Articulation coxo-fémorale. — P. Til.
Tiers supérieur du fémur. — P.
Fémur. — P.
Triangle de Scarpa. — Til.

Pathologie.

Symptômes et diagnostic de la coxalgie. — 4 Ag.
    (IV, 781).
Fractures du col du fémur. — 4 Ag. (IV, 671).
Signes et diagnostic des fractures en général. — Ag.
    (I, 494).
Fractures compliquées. — 4 Ag. (1504).
Complications des fractures. — 4 Ag. (I, 505).
Signes et diagnostic des luxations en général. — 4 Ag.
    (I, 657).

IX. — Anatomie.

Artère fémorale. — T.
Muscle couturier. — T.
Muscles de la patte d'oie. — T.
Muscle quadriceps fémoral. — T.
Muscles adducteurs de la cuisse. — T.
Loge postérieure de la cuisse. — Til.
Articulation du genou. — Til., P.
Région antérieure du genou. — Til.
Rotule. — P.

Pathologie.

Fractures de la rotule. — 4 Ag. (IV, 703).
Hydarthrose. — 4 Ag. (I, 688, 718).
Signes et diagnostic de la phlegmatia alba dolens. — D.
Hydrocèle vaginale. — 4 Ag. (IV, 227).
Cathétérisme de l'urèthre. — P. C.
Examen clinique des urines. — MM. (VI, 460).

X. — Anatomie

Artère poplitée. — T.
Tibia. — P.
Péroné. — P.
Muscles péroniers latéraux. — T.
Triceps sural. — T.
Muscles de la région antérieure de la jambe. — T.
Artères de la jambe. — T.
Articulation tibio-tarsienne. — Til., P.
Calcanéum et astragale. — P.
Muscles fléchisseurs des orteils. — P.
Veines du membre inférieur. — T.

Pathologie.

Fractures du tiers moyen des os de la jambe. — 4 Ag.
    (IV, 714).
Appareils plâtrés. — P. C.
Varices. — 4 Ag. (I, 387).
Ulcères de jambe. — 4 Ag. (I, 14), D. D.
Fractures de l'extrémité inférieure du péroné. — 4 Ag.
    (IV, 723).
Entorse. — 4 Ag. (I, 639).

XI. — Anatomie.

Clavicule. — P.
Articulations de la clavicule. — P.
Région claviculaire. — Til.
Région sus-claviculaire. — Til.
Région sous-clavière. — Til.
Artère sous-clavière. — T. Sébileau (démonst. d'anat.).
Omoplate. — P.
Région scapulaire. — Til.
Articulation scapulo-humérale. — Til., P.
Région scapulo-humérale. — Til.

Pathologie.

Fractures de la clavicule. — 4 Ag. (IV, 505).
Luxations de l'épaule. — 4 Ag. (IV, 564).
Injections hypodermiques. — P. C.
Thermocautère. — P. C.
Cautères. — P. C.

XII. — Anatomie.

Muscle trapèze. — T.
Muscle grand dorsal. — T.
Muscles pectoraux. — T.
Muscles dentelés. — T.
Artère axillaire. — T.
Muscles de l'omoplate. — T.
Muscle deltoïde. — T.
Humérus. — P.
Triceps brachial. — T.

Pathologie.

Fracture de l'humérus. — 4 Ag. (IV, 516).
Hémorragies artérielles et traitement. — 4 Ag. (I, 77).
Electrothérapie. — Tripier (*Presse méd.*, 1893-94), MM.
Vaccine et vaccination. — P. C.
Brûlures. — 4 Ag. (I, 120).
Pansements antiseptiques. — P. C.

XIII. Anatomie.

Artère humérale. — T.
Biceps brachial. — T.
Loge antérieure du bras. — Til.
Loge postérieure du bras. — Til.
Articulation du coude. — P., Til.
Région du coude. — Til.
Radius. — P.
Cubitus. — P.
Tiers inférieur des os de l'avant-bras. — P.

Pathologie.

Fractures de l'extrémité inférieure du radius. — 4 Ag.
    (IV, 539).
Contusion. — 4 Ag. (I, 58, 331, 373, 423, 460).
Massage. — P. C.
Anesthésie locale. — P. C.
Chloroformisation et éthérisation. — P. C.

XIV. — Anatomie.

Nerf médian. — T., P.
Nerf radial. — T., P.

Nerf cubital. — T., P.
Loge postérieure de l'avant-bras. — Til.
Artères de l'avant-bras. — T.
Artère radiale. — T.
Artère cubitale. — T.

Pathologie.

Symptômes et diagnostic de la fièvre typhoïde. — D.
Complications de la fièvre typhoïde. — D.
Symptômes et diagnostic de la variole. — D.
Symptômes et diagnostic de la scarlatine. — D.
Symptômes et diagnostic de la rougeole. — D.
Anévrysmes artériels. — 4 Ag. (I, 346).

XV. — *Anatomie.*

Muscles épitrochléens. — T.
Muscles fléchisseurs des doigts. — T.
Muscles épicondyliens. — T.
Muscles extenseurs des doigts. — T.
Articulation du poignet. — P., Til.
Région du poignet. — Til.
Os du carpe. — P.
Paume de la main. — Til.
Muscles de l'éminence thénar. — T.
Muscles de l'éminence hypothénar. — T.
Face postérieure de la main. — Til.
Artères de la main. — T.
Veines du membre supérieur. — T., Til.

Pathologie.

Panaris. — 4 Ag. (IV, 655).
Anthrax. — 4 Ag. (I, 256).
Furoncle. — 4 Ag. (I, 249).
Phlegmon circonscrit. — 4 Ag. (I, 6).
Phlegmon diffus. — 4 Ag. (I, 286).
Saignée. — P. C.

INTERNAT

I. — Généralités.

Anatomie.

Tissu osseux. — P., Ranvier, Frey.
Périoste. — P., Ranvier.
Moelle des os. — D.J. (os), D.D.
Vaisseaux et nerfs des os. — D.J., Th. ag. Testut (1880).
Cartilages. — D.J., P., Ranvier.
Tissu cartilagineux.— D. J., P.
Tissu fibreux. — Ranvier, Bonneval.
Tissu ligamenteux. — Ranvier. Bonneval (Hist. normale).
Articulations. — P.
Synoviales articulaires. — P., D.J.
Bourses séreuses. — D.J., P., Th. ag. Farabeuf (1875).
Physiologie des os. — K. et D., V. et J.
Locomotion. — K. et D., V. et J.
Développement du tissu osseux. — Deb., Th. ag. Remy (1889).
Régénération des os. — Deb.

Pathologie.

Ostéites. — 4 Ag. (I, 538).
Carie des os. — 4 Ag. (I, 563), T.C. (II, 713).
Tuberculose des os. — 4 Ag. (I, 572), T.C. (II, 702), Encyclopédie de chir. (IV).
Périostites. — 4 Ag. (I, 544), T.C. (II, 811).
Ostéomyélites. — D.D. (périostites), 4 Ag. (I, 544), Th. Demoulin (1888), T.C. (II, 647).
Nécrose. — 4 Ag. (I, 565). T.C. (II, 686).
Fractures en général. — 4 Ag. (I, 494), T.C. (II, 246), F. et D., Poulet et Bousquet. Berger (*Presse Méd.*, 1895, n° 53).
Cals. — 4 Ag. (I, 517), T.C. (II, 262), Cornil et Ranvier.

Complications des fractures. — 4 Ag. (I, 505), T.C. (II, 308), F. et D. Terrier (Path., clin. chir.). Pean (*Presse Méd.* 1895, n° 55).
Fractures compliquées. — 4 Ag. (I, 504), T.C. (II, 324), F. et D., D.D.
Fractures spontanées. — (II, 350).
Rachitisme. — T.C. (II, 761). Comby, D.D., Trousseau.
Disjonctions épiphysaires. — T.C. (II, 348).
Pseudarthroses. — 4 Ag. (1522), T.C. (II, 460, 475, 563, 614).
Ankyloses. — 4 Ag. (I, 759), T.C. (III, 350).
Plaies des articulations. — 4 Ag. (I, 650), T.C. (III, 206).
Corps étrangers articulaires. — 4 Ag. (I, 722), T.C. (III, 426), Clin. de Tillaux.
Pied bot. — 4 Ag. (IV, 814), T.C. (I, 349; VIII, 118, 147), Encyclopédie de chirurgie.
Hydarthroses. — T.C. (III, 380), F. et D., Poulet et Bousquet.
Hémarthroses. — T.C. (I).
Hygroma. — T.C. (1874).
Arthrite déformante ou sèche. — F. et D., Poulet et Bousquet.
Localisations articulaires de la blennorrhagie. — Th. Bourcy (1884), T.C. (III, 335).
Synovites tendineuses. — T.C. (I, 834), D.D.
Luxations en général. — 4 Ag. (I, 668).
Arthropathies tabétiques. — T.C. (III, 395).
Arthropathies nerveuses. — T.C (III, 396).
Rhumatisme articulaire aigu. — (Path. Jaccoud (III, 249). Hanot (*Presse Méd.*, n° 22, 1894).
Rhumatisme chronique. — Path. Jaccoud (III, 249), Charcot (mal. vieillards).
Rhumatisme noueux. — Path. Jaccoud (III, 278), Charcot (mal. vieillards).
Rhumatisme cérébral. — Path. Jaccoud (III, 265).
Complications des rhumatismes. — Path. Jaccoud, (III, 249). Bar (*Presse Méd.*, 1895, n° 60).

II. — Généralités (suite).

Anatomie.

Artères. — D.D., D.J., T., Ranvier, Frey.
Système artériel. — T., Deb.
Circulation artériel. — K. et D., V. et J.
Développement du système circulatoire. — Deb.
Veines. — D.D., D.J., T. Ranvier.
Système veineux. — T., Deb.
Circulation veineuse. — K. et D., V. et J.
Capillaires. — D.J., D.D., T., Ranvier.
Système capillaire. — D.J., D.D., T., Deb.
Physiologie des capillaires. — K. et D., V. et J.
Système lymphatique. — T., K. et D., Ranvier.
Ganglions lymphatiques. — T., Ranvier, Th. Siredey (1882).
Circulation lymphatique. — K. et D., V. et J., Frey.
Eléments figurés du sang. — K. et D., V. et J., Th. ag. Variot (1886).
Tissu conjonctif. — Ranvier.
Tissu musculaire strié et lisse. — Ric., S., Ranvier.

Pathologie.

Athérome. — T.M., G. de M. (I, 289, clin.), Lancereaux (Tr. d'herpétisme).
Plaies d'artères. — 4 Ag. (1,333), F. et D., T.C. (II, 88).
Anévrysmes. — 4 Ag. (I, 345), T.C. (II, 108), J. et T., Cornil et Ranvier.
Anévrysmes artérioso-veineux (tumeurs érectiles). — 4 Ag. (I, 362), T.C. (II, 149), D.J., T.M.
Angiomes. — T.C. (I, 475), 4 Ag. (I, 226).
Gangrène sénile. — T.C. (I, 37, 72), DD., 4 Ag. (I, 28).
Plaies des veines. — 4 Ag. (I, 373), T.C. (II, 176), Terrier (Path. gén. chir.).
Anévrysmes veineux. — 4 Ag.

Phlébite. — T.C. (II, 196), 4 Ag. (I, 381), M.M. (II, 404).
PHLEGMATIA ALBA DOLENS. — D. (I, 451), T.C. (II, 198), Th. Widal (Gaz. hóp., 1889), Th. Troisier (1884), Th. ag. Brun (1880).
VARICES ET COMPLICATIONS. — T.C. (208), 4 Ag. (I, 387), M.M. (II, 423).
Ulcères variqueux. — 4 Ag. (I, 14), T.C. (I, 36; II, 214).
LYMPHANGITE. — T.C. (I, 112, 646), 4 Ag. (I, 395), Th., Jalaguier (1887), Poulet et Bousquet.
Œdèmes et hydropisies. — D.D., D.J.
Tromboses. — T.C. (I, 65, 190; II, 312), Brault (Arch. gén., 1888), Th. ag. Troisier (1890).
Embolies. — D.J., T.C. (I, 84, 286; II, 306).
SEPTICÉMIE. — 4 Ag. (I, 83), T.C. (I, 72, 204).
Gangrènes. — 4 Ag. (I, 28).
Anémies, anémie pernicieuse. — D.D., Th. Planchard (1888), M.M. (II, 503).
Chlorose. — M.M. (II, 486), Potain (Sem. méd., 1886), Hanot, Presse méd., n° 1, 1894), G. de M. (clin. I, 187).
Plaies des nerfs. — 4 Ag. (I, 428).
GOUTTE ET COMPLICATIONS. — T.M. (I, 466), L. et T.
TÉTANOS. — T.C. (I, 252; II, 24), 4 Ag. (I, 110).
SATURNISME ET COMPLICATIONS. — L. et T., Th. ag. Renaut (1875), Letulle (Arch. phys., 1887).
Coliques de plomb. — L. et T., Th. ag. Renaut (1875), Letulle (Arch. phys., 1887).
ALCOOLISME ET COMPLICATIONS. — D.J., Path. Jaccoud (III, 839), L. et T., Lasègue (Études médicales).
Delirium tremens. — Grasset, Th. Œttinger (1885), Lasègue (Études médicales).
Lymphadénie. — L. et T., D., D.J., Trousseau, MM. (II, 511).
Anasarque. — D.D.
Phlegmon circonscrit. — 4 Ag. (I, 6), T.C. (I, 544).
PHLEGMON DIFFUS. — 4 Ag. (I, 286), D.D., T.C. (I, 841), Chassaignac (Tr. des suppurations).
Abcès froids. — 4 Ag. (I, 121, 153), T.C. (I, 310, 786, 1890).
ABCÈS PAR CONGESTION. — 4 Ag. (II, 111), T.C. (III, 731), Tillaux (clin.), Launelongue (Tum. vert.).
Adénites aiguës. — 4 Ag. (I, 406), T.C. (I, 697).
Adénites chroniques. — 4 Ag. (I, 409).
Adénites tuberculeuses. — 4 Ag. (I, 411).

III. — Membre supérieur.

Anatomie.

Os du bras. — P.
Os de l'avant-bras. — P.
Muscle deltoïde. — D.D., T.
Muscles pectoraux. — T.
Muscles du bras. — T.
Muscles de l'avant-bras. — T.
Éminence thénar. — T.
Éminence hypothénar — T.
Muscles interosseux. — T.
Articulations de la clavicule. — P.
ARTICULATIONS DE L'ÉPAULE. — P., Ric., Til., Deb., Reynier (Journal d'Anat. et Phys., 1887).
ARTICULATIONS DU COUDE. — P., D.J., D.D.
ARTICULATION DU POIGNET. — T., P., Til.
Articulation du pouce. — P., Farabeuf (Arch. gén. de méd., 1870).
ARTÈRE AXILLAIRE. — T., Farabeuf (cours, 1892-93; manuel opératoire).
ARTÈRE SOUS-CLAVIÈRE. — T., Soc. Anat., 1886, Farabeuf (manuel opératoire), Sébileau (démonst. d'anat.).
ARTÈRE HUMÉRALE. — T., Farabeuf (manuel opératoire).
Artères de l'avant-bras. — T., Farabeuf (manuel opératoire).
ARTÈRES DE LA MAIN. — D. D., T., Farabeuf (manuel opératoire), Bourceret (circ. loc., 1885).
Veine du membre supérieur. — S., T., Bourceret (circul. locales, 1re partie 1885).

PLEXUS BRACHIAL. — T., P., Féré, (Anat. du syst. nerv.) Th. Avezou (1879), Rev. de méd. (1885). Presse Médicale (1895, n° 8).
NERF MÉDIAN. — T., P.
NERF CUBITAL. — T., P.
NERF RADIAL. — T., P.
NERFS DE LA MAIN. — T., P., Hartmann (Soc. anat., 1886), Villar (Soc. anat., 1887).
Paume de la main. — Ric., Til., Cr.
Pli du coude. — Til.
CREUX AXILLAIRE. — Ric., Til., Poirier (Progrès méd., 1888), Kirmisson (Soc. anat., 1884).
Gaines synoviales de la main et du poignet. — T., Th., Schwartz (1878).

Pathologie.

FRACTURES DE LA CLAVICULE. — T. C., (II, 413), D. D., 4 Ag. (IV, 505).
Fractures de l'humérus. — 4 Ag. (IV, 516), T. C. (II 438), Poirier et Mauclaire (Rev. Chir., 1892), Revue d'orthopédie (N° 1, 1896).
Fractures des os de l'avant-bras. — 4 Ag. (IV, 533. T. C. (II, 483).
FRACTURES DE L'EXTRÉMITÉ INFÉRIEURE DU RADIUS. — 4 Ag. (IV, 539), T. C. (II, 272, 490).
Fractures du coude. — 4 Ag. (IV, 548), T. C. (II, 461), D. D. (coude).
LUXATIONS DE L'ÉPAULE. — 4 Ag. (IV, 564), T. C. (III 104), Hennequin (Rev. Chir., 1891).
LUXATIONS DU COUDE EN ARRIÈRE. — 4 Ag. (IV, 586), T. C. (III 145).
Luxations du pouce. — 4 Ag. (IV, 598), T. C. (III, 190), Farabeuf (Arch. gén Méd., 1876), D. D. (doigts).
ABCÈS ET PHLEGMONS DE L'AISSELLE. — T. C. (VIII, 804) D. D., F. et D., 4 Ag. (IV, 620).
PHLEGMON DE LA MAIN. — 4 Ag. (IV, 641), T. C. (VIII, 770).
PANARIS. — D. D., T. C., (VIII, 769), Dolbeau (Leçons).
PARALYSIE RADIALE. — Grasset, Féré, D.
Plaies de la main. — D. D.
Spina ventosa. — T. C. (II, 703; VIII, 782, 1091).
Tuberculose des gaines synoviales. — T. C. (I, 854); (VIII, 794), 4 Ag. (I, 322).
Rétraction de l'aponévrose palmaire. — T. C. (VI, 788). 4 Ag. (IV, 648).
Scapulalgie. — 4 Ag. (IV, 608).
Aï crepitans. — 4 Ag. (I, 311).

IV. — Appareil respiratoire.

Anatomie.

Configuration extérieure et RAPPORTS DU LARYNX. — T., D. J., Til.
MUSCLES DU LARYNX. — T., D. D., Th. Lermoyez (1886).
Cartilages et articulations du larynx. — D. D., Cr., T.
VAISSEAUX ET NERFS DU LARYNX. — D. D (art. Thyr. sup.; laryngé), Poirier (Soc. anat. 1887).
MUQUEUSE LARYNGÉE. — T., Deb., Th. Coyne (1874), D. J. Berdal.
GLOTTE. — D. D., K. et D., Beaunis.
TRACHÉE. — T., Til., D. J., Lejars (Arch. Chir. 1891).
BRONCHES. — T. Th. ag. Joffroy (1881), D. D.
BRONCHES INTRA-PULMONAIRES. — T., Th., ag. Joffroy (1881).
GANGLIONS TRACHÉOBRONCHIQUES. — G. de M. (IV, 37), Th. Baréty, 1874.

Pathologie

Laryngite aiguë. — L. et T., D., M. M., (I, 37), D. D.
Laryngite striduleuse. — D'E et P., D. D.
Spasme de la glotte. — D'E. et P., D. D., L. et T., MM.
CROUP. — M.M. (I, 50), d'E. et P., Bézy (Presse Méd., n° 40, 1894). Trousseau (clin.)
TRACHÉOTOMIE. — Farabeuf (Man. opératoire), F. et D., Man. de Renaud, Mauclaire (Gaz. Hóp. 1892).
Périchondrite du larynx. — 4 Ag. (III, 184).
ŒDÈME DE LA GLOTTE. — M. M. (I, 90), L. et T., Gougenheim et Tissier (Phtisie laryngée).

PHTISIE LARYNGÉE. — D. D., T. M. (IV, 195). M. M. (I, 69)., Gougenheim et Tissier (*Gaz. Hôp.* 1891).

Syphilis laryngée. — D. D., L. et T., Th. Ferras (1872); M. M. (I, 78).

CANCER DU LARYNX. — F. et D., T. C., (V, 548), Tissier (*Gaz. Hôp.* 1887). Th. ag. Schwartz (86).

Tumeurs du larynx. — F. et D., T. C. (V, 540), Th. ag. Schwartz (1886).

Diagnostic des laryngites. — D. D.

CORPS ÉTRANGERS DES VOIES AÉRIENNES. — 4 Ag. (III, 63). F. et D., T. C. (V, 522).

COQUELUCHE. — D. D., d'E. et P., M. M. (I, 147), T. M. IV, 263).

Bronchite aiguë. — M. M. (I, 115), L. et T., Jaccoud (*Path.* II, 366), Laennec (*des catarrhes*).

Bronchite chronique. — M. M. (I, 126), D. L., et T., Jaccoud (*Path.* II, 366), Laennec (*des catarrhes*).

Bronchite capillaire. — D'E. et P., M. M. (I, 122), T. M. (IV, 352), Th. Mosny (1891), Th. Joffroy (1881).

BRONCHO-PNEUMONIE. — Th. ag. Joffroy (1881), T. M. (IV, 916), L. et T., Th. Ménétrier (1887).

DILATATION DES BRONCHES. — D. D., M. M. (I, 135), T. M. (IV, 363), L. et T.

Rétrécissement du larynx et de la trachée. — D. J., 4 Ag. (III, 208), M. M. (I, 143).

Asthme. — M. M. (I, 160), D., Jaccoud, (*Path.* II, 404), Trousseau, T. M., (IV, 239).

ADÉNOPATHIE TRACHÉOBRONCHIQUE. — M. M., (I, 530), L. et T)., G, de M., (Clin. IV, 26 ; III, 173), Th. Baréty (1874),

GRIPPE, INFLUENZA. — D., Jacoud (*Path.* III, 309). Th. Ménétrier (1887). (*Presse Médicale* 1895 n° 6).

Asphyxie. — D. J., D. D.

Séméiologie des crachats. — D. J. Hallopeau (*Path. gén.*)

V. — Appareil respiratoire (suite)

Anatomie.

Configuration extérieure et RAPPORTS DES POUMONS. — T., Til., Ric., D. J., Th. Farabeuf (1876).

HILE DU POUMON. — Th. Farabeuf (1876). Til. Ric.

LOBULE PULMONAIRE. — D. J., Th. Joffroy (1881), Charcot (*Prog. Méd.* 1877), Granger (*Arch. Phys.* 1878).

ARTÈRES ET VEINES PULMONAIRES. — T., Th., Lalesque, (1882), D. D.

Artères et veines bronchiques. — T., Th. Lalesque (1882).

Nerfs du poumon. — T., P., Th. ag. Letulle (1883).

Plèvres pariétale et viscérale. — T., Th. Farabeuf (1876)., Cr., Sébileau., Til., D. D.

Plèvre médiastine. — T., Th. Farabeuf (1876)., Cr., Sébileau., Til., D. D.

Plèvre diaphragmatique. — T., Th. Farabeuf (1876). Cr. Sébileau, Til. D. D.

CULS-DE-SAC PLEURAUX. — D. J. (art. péricarde) Th. Farabeuf (1876). Eichorst (*Tr. de Diagnostic Méd.*).

Développement de l'appareil respiratoire. — Deb., T. et Ch.

Physiologie de la respiration. — K. et D., V. et D.

MÉDIASTINS. — Til., D. J.

Pathologie.

Congestion pulmonaire. — D. Grancher, Queyrat (*Rev. Méd.* 1886), M. M. (I, 185).

Spléno-pneumonie. — Grancher.

PNEUMONIE FRANCHE AIGUE (Marche). — D., L. et T., M. M. (I, 210).

FORMES DE LA PNEUMONIE FRANCHE AIGUE. — G. Sée (Mal. non spécif. du poumon), Grisolle.

Pneumonie du sommet. — D., Th. Saint-Ange (1878).

Pneumonie chronique. — D. J. Jaccoud (*Path.* II, 466). M. M. (I, 258).

EMPHYSÈME PULMONAIRE. — D. J., Jaccoud (*Path.* II, 416). M. M. (I, 175).

APOPLEXIE PULMONAIRE. — G. Sée, D. J., M. M. (I, 302). Laennec (des catarrhes), Th. ag. Duguet (1862).

Gangrène pulmonaire. — G. Sée, D. D., M. M. (I, 320).

Embolie pulmonaire. — D. J., M. M. (I, 300), Jaccoud (*Path.*), T. M. (IV, 416).

PHTISIE PULMONAIRE AIGUE. — G. Sée, T. M. (IV, 726), D. D., M. M. (I, 332), *Presse médicale* (1895, n°s 42, 46).

PHTISIE PULMONAIRE CHRONIQUE. — L. et T., M. M. (I, 341), D., T. M. (IV, 619), D. J.

Hémoptysies. — Trousseau, D. J., M. M. (I, 291).

CAVERNES PULMONAIRES. — D. J., T. M. (IV, 639), Barth et Roger, Cornil et Ranvier.

Cancer pleuropulmonaire. — D. D., G. Sée, M. M. (I, 399), T. M. (IV, 518).

VOMIQUES. — D., G. Sée, M. M. (I, 509).

PLEURÉSIE SÉROFIBRINEUSE. — D., D. J., M. M. (I, 421), T. M. (IV, 973), D. D., Jaccoud (*Path.* II, 584), Galliard (*Presse méd.* 1894, n° 51).

PLEURÉSIE PURULENTE. — D., M. M. (I, 457), T. M. (IV, 1023), Th. Courtois Suffit (1891), Marfan (*Gaz. hôp.* 1889).

Pleurésie chronique tuberculeuse. — D., M. M. (I, 476), *Arch. phys.* (1872).

Pleurésie hémorrhagique. — D., M. M. (I, 453), Th. Moutard-Martin (1878).

Pleurésie diaphragmatique. — T. M. (IV, 1000), G. de M. (IV, 435), Huchard (*Gaz. méd.* Paris, 1892), Th. Malaviale (1890), Th. Hermil (1880), *Presse médicale* (1895, n° 5).

DIAGNOSTIC DES ÉPANCHEMENTS PLEURAUX. — D., Th. Moutard-Martin (1878), Bouilly (*Arch. gén.* 1875).

Thoracentèse. — D., M. M., Th. Courtois Suffit (1891).

PNEUMOTHORAX. — D. D., G. Sée, M. M. (I, 496), T. M. (IV, 1071, Galliard (*Presse médicale* 1895, n° 3).

PLAIES PÉNÉTRANTES. — T. C., 4 Ag. (III, 291).

TUMEURS DU MÉDIASTIN. — T. C., 4 Ag. (III, 345), D., D. D., M. M. (I, 520), Rendu (*Arch. gén.* 1875).

Abcès du médiastin. — T. C., 4 Ag. (III, 333).

Pleurésies enkystées. — 4 Ag. (III, 334).

VI. — Thorax.

Anatomie.

Cage thoracique. — P.

Côtes. — P.

Sternum. — P.

Articulations costales. — P.

ESPACES INTERCOSTAUX. — T., Till., D. D. (poitrine).

CROSSE DE L'AORTE. — T., D. D., D. J., Farabeuf (cours 1891-92, Th. ag. 1875).

AORTE THORACIQUE. — T., D. D.

DIAPHRAGME. — T., D. D.

VEINE CAVE SUPÉRIEURE. — T., D. D. D. J.

Artères intercostales. — T.

Nerfs intercostaux. — T.

Vaisseaux mammaires internes. — T., Farabeuf (cours 1891-92).

VEINES AZYGOS. — T., D. J., Th. Walter (1886), Labbé (*Arch. phys.* 1883).

Nerf phrénique. — T., P., D. D.

CANAL THORACIQUE. — Deb., T., D. D., Ranvier.

Région mammaire. — D. D., Til.

GLANDE MAMMAIRE. — D. D., Cr., de Sinéty (*Tr. de gynéc.*), T.

Pathologie.

FRACTURES DE COTES. — D. J. T. C. (VI, 78), 4 Ag. (III, 282).

Névralgie intercostale. — D., Grasset.

Abcès du sein. — F. et D., 4 Ag. (III, 351), T. C. (VI, 161).

CANCER DU SEIN. — Monod et Jayle : *Cancer du sein.* (Bibl. Charcot-Debove), 4 Ag. (III, 376, 378), T. C. (VI, 183), F. et D.

DIAGNOSTIC DES TUMEURS DU SEIN. — T. C. (VI 183), Tillaux (*Clin.*).

Plaies de poitrine. — D. D., T. C. (VI, 22), 4 Ag. (III, 291).

Paralysies du diaphragme. — D.

ANÉVRYSMES DE LA CROSSE DE L'AORTE. — L. et T., Jaccoud (*Path.* II, 238), Fr. Franck (*Gaz. Hôp.*, 1886), Th. Bermont (1885), *Soc. biol.* (1896).

VII. — Tube digestif.

Anatomie.

Lèvres. — P., T., Til., D.D., Ranvier (Leçons sur le syst. musculaire), Wertheimer (*Arch. gén.*, 1883).
Muqueuse buccale. — P., T., Til., Deb.
Muscles de la langue. — P., T., D.J., Ranvier, Sébileau.
Vaisseaux et nerfs de la langue. — P., Beaunis, K. et D., Th. ag. Lannegrace (1878), Th. Laucrast (1886).
Muqueuse linguale. — P., T., D.J., Ranvier, Sébileau.
Voile du palais (Muscles). — P., T., Til., Deb.
Amygdales. — P., T., Til., Deb., Th. Balme (1888).
Rapports du pharynx. — Sébileau, Tic., Ric., Th. Derigane (1883), Th., Gillette (1867), P., *Presse méd.* (1895, nº 28).
Muscles du pharynx. — P., D.D., Th. Barth? (1880), Th., Balme (1888).
Vaisseaux et nerfs du pharynx. — P., D.D., D.J.
Muqueuse du pharynx. — T., D.D., P.
Développement du pharynx. — Deb., P.
Déglutition. — K. et D. Beaunis, V. et J.
Œsophage. — Cr., P., Til., Ranvier (Leçons sur le système musculaire) (II, 1880), D. D.
Rapports de l'estomac. — P., T., D.D., D.J. (orifices), Th. ag. Raymond (1878), Jonnesco (*Gaz. Hôp.*, 1891-1892).
Structure de l'estomac. — P., T., Deb., Th. Marfan (1885).
Muqueuse gastrique. — P., Deb., Cornil et Ranvier, Th. Marfan (1885).
Orifices de l'estomac. — P., D.J., Jonnesco (*Gaz. Hôp.*, 1891-92). -
Vaisseaux et nerfs de l'estomac. — P., Jonnesco (*Gaz. Hôp.*, 1891-92).
Physiologie de l'estomac. — V. et J.
Développement de l'estomac. — Deb., P.

Pathologie.

Bec de Lièvre. — 4 Ag. (II, 684), T.C. (I, 349; V. 11), J. et T.
Muguet. — M.M. (V, 54), T.M. (III, 25), Gaz. Hôp., (1891).
Scorbut. — L. et T., D., D.J.
Noma. — d'E. et P., T.M. (III, 18), M.M. (V. 62), Damaschino.
Epithelioma des lèvres. — 4 Ag. (II, 677), T.C. (V, 222).
Stomatite ulcéro-membraneuse. — M.M. (V, 47), T.M. (III, 13), D., Damaschino, D.J., D.D.
Stomatite mercurielle. — Fourrier (*Gaz. Hôp.*, 1891), M.M. (V, 32), D.D.
Stomatite diphtérique. — T.M., L. et T.
— érythémateuse. — L. et T., D.
— aphteuse. — D., M.M. (V, 39), T.M. (III, 21), Damaschino.
Cancer de la langue. — T.C. (V, 366), 4. Ag. (II, 746), F. et D.
Ulcérations de la langue. — D.J., Fournier (Syph. tert.), F. et D., 4 Ag. (II, 732).
Paralysies du voile du palais. — M.M. (V, 200), Damaschino, Trousseau, Th. ag. Landouzy (1880).
Paralysies diphtériques — Damaschino, Trousseau.
Amydalites. — T.M. (III, 50, 66, 72). D.D.
Angines aiguës. — T.M. (III, 46), M.M. (V, 80), D.D.
Angine herpétique. — Damaschino M.M. (V, 87).
Angine diphtérique. — Damaschino, M.M. (V, 101), D., T.M. (III, 197), Trousseau.
Angine phlegmoneuse. — M.M. (V, 90).
Abcès rétropharyngiens. — 4 Ag. (III, 99), T.C. (V, 345), d'E. et P., D.D. (pharynx).
Polypes nasopharyngiens. — 4 Ag. (III, 152), T.C. (IV, 862).
Rétrécissements de l'œsophage. — F. et D., D.J., T. C. (V, 470), M.M. (V, 240).
Cancer de l'œsophage. — F. et D., D.J., T.C. (V, 486), M.M. (V, 234), Damaschino.
Corps étrangers de l'œsophage. — F. et D., D.J., T.C.
Embarras gastrique. — Grisolle, Damaschino, M.M. (V, 283).

Ulcère simple de l'estomac. — D.D., D., Damaschino, M.M. (V, 309).
Cancer de l'estomac. — D., D.D., M.M. (V, 333).
Cancer du pylore. — D., D.D., M.M. (V, 335).
Hématémèse et gastrorrhagie. — D.J., M.M. (V, 433).
Ulcérations de l'estomac. — L. et T., D.
Gastralgie. — D., M.M. (V, 405).
Dilatation de l'estomac. — M.M. (V, 357), Th. Legendre (1886), Th. Malibran (1885).
Vomissements. — L. et T., D., M.M. (V, 418), Damaschino.
Dyspepsie. — Th. ag., Raymond (1878), M.M. (V, 373), Mathieu (*Gaz. Hôp.*, 1888 et 1891).
Indigestion. — D.

VIII. — Tube digestif (suite).

Anatomie.

Duodénum. — P., D.D. (Art. intestin), Jonnesco (*Soc. anat.*, 1889, Gaz. Hôp., 92, Prog. méd., 89).
Intestin grêle. — P., Cr.
Vaisseaux et nerfs de l'intestin grêle. — Deb., T., P.
Muqueuse de l'intestin grêle. — Cornil et Ranvier., P.
Glandes de l'intestin grêle. — Deb., D.D. (Glandes), P.
Plexus solaire. — Cr., D.J. (Vaso-moteurs), P.
Tronc cœliaque. — T., D. J.
Cœcum. — T., D.D. (Art. intestin, T.M., Tuffier (*Arch. gén. méd.*, 1887), P.
Valvule iléo-cœcale. — T., D.D. (Art. intestin), T.M., Tuffier (*Arch. gén. méd.*, 1887).
Côlons. — T., Th. Guillet (1891).
Rapports du rectum. — T., Til., Trèves (*Bull. méd.*, 1885), P.
Vaisseaux et nerfs du rectum. — D.D., F. et D. (Hémorroïdes), Duret (*Arch. gén. méd.*, 1897), P.
Structure du rectum. — T., Cr., P.
Anus. — P., Til., Ric.
Creux ischio-rectal. — T., Til., Ric.
Releveur de l'anus. — T., Til., Ric., F. et V., Budin (*Prog. méd.*, 1881).
Fosse iliaque interne. — Til., Ric.
Physiologie du duodénum. — D.D., Chimie de Gautier.
Physiologie de l'intestin grêle. — D.D., K. et D.
Physiologie du rectum. — D.D., K. et D.
Muscle psoas-iliaque. — T., Rich. Til.

Pathologie.

Ulcère du duodénum. — D., Bucquoy (1887), Letulle (*Presse méd.*, 1894, nº 42), M.M. (V, 333).
Occlusion et étranglement intestinaux. — T. C. (VI, 436), 4 Ag. (III, 471), M.M., (V, 540).
Dysenterie. — D., T.M. (III, 529), M.M. (V, 475), L. et T.
Diarrhée. — M.M. (V, 600), D.J., Dujardin-Beaumetz.
Entérite chronique. — M.M. (V, 491), D.J., Damaschino.
Entérite tuberculeuse. — d'E. et P., M.M. (V, 501), Damaschino, Rilliet et Barthez, Lyon (Gaz Hôp., 1891), Th. ag. Spillmann (1878), Th. Girode (1888).
Gaz intestinaux. — D., T.M.
Polypes intestinaux (rectum). — D., T.C. (VII, 58), 4 Ag. (III, 721).
Ulcérations intestinales. — L. et T., Grisolle, Cornil et Ranvier, M.M. (V, 562).
Perforations intestinales. — Grisolle, Compendium de médecine, M.M. (V, 368), D.D.
Cancer intestinal. — D., T.C., M.M. (V, 517), Du Castel (*Arch. méd.*, 1882).
Hémorragies intestinales. — Grisolle, M.M. (V, 575), Spring (*Tr. de la symptom.*).
Plaie de l'intestin. — D.D., D.J.
Typhlite. — Th. Morin, Ricard (*Gaz. Hôp.*, 1891), M.M. (V, 453).
Pérityphlite. — T.C., Talamon.
Appendicite. — T.C., Jayle (*Presse méd.*, 1894, nº 1. 7, 34). Talamon Appendicite : (Biblioth. Charcot-Debove).

IX. — Annexes de l'appareil digestif.

Anatomie.

Pathologie.

X. — Cœur.

Anatomie.

Pathologie.

ANGINE DE POITRINE. — L. et T., D., Jaccoud (Path. II, 217), Peter (Mal. du cœur), Th. Martinet (1884), M.M. (II, 315), Lefflaive (*Gaz. Hôp.*, 1890), Huchard, Grasset.

Myocardites. — M.M. (II, 213), L. et T., Th. Juhel-Rénoy (1882), Th. Weber (1887). Peter, Roger (*Presse méd.* 1895, n° 34.

Plaies du cœur. — F. et D., T. C. (VI, 57), 4 Ag. (III, 315).

Cyanose. — L. et T., D. D.

Dégénérescence graisseuse du cœur. — Jaccoud (Path., II, 101), M. M. (11, 233). Peter.

Sclérose cardiaque. — Th. Nicolle (1891).

XI. — Cerveau.

Anatomie.

MÉXINGES CRANIENNES. — D. D., T. P., Féré, Charpy (Centres nerveux).

SINUS DE LA DURE-MÈRE. — T., P., Féré, Deb., (Anat. I) Til., Th. Labbé (1883), Th. Lancial (1888), Poirier (Topog. crânienne).

CIRCONVOLUTIONS EXTÉRIEURES DU CERVEAU. — T., P., Féré, K. et D., D. D., Pozzi, Poirier (Top. crân.), Rieffel (*Gaz. Hôp.*, 1891), Laborde.

CIRCULATION CÉRÉBRALE. — T., P., Féré, Fort, Th. Labbé (1883), Th. Duret (1874), Charcot, Til. (4e édition).

CORPS OPTO-STRIÉ. — T., P., Edinger (Anat. des centres nerv.).

Capsule interne. — Edinger (Anat. des centres nerv.).

Ventricule moyen. — Edinger (Anat. des centres nerv.).

Ventricules latéraux. — Edinger (Anat. des centres nerv.).

Faisceau moteur. — T., P.

Faisceau sensitif. — T., P.

QUATRIÈME VENTRICULE. — T., P.

Pédoncules cérébraux. — T., P., Grasset, Charpy Til., (4e édition).

Protubérance annulaire. — T., P., K. et D., Huguenin (Anat. des centres).

BULBE RACHIDIEN. — T., P.

Cervelet. — T., P., Fort, Féré, Charpy.

Développement des centres nerveux. — Cr., Deb.

Pathologie.

Méningite aiguë. — D., Grasset, M. M. (III, 123).

MÉNINGITE TUBERCULEUSE. — D. E. et P., D. D., Th. Chantemesse (1884), M. M., (III, 113), Rilliet et Barthez.

CONGESTION CÉRÉBRALE. — D., Grasset, Charcot (Leçons), M. M. (III, 204).

HÉMORRAGIES MÉNINGÉES. — D. D., D. J., D., Grasset, M., (III, 172).

APOPLEXIE CÉRÉBRALE. — M. M. (III, 100), D., Grasset, Charcot (Leçons), Blocq (Sém. des mal. nerv.).

HÉMORRAGIE CÉRÉBRALE. — M. M. (III, 212), D., Grasset, Bouchard (*Arch. Phys.*, 1858).

EMBOLIE CÉRÉBRALE. — Grasset, L. et T.

RAMOLLISSEMENT CÉRÉBRAL. — Grasset, D., L. et T., M. M. (III, 233).

Hémiplégie. — M. M. (IV, 555), D., Grasset, D. D., D. J., Letulle.

Aphasie. — M. M. (IV, 628), Trousseau, D., Grasset, Th. Bernard (1884), Th. ag. Ballet (1886).

TUMEURS CÉRÉBRALES. — D., D. D., L. et T., T. C., Grasset, M. M. (III, 317).

Syphilis cérébrale. — D. J., M. M. (III, 336).

Paralysie générale. — D. D., Grasset, M. M. (III, 293), Marcé (Mal. ment.).

PARALYSIE LABIO-GLOSSO-PHARYNGÉE. — D., Grasset, Boulay (*Gaz. Hop.*, 1891).

Tumeurs cérébelleuses. — Grasset, M. M. (III, 376).

Délire. — M. M. (IV, 488), D. D., Blocq (Séméiol. des mal. nerv.), Hallopeau.

Vertiges. — M. M. (IV, 545), Hallopeau, D. D., Th. Blocq, Charcot.

Contractures. — M. M. (IV, 531), Th. Blocq (1887), Th. ag. Straus (1871).

XII. — [Moelle.

Anatomie.

Rachis. — P., D. D., Til., Th. ag. Planteau (1883).

Vertèbres cervicales. — D. D.

Vertèbres dorsales. — D. D.

Vertèbres lombaires. — D. D.

Articulations du rachis. — D. D., B. et B.

Articulations du rachis et du crâne. — P., T.

Veines du rachis. — T., D. D. Th. Walther (1885).

Canal rachidien. — Til., D. D. Th. Walther (1885).

Liquide céphalo-rachidien. — Duret (*Arch. Phys.*, 1874).

Enveloppes de la moelle. — T. P., D. J., Deb.

MOELLE. — T., D. D., Charpy.

AXE GRIS. — P., T., Edinger (Anat. des centres nerv.), Marie (Leçons), Ranvier (Tech.).

SUBSTANCE BLANCHE. — P., T., Edinger (Anat. des centres nerveux).

CORDONS ANTÉROLATÉRAUX. — P., T., Edinger (Anat. des centres nerveux).

VAISSEAUX DE LA MOELLE. — T., P., D. J., D. D.

RACINES RACHIDIENNES. — T., P., D. D., Til., K. et D., Laborde, Edinger.

Développement de la moelle. — Deb.

Pathologie.

Fracture du rachis. — Tillaux (Clin.), T. C. (III, 671).

MAL DE POTT. — T. C., (III, 713), Lannelongue (Tub. vertéb.).

MAL SOUS-OCCIPITAL. T. C. (III, 741), Lannelongue (Tub. vertéb.).

Plaies de la moelle. — T. C (III, 695), J. et T.

Compression de la moelle. — M. M. (III, 524, Charcot.

Myélite aiguë. — Grasset, L. et T., Grasset (*Presse méd.*, 1895, n° 40).

Myélite chronique. — Grasset.

TABÈS, ATAXIE LOCOMOTRICE. — D., Marie, Fournier, M. M. (III, 515), *Presse méd.* (1895, n° 2), Panas (*Presse méd.*, n° 21).

SCLÉROSE EN PLAQUES. — D., Marie, Fournier, M. M. (III, 604).

Sclérose latérale amyotrophique. — D., Marie, Fournier, M. M. (III, 648), *Gaz. Hôp.* (1887).

Paralysie agitante. — D., Marie, Fournier, M. M. (IV, 408).

PARALYSIE INFANTILE. — D'E. et P., Marie, Déjerine, M.M. (III, 655).

Paraplégie. — M. M. (IV, 574), L. et T., Letulle, Grasset.

CHORÉE. — M. M. (IV, 420), T. M., Guinon (*Gaz. Hôp.*, 1883).

ÉPILEPSIE. — M. M. (IV, 242), Grasset, Trousseau (Clin.).

ATROPHIE MUSCULAIRE PROGRESSIVE. — M. M. (III, 678), L. et T., Charcot, Raymond (Leçons), Th. ag. Parisot, (1886).

Paralysie pseudo-hypertrophique. — Th. ag. Parisot (1886).

Paralysie alcoolique. — D., L. et T., Th. ag. Brissaud (1888), Lancereaux (Clin.), Th. Œttinger (1885).

XIII. — Nerfs périphériques.

Anatomie.

STRUCTURE DES NERFS. — Ranvier (Technique), T., P.

Nerf olfactif. — T., P.

Nerf optique. — T., P.

NERF MOTEUR OCULAIRE COMMUN. — T., P., B. et B., Th. Blanc (1886), Panas (Leçons, 1885).

NERF PATHÉTIQUE. — T., P., B. et B., Th. Blanc (1865), D. D.

NERF TRIJUMEAU. — T., P., Beaunis.

Nerf moteur oculaire externe. — T., P., B. et B., Th. Blanc (1886).

NERF FACIAL. — D. D., T., P., Beaunis.

Nerf auditif. — T., P.

NERF GLOSSO-PHARYNGIEN. — T., P., Beaunis, V. et J.

Nerf pneumogastrique. — Beaunis, T., P., B. et B., Th. ag. Letulle (1883).
Nerf spinal. — T., P., D. D., V. et J.
Nerf grand hypoglosse. — T., P., Féré, Raymond, Beaunis.

Pathologie.

Névrites et paralysies périphériques générales. — D. J., Grasset, Duplaix (*Gaz. Hôp.* 1887), M. M. (IV, 30), *Gaz. Hôp.* (1887), Th. Klumpke (1889).
Paralysies infectieuses. — *Gaz. Hôp.* (1887).
Paralysies saturnines. — Grasset, Lyon (*Gaz, Hôp.*, 1890). Th. Klumpte (1889).
Paralysie faciale. — Grasset, D. D., Th. Despaigue (1888).
Paralysies des nerfs moteurs de l'œil. — Th. Blanc (1886.)
Névralgies en général. — Grasset, Valleix.
Névralgie faciale. — Grasset, Thèse Lamotte (1892).
Plaies des nerfs. — 4 Ag. (I, 428), T. C. (II, 2).
Névroses. — D. D., Grasset.
Neurasthénie. — M. M. (IV, 370), Grasset, Th. Blocq (1887), *Gaz. Hôp.* (1891). Régis (*Presse Méd.*, nº 8, 1896).
Crampe des écrivains. — Grasset.
Migraines. — Grasset, M. M. (IV, 477).
Zona. — M. M. (IV, 175), D., D. J., D. D., Hebra et Kaposi, Grasset, Rendu, (*Presse méd.*, nº 1, 1893), Brissaud (*Presse Méd.*, nº 4, 1896).
Zona ophtalmique. — Th. Hybord (1872), J. et T.

XIV. — Cou, Tête.

Anatomie.

Os de la face (maxillaire inférieure). — P.
Muscles masticateurs. — T.
Articulations temporo-maxillaire. — P., Farabeuf et Michaux (*Soc. chir.*, 1886).
Sinus de la face. — P., Til.
Muscles de la face. — T.
Région de la joue. — Til., Ric.
Fosses nasales. — Til., P.
Muqueuse pituitaire. — Deb., Rauvier, D. D. (épistaxis), Th. ag. Remy (1880).
Orbites (aponévroses). — P., D. D., Til.
Muscles du cou. — T.
Aponévroses du cou. — T., Till., Sébileau (*Soc. anat.*, 1888).
Os hyoïde. — P.
Sterno-cléïdo-mastoïdien. — T.
Carotide primitive. — T., Til., Richet, Sébileau (*Soc. anat.*, 1892).
Carotide externe. — T., Til., Richet, Sébileau (*Soc. anat.*, 1892).
Corotide interne. — T., Til., Richet, Sébileau (*Soc. anat.*, 1892).
Veines jugulaires. — T., Til., Richet, Deb. Sébileau (*Soc. anat.* 1892).
Ganglions du cou. — S. Poirier (*Prog. méd.* 1887).
Plexus cervical. — T., P.
Grand sympathique cervical. — T., P., D. J. (vasomoteur).
Atlas et axis. — P.
Région sus-hyoïdienne. — Til., Ric., Sébileau (*Soc. anat.*, 1892).
Région sous-hyoïdienne. — Til., Ric., Sébileau (*Soc. anat.*, 1892).
Région sus-claviculaire. — Til., Ric., Sébileau (*Soc. anat.*, 1892).
Corps thyroïde. — D. D., D. J., T., Til., Kölliker (p. 207).

Pathologie.

Fractures du maxillaire inférieur. — F. et D., 4 Ag. (II, 610), T. C. (V. 73).
Luxation du maxillaire inférieur. — 4 Ag. (II, 661), T. C. (III, 84).

Nécrose phosphorée. — 4 Ag. (II, 630), T. C. (V, 117).
Fractures de la base du crane. — 4 Ag. (II, 7), T. C. (III, 453), Berger et Klumpke (*Rev. de chir.*, 1886).
Fractures du rocher. — 4 Ag. (II, 7), T. C. (III, 453), Berger et Klumpke (*Rev. de chir.*, 1886).
Mal vertébral sous-occipital. — 4 Ag. (II, 119), T. C. (III, 741; V. 716).
Plaies du cou. — D. D. (cou), 4 Ag. (III, 23), T. C. (V. 649).
Phlegmons et abcès du cou. — 4 Ag. (III, 89), T. C. (V. 677).
Kystes et fistules du cou. — 4 Ag, (III, 244), T. C. (V. 768), Launelongue, Tillaux (Clin.).
Adénites cervicales. — 4 Ag. (III, 107), T. C. (V. 695).
Erysipèle spontané de la face. — 4 Ag., T. C. (I, 226). D. J., Th. Achalme (1892), et Achalme : l'*Erysipèle* (Biblioth. Charcot-Debove), T. C. (III, 560), J. et T.
Carie du rocher. — 4 Ag. (II, 43).
Torticolis. — 4 Ag. (III, 120), T. C. (V. 703).
Goître. — 4 Ag. (III, 220), T. C. (V. 597).
Diagnostic des tumeurs du corps thyroïde. — 4 Ag. (III, 219), T. C. (V. 615, 641), F. et D., Letulle (*Presse méd.*, nº 34, 1894).
Goitre exophtalmique. — D., Grasset, D. J., Th. Marie (1883), Leflaive (*Gaz. Hop.*, 1886), M. M. (IV, 388). Brissaud (*Presse méd.*, 1895, nºs 38, 39).
Phlegmon de l'orbite. — T. C. (IV, 530), J. et T.
Tumeurs de l'orbite. — T. C. (IV, 535), J. et T.

XV. — Abdomen.

Anatomie.

Muscles et aponévroses de l'abdomen. — Cr., S., Til., Deb., Charpy, *Revue chir.* (1888).
Péritoine sus-ombilical. — Cr., T., Deb.
Péritoine sous-ombilical. — Cr., T., Deb. Delbet (*Tr. des suppur. pelv.*).
Epiploon. — Cr., T., Deb., D. D.
Mésentère. — T., D. D. (péritoine).
Vaisseaux mésentériques. — T., D. D.
Région inguinale. — T., Til., Ric., D. D., Th. Ramonède (1883).
Canal inguinal. — T., Til., Ric., D. D., Th. Blaise (1893).
Canal crural. — T., Til., Ric., D. D., Th. Blaise (1893).
Région ombilicale. — Ric., Til., F. et D. (art. Hernies).
Artère épigastrique. — T., Th. Blaise (1893), F. et D. Hernies).
Aorte abdominale. — D. J., T.
Veine cave inférieure. — D. D. (circul.), D. J., T., Deb.

Pathologie.

Plaies pénétrantes de l'abdomen. — F. et D., 4 Ag. T. C. (VI, 44, 368).
Hernies inguinales. — 4 Ag. (III, 575), T. C. (VI, 690), Berger, Th. ag. Duret (1888). Th. Ramonède (1883).
Hernies crurales. — 4 Ag. (III, 596), F. et D., T. C. (VI, 744).
Hernies ombilicales. — 4 Ag. (III, 605), T. C. (VI, 764), D. D., F. et D.
Étranglements herniaires. — 4 Ag. (III, 548), T. C. (VI, 456, 573, 618), F. et D., Delbet (*Pressé méd.*, nº 48, 1894).
Complications des hernies. — 4 Ag. (III, 248), T. C. (VI, 456, 573, 618), F. et D., Delbet (*Presse méd.*, nº 18, 1894).
Anus contre nature. — F. et D., 4 Ag. (III, 568), T. C. (VII, 135), Berger.
Péritonite aiguë. — D., D. J, MM. (V. 612, T. M. (III, 506), Th. Jaylé (1895).
Péritonite chronique. — D. D., D. J., M. M. (V. 630), Grisolle.
Péritonite tuberculeuse. — D. D., D. J., M. M. (V. 638), Marfan (*Presse méd.*, 1894, nºs 17, 20, 33), Th. Aldibert (1892).
Carreau. — Grisolle, d'E. et P.
Ascite. — L. et T., D. J., M. M. (V. 657).

XVI. — Appareil urinaire.

Anatomie.

RAPPORTS DES REINS. — T., D. J. Desnos (*Mal. des v. urin.*), Th. Récamier (1889).

VAISSEAUX ET NERFS DU REIN. — D. J., Deb., T., Charpy, Lejars et Tuffier (*Arch. phys.*, 1891), Charcot, Lejars (*Soc. anat.*, 1888), Pilliet (*Soc. anat.*, 1894).

STRUCTURE DU REIN (tubes). — T., D. J., Deb., Charcot (*Mal. de foie et reins*), Cornil et Brault (*Mal. du rein*), Th. Hortolès (Lyon, 1882), Moreau et Launois.

Capsules surrénales. — D. D., T., Deb.

BASSINET, CALICES ET URETÈRES. — T., Th., Hallé (1887), Th. Pantaloni (1888-1889), Legueu (*Annales des organes gén. urin.*, 1891), Ricard (*Sém. méd.*, 1889), Th. Glantenay (1895).

RAPPORTS DE LA VESSIE. — T., D. J., D. D., Charpy (*Annales des organes gén. urin.*, 1888), Delbet (Supp. pelv.).

VAISSEAUX ET NERFS DE LA VESSIE. — S., T., D.D., D. J., Th. Albarran (1892).

Structure de la vessie. — T., D.D., Moreau et Launois, Th. Albarran.

Muqueuse vésicale. — T., D.D., Moreau et Launois, Th. Albarran.

Rapport de l'urèthre. — T., D.D., D.J., Charpy, Guyon (leçons).

PORTION PROSTATIQUE. — T., D.D., D.J., Charpy, Guyon (leçons).

PORTION MEMBRANEUSE. — T., D.D., D.J, Charpy, Guyon (leçons).

PORTION SPONGIEUSE. — T., D.D., D.J., Charpy, Guyon (leçons).

Structure de l'urèthre. — T., D.D., D.J., Charpy, Guyon (leçons).

Sécrétion urinaire et miction, — K. et D., Beaunis, Guyon (leçons), Charcot (leçons).

Développement de l'appareil urinaire. — Deb., Moreau et Launois.

Pathologie.

PHLEGMON PÉRI-NÉPHRÉTIQUE. — 4 Ag. (IV, 7), E. et T. T.C. (V, 616), Trousseau (clin.), MM (VI, 769).

Néphrites aiguës. — D.D., L. et T., D., MM (VI, 533).

Néphrites chroniques. — D. D.D., MM (VI, 563).

NÉPHRITES PARENCHYMATEUSES. — L. et T., D., D.J.

NÉPHRITES INTERSTITIELLE. — L. et T., D., D.J., Charcot (leçons).

MAL DE BRIGHT. — D. Th. Laffitte (*Gaz. Hôp.* 1890) MM (VI, 563).

ALBUMINURIE. — D. L. et T., Charcot (leçons), Lécorché (Mal. voies urin.), MM (VI, 853).

Urémie. — D. Chauffard, D.D.

Anurie. — D. Th. Merklen (1881), MM (VI, 790).

LITHIASE RÉNALE (coliques néphrétiques), D., L. et T., D.J., Desnos, Le Dentu (mal. des reins), T.C. (VII, 304), Th. Merklen (1881), Th. Legueu (1891), MM (VI, 710).

Hydronéphrose. — D. L. et T., T.C. (VII, 589), Baudoin et Terrier (*Rev. Chir.*, 189.), MM (VI, 763).

Pyélite, pyélonéphrite, abcès du rein, — T.C. (VII, 521), Thèse Hallé (1887), MM (VI, 666).

Contusions et plaies du rein. — Tuffier (*Arch. gén. méd.*, 1888-1889), T,C. (VII, 476).

Kystes du rein. — L. et T., Th. Lejars (1888).

Cancer du rein et tumeurs malignes. — Th. Guillot (1888), Th. Chevalier (1892), Legueu (*Presse méd.*, 1895, n° 41), MM (VI, 694).

Rein amyloïde. — Marfan (*Gaz Hôp.*, 1888), T. M.

REIN FLOTTANT. — 4 Ag. (IV, 29 T.C. (VII, 617), Le Dentut (*Gaz. Hôp.*, 1892), Mal (VI, 779).

Maladie d'Addision. — D., D.D., L. et T., D.J., MM (VI, 921) (*Presse méd.*, 1895, n° 41).

Hémoglobinurie. — D., MM (VI, 901).

HÉMATURIE. — D.D., D.J., Guyon (Leçons), Desnos (Mal. voies urin.), Th. Albarran (1892), Th. Chevalier (1892).

CALCULS VÉSICAUX. — F. et D., 4 Ag. (IV, 54), Guyon (*Ar. gén. urin.*, 1890), Th. Albarran (1892), T.C. (VII, 736),

RÉTENTION DE L'URINE. — D.J., Guyon (Leçons), Desnos, Incontinence d'urine. — D.J., D.D., 4 Ag. (IV, 170). Desnos.

CYSTITES. — T.C. (VII, 702), 4 Ag. (IV, 65), Guyon (Leçons, 375). Desnos.

Tumeurs de la vessie. — T.C. (VII, 762); 4 Ag. (IV, 84). Albarran, Bazy (*Bull. méd.*, 89).

Uréthrites. — Desnos.

Blennorrhagie. — Desnos, Lesser (Mal. vénér.), Thèse Souplet (1893), Routier (*Presse méd.*, 1895, n° 43).

COMPLICATIONS DE LA BLENNORRHAGIE. — T.C., (VII, 869), T.M. (II, 288), Th. Brun (1881), Th. Bourcy (1881), Gouget (*Presse méd.*, 1895, n° 64).

RÉTRÉCISSEMENTS DE L'URÈTHRE. — D.J. TC. (VII, 908), Voillemier et Le Dentu, Desnos.

XVII. — Appareil génital mâle.

Anatomie.

Organes externes. — T.

PROSTATE. — T., D.J., Charpy, Th. Launois (1885), Th. Regnault (1890).

Périnée. — T., D.D., Til., Charpy, Th. Drapier (1893).

ENVELOPPES DU TESTICULE. — T. D.D., Til., Th. Barrois (Lille, 1882).

TESTICULE. — Cr., T., D.D., D.J., Charpy.

ÉPIDIDYME. — T. D.D., D.J., Charpy.

CORDON SPERMATIQUE. — T., D.D., D.J., Cr., Til., Th. Arrou (1893).

Voies spermatiques, vésicule séminale. — T., D.J., Th. Guélliot (1883).

Sperme ; physiologie. — K. et D., D.D., D.J.

Développement de l'appareil génital mâle. — Deb.

Pathologie.

HYPERTROPHIE DE LA PROSTATE. — Guyon (Leçons), Desnos (*Presse méd.*, 1893, n° 50 et 55. — (Mal. des voies urin.). 4 Ag. (IV, 110), Th. Launois (1885).

Tumeurs et cancer de la prostate. — Guyon (Leçons), T.C. (VII, 1069).

Abcès de la prostate. — 4 Ag. (IV, 101), Th. Segond (1880), T. C. (VII, 995).

INFILTRATION D'URINE ET ABCÈS URINEUX. — 4 Ag. (IV, 172). Desnos, T.C. (VII, 955), Guyon (Clin., 1888, p. 453, 608).

HYDROCÈLE VAGINALE. — 4 Ag. (IV, 227), T.C. (VIII, 23), Monod et Terrillon (Mal. du testicule), Fort (*Gaz. Hôp.* 1889), F. et D.

HÉMATOCÈLE VAGINALE. — 4 Ag. (IV, 237), T.C. (VIII 7), D.D., Monod et Terrillon (Mal. du testicule).

Varicocèle. — 4 Ag. (IV, 281), D.J. Legueu (*Presse méd.* 1895, n° 41).

Phlegmon des bourses. — 4 Ag. (IV, 221), T. C. (VIII, 17).

Tumeurs du scrotum. — 4 Ag. (IV, 224).

Tumeurs du cordon. — 5 Ag. (IV, 278).

Kystes de l'épididyme. — T.C., (VIII, 203), *Traité* de Poirier.

ORCHITES AIGUES. — D.D., 4 Ag. (IV, 246), F. et D.

Epididymites aiguës. — D.D., 4 Ag. (IV, 246), F. et D.

Orchite blennorrhagique. — 4 Ag. (IV, 246), D.J., T.C. (VIII, 125), F. et D.

Tumeurs du testicule. — T.C. (VIII, 198), D.J., 4 Ag. (IV, 265), Richard (*Prat. journalière de Chir.*).

Cancer du testicule. — T.C. (VIII, 204), Monod et Terrillon (Mal. du testicule), D.J.

Fongus du testicule. — T.C. (VIII, 194), Monod et Terrillon (Mal. du testicule), D.D.

TUBERCULOSE DU TESTICULE. — T.C. (VIII, 143), Th. Reclus, 4 Ag. (IV. 257).

Syphilis du testicule. — T.C. (VIII, 171), D.D., 4 Ag. (IV, 252).

Fièvre urineuse. — Guyon (Clin. 1884, p. 428), 4 Ag. (IV, 193), T.C. (VII, 982).

XVIII. — Appareil génital femelle.

Anatomie.

Organes externes. — T., *Journal d'Anat. et de Phys.* (1883).

Rapports de l'utérus. — T., D.D.
Structure de l'utérus. — T.,, D.D., Moreau et Launois.
Muqueuse de l'utérus. — Moreau et Launois.
Vaisseaux et nerfs de l'utérus. — T., D.D., Deb., Charpy (Leçons).
Col de l'utérus. — Ricard (Sem. méd., 1887), Til., D.D.
Ligaments de l'utérus. — T., D.D., Charpy, Le Bec (Gaz. hebd., 1881), Th. Beurnier (1889).
Trompe. — T.. de Sinéty, D.D. (utérus).
Ovaire. — T., D.J., de Sinéty, Th. Vallin (1887).
Vagin. — T., D.J., Deb. D.D.
Cordon ombilical. — T. et Ch. (I), Charpentier.
Placenta. — T. et Ch. (I), Charpentier.
Bassin. — T. et Ch. (I).
Articulations du bassin. — T. et Ch. (I).
Excavation pelvienne obstétricale. — Farabeuf et Varnier.
Menstruation et ovulation. — D.J., D.D., K. et D., T. et Ch. (I), Farabeuf et Varnier.

Pathologie.

Pelvipéritonites. — T.C. (VIII, 92), 4 Ag. (IV, 487. Pozzi, de Sinéty. G. de M. (Clin., II, 426). Gaz. Hôp. (1890).
Hématocèle périutérine. — D.D., T.C. (VIII, 601), 4 Ag. (III, 493), Pozzi.
Phlegmon du ligament large. — T.C. (VIII, 363), 4 Ag. (IV, 481), Pozzi, Delbet (Sup. pelv.), Mordret (Gaz. Hôp., 1890).
Kystes paraovariques. — 4 Ag. (IV, 447).
Métrites. — T. C. (VIII, 362), 4 Ag. (IV, 369). Cornil. (Journal des connaiss. méd., 1889), de Grandmaison (Gaz. Hôp., 1890).
Métrorrhagies. — T.C. (VIII, 393), Courty, D.J.
Déviations utérines. — D.J., 4 Ag. (IV, 353).
Prolapsus utérin. — D.J., Pozzi, Th. Témoin (1889).
Cancer de l'utérus. — T.C. (VIII, 466), 4 Ag. (IV, 411), F. et D., de Sinéty, Th. Valat (1888).
Fibromes de l'utérus. — T.C. (VIII, 417), 4 Ag. (IV, 384), Pozzi, Th. ag. Vautrin (1886), Boiffin (Charcot-Debove, Virchow (Tr. des tumeurs).
Polypes utérins. — 4 Ag. (IV, 404), F. et D., T. et C. (VIII, 384, 483).
Salpingites. — T.C. (VIII, 544), Pozzi, Cornil, Terrillon (Leçons).
Kystes de l'ovaire. — D.D., D.J., T.C. (VIII, 622), Pozzi, Brühl, Segond (Encyclop. de Chir.).
Cancer de l'ovaire. — T.C. (VIII, 616).
Vaginites. — D.J. Pozzi.
Signes et diagnostic de la grossesse. — D.J., T. et Ch. (I), Pajot (Gaz. Hôp., 1834), Ribemont-Dessaignes.
Diagnostic des présentations. — T. et Ch. (I), Farabeuf et Varnier, Ribemont-Dessaignes.
Délivrance. — T. et Ch. (I), Farabeuf et Varnier, Ribemont-Dessaignes.
Avortements. — T. et Ch. (I), Farabeuf et Varnier.
Éclampsie puerpérale. — T. et Ch. (I), Farabeuf et Varnier, Th. Widal (1889), Tarnier (Presse médicale, n° 10, 1894).
Fractures du bassin. — T.C. (VII, 364), 4 Ag. (IV, 663).

XIX. — Membre inférieur.
Anatomie.

Os de la cuisse. — P.
Os de la jambe. — P., Til.
Squelette du pied. — P.
Articulation de la hanche. — P., D.D., Til., Deb.
Articulation du genou. — P., D.D., Til. Poirier (Arch. gén. 1878).
Articulation tibiotarsienne. — P.
Articulations médiotarsiennes. — P., Farabeuf (Médec. opérat.)
Muscles pelvitrochantériens. — T.
Muscles fessiers. — T.
Muscles péroniers latéraux. — T.
Artère poplitée. — T., D.J., Farabeuf (Médec. opérat.).

Artère iliaque externe. — T., D.D., Farabeuf (Médec. opérat.).
Artère fémorale. — T., D.D. (crurale), Farabeuf (Médec. opérat.).
Artères de la jambe. — T. Til. Farabeuf (Médec. opérat.).
Artères du pied. — T. Til., Farabeuf (Médec. opérat.).
Veines du membre inférieur. — S., T., Til., D.D. (Saphènes).
Région inguinale. — Ric., Til. Th. Ramonède (1883).
Région crurale. — Ric., Til.
Ganglions de l'aine. — T., D.D., Poirier (Leç. d'anat. prat.).
Triangle de Scarpa. — Ric., Til.
Creux poplité. — Til., D.J.
Cou-de-pied. — Til.
Plante du pied. — Til., D.D. (pied).
Plexus lombaire et ses branches. — P., T.
Nerf crural. — P., T.
Plexus sacré. — P., T.
Nerf sacré. — P., T., Delbet (Soc. anal., 1887).
Nerf sciatique poplité externe. — P., T.
Nerf sciatique poplité interne. — P., T.
Muscles adducteurs de la cuisse. — T.
Muscles antéro-externes de la jambe. — T.

Pathologie.

Fractures du fémur. — F. et D., 4 Ag. (IV, 671).
Fractures du col du fémur. — T.C. (II, 505), F. et D., 4 Ag. (IV, 671), Poulet et Bousquet.
Fractures de jambe. — F. et D., T.C. (I, 159, 596), Til.
Fractures du péroné. — F. et D., T.C. (II, 605), Til.
Fracture bimalléolaire. — F. et D., T.C. (II, 615), Til., Sébileau et Blaise (Arch. gén., 1885).
Fractures de la rotule. — F. et D., T.C. (II, 570).
Coxalgie. — T.C. (VII, 422), 4 Ag. (IV, 781), Poulet et Bousquet, Saint-Germain (Bull. Méd., 1892), Lannelongue (Presse méd., n° 8, 1894).
Luxations de la hanche. — Til. T.C. (III, 207).
Luxation congénitale de la hanche. — Til., T.C. (III, 207), Presse méd. (1895, n° 51 bis).
Tumeurs blanches du genou. — D.D.
Tarsalgie des adolescents. — T.C. (VIII, 1151), Dauriac (Gaz. Hôp. 1892), Blum (Arch. gén., 1886).
Mal perforant plantaire. — T.C. (I, 89, 892), Chipault (Gaz. Hôp., 1891), Presse médicale (1895, n° 45).
Anévrysme poplité. — T.C. (VIII, 962), Th. Leriche (1888).
Sciatique. — T.C. (I, 228), D.J.
Entorse. — T.C. (III, 72).

XX. — Organes des sens.
Anatomie.

Paupières. — Cr., T., Til., D.J.
Glande lacrymale. — Cr., T., Til., D.J.
Voies lacrymale. — Cr., T., Til., D.J.
Muscles de l'œil. — T., Til., D.J., Deb., Panas (Leçon sur strabisme).
Sclérotique. — T., B. et B.
Iris. — T., B. et B., Deb.
Rétine. — T., B. et B., Ranvier.
Cornée. — T., Til., D.J., Ranvier.
Cristallin. — T., Til.,
Conjonctive. — T., D.D., Th. Dierson (1892).
Vaisseaux de l'œil. — T., Deb., Th. Festal (1887) Bull. méd., (1889).
Caisse du tympan. — T., Poirier (Anat. Méd. Chir.).
Trompe d'Eustache. — T.
Oreille externe. — T.
Oreille moyenne. — T., Deb., D.D., Poirier (Anat. Méd. Chir.).
Oreille interne. — Deb., T., Poirier (Anat. Méd. Chir.).
Glandes de la peau. — T., Ranvier, K. et D.
Papilles de la peau. — D.J., T., Ranvier.
Vaisseaux et nerfs de la peau. — T., D.D., (Dermatose). D.J.

Epiderme. — T., Ranvier, D.D., D.J.
Poils et ongles. — F., Ranvier, Th. Arloin (1880).

Pathologie.

Conjonctivite purulente (blennorrhagique). — T.C., (IV, 83), J. et T.
Conjonctivite granuleuse. — T.C. (IV, 100) J. et T.
DIAGNOSTIC DES CONJONCTIVITES. — T.C. (IV, 75, 79, 81, 91, 98, 106, 109).
Iritis. — (C.Tl. IV, 168), J. et T., 4 Ag.
Irido-choroïdites. — T.C, (IV, 239), J. et T., 4 Ag.
Kératites. — T.C. (IV, 125), J. et T., 4 Ag., Panas (Leçons).
Glaucome. — T.C. (IV, 295), J. et T., 4 Ag.
Cataractes. — T.C. (IV, 189, J. et T., 4 Ag.
Ophtalmie symphatique. — T.C. (IV, 308), J, et T., 4 Ag.
Strabisme. — T.C., (IV, 484), J. et T., 4 Ag., Panas (Leçon sur le strabisme).
Blépharite. — T.C. (IV, 393), J. et T., 4 Ag.
Orgeolet. — T.C. (IV, 398), J. et T., 4 Ag.
Ectropion. — T.C. (IV, 418), J. et T., 4 Ag.
Dacryocystites. — T.C. (IV, 463), J. et T., 4 Ag.
TUMEURS LACHYMALES. — T.C. (IV, 445, 459, 483).
Fistules lacrymales. — T.C. (IV, 473, 481).
Exophtalmie. — T.C. (IV, 473, 481), J. et T., F. et D.
OTITE MOYENNE. — T.C. (IV, 635), 4 Ag. (II, 467).

Erythème noueux. — Brocq.
Erythème polymorphe. — Brocq.
Purpura. — L.et T., T.M. (II, 385), D.J., Th. ag. du Castel (1883).
Urticaire. — Brocq.
Gale. — Brocq, Hebra et Kaposi.
Sclérodermie. — Brocq, D.J., Vandervelde (*Presse méd.*, n° 8, 1894).
Suette miliaire. — T.M. (IV, 185), G. de M. (Clin. II, 612).
Typhus exanthématique. — T.M., (II, 1).
ROUGEOLE. — D'É. et P., D.
SCARLATINE. — D.D., T.M. (II, 41), Trousseau (clin.). Th. Bourges (*Gaz. Hôp.*, 1891), Cadet de Gassicourt.
VARIOLE. — D., D'E. et P., T.M. (II, 119), Trousseau (clin.), Th. Barthélémy (1880).
Variole hémorragique. — T.M. (II, 119), Trousseau (clin.), Th. Barthélémy (1880).
Varioloïde. — T.M. (II, 119), Trousseau (clin.), Th. Barthélémy (1880).
Varicelle. — T.M. (II, 156), D. J.
FIÈVRES INTERMITTENTES. — L. et T., Jaccoud (*Path.*).
FIÈVRE PERNICIEUSE. — L. et T., Jaccoud (*Path.*), Jaccoud (*Sem. méd.* 1891).
BRULURES. — 4 Ag. (I, 120), Th. Nageotte-Wilbouchewitch (1893).
ANTHRAX. — 4 Ag. (I, 256).

AMPHITÉATRE D'ANATOMIE DES HOPITAUX

L'amphithéâtre d'anatomie des hôpitaux, construit sur l'emplacement du cimetière de Clamart, est mis par l'Assistance publique à la disposition des internes et des externes. Pour prendre part aux travaux pratiques de dissection ou de médecine opératoire, il suffit de déposer sa carte d'élève interne ou élève externe, chez M. le Directeur qui classe en séries. Les corps sont distribués deux fois par semaine aux élèves répartis en série de trois pour les internes, de cinq pour les externes.

Ils sont dirigés dans leurs études par deux prosecteurs soumis au concours et nommés pour quatre ans.

En outre, depuis cette année, à la suite d'une entente entre la Faculté de Médecine et le Directeur des travaux anatomiques de l'amphithéâtre de Clamart, M. Quénu, la Faculté de Médecine enverra à l'amphithéâtre des hôpitaux :

1° Un nombre assez considérable d'élèves de première année pour l'étude de l'ostéologie ; 2° d'autres élèves (vétérans) pour la dissection, l'école pratique de la Faculté devenant trop petite pour le nombre toujours croissant d'étudiants.

Ces dispositions nouvelles ont rendu nécessaire la création de deux emplois d'aides d'anatomie.

L'établissement comporte, en outre, un Musée qui renferme les pièces anatomiques préparées par les candidats au prosectorat, ou par les prosecteurs. Il est confié à la garde d'un conservateur nommé par l'Assistance publique, sur la présentation du Directeur de l'amphithéâtre.

Un laboratoire d'anatomie pathologique et de bactériologie est annexé à l'amphithéâtre d'anatomie. MM. les élèves peuvent s'y exercer après s'être fait inscrire auprès du Directeur.

Les manipulations ont lieu sous la surveillance d'un chef de laboratoire et d'un adjoint. Ces places ne sont l'objet d'aucun concours spécial.

Directeur des travaux : M. Quénu, agrégé, chirurgien des hôpitaux.
Prosecteurs : MM. Arrou et Launay.
Aides d'anatomie : MM. Mouchet et Wiart.
Répétiteur d'anatomie pour les élèves des écoles dentaires : M. Friteau.
Chef du laboratoire : M. Macaigne.
Chef adjoint du laboratoire : M. Coffin.
Conservateur du Musée : M. Mauson.

CONCOURS POUR LE PROSECTORAT

La date du concours est rendue publique par voie d'affiches. Peuvent y prendre part les élèves en médecine et en chirurgie des hôpitaux et hospices, en exercice, et les anciens élèves, quels que soient leur âge et leur qualité.

Le jury du concours est formé dès que la liste des candidats a été close. Cinq jours après la clôture des listes d'inscription, chaque candidat peut se présenter au Secrétariat pour prendre connaissance de la liste des membres du jury, et formuler par écrit, des récusations qu'ils remettent au directeur de l'administration.

Tout degré de parenté ou d'alliance entre un membre du jury et un candidat donne lieu à la récusation d'office de la part de l'administration. Le jury se compose de sept membres, cinq chirurgiens et deux médecins pris parmi les médecins et chirurgiens des hôpitaux.

Epreuves orales. — 1° Epreuve portant sur l'anatomie ; 2° épreuves portant sur la physiologie ; 3° épreuve portant sur la pathologie externe.

Le candidat devra traiter la question en vingt minutes, après un temps égal de réflexion.

Epreuve écrite. — Question d'anatomie pathologique, durée trois heures.

Epreuves pratiques. — 1° Epreuve de dissection, pour laquelle il est accordé quatre heures, suivie de la démonstration de la préparation pour laquelle on accorde dix minutes ;

Le sujet de la préparation est tiré au sort entre trois questions proposées par le jury.

2° Une épreuve de pièces sèches ou conservées, pour la préparation desquelles on a un temps limité fixé par le jury au début du concours.

3° Une épreuve de médecine opératoire composée de deux parties.

Maximum des points : Epreuves orales, 20 points; composition écrite, 30 points; épreuve de dissection, 20 points; épreuve de pièces sèches, 30 points; épreuve d'opération, 30 points.

QUESTIONS POSÉES AU CONCOURS

1872

ÉPREUVES ORALES. — *Anatomie* : Nerf maxillaire inférieur. Nerf de l'orbite. — *Physiologie* : Physiologie du cœur. Physiologie du foie. — *Pathologie :* Tumeurs hémorroïdales. Cancer de la langue.

ÉPREUVE ÉCRITE. — Anatomie pathologique des kystes en général.

ÉPREUVES PRATIQUES. — *Dissection* : Région de la nuque. — *Médecine opératoire* : Ligature de la fémorale au sommet du triangle de Scarpa. Désarticulation du poignet. — *Pièce commune* : Les vaisseaux du cou, non compris les vaisseaux intra-rachidiens. — *Pièces particulières* : Prostate ; bulbe de l'urèthre; trompes de Fallope ; anus; épididyme ; glandes vulvo-vaginales ; cœcum ; vésicules séminales ; glandes du cou ; tuniques vaginales ; uretère.

1876

ÉPREUVES ORALES. — *Anatomie* : De l'utérus. Du larynx. Canal inguinal. — *Physiologie* : Circulation veineuse. Physiologie du rein. Digestion intestinale. — *Pathologie* : De l'hématocèle de la tunique vaginale. Des complications des fractures de côtes.

ÉPREUVE ÉCRITE. — Anatomie pathologique des hernies en général.

ÉPREUVES PRATIQUES. — *Dissection* : Région temporale. *Médecine opératoire* : Ligature de la radiale à sa partie moyenne. Ablation du médius. — *Pièce sèche* : Région du cou de pied.

1880

ÉPREUVES ORALES. — *Anatomie* : Articulations tibio-tarsiennes. La plèvre. — *Physiologie* : Digestion stomacale. Physiologie du foie. — *Pathologie* : Corps fibreux de l'utérus. Mal de Pott.

ÉPREUVE ÉCRITE. — Du col.

ÉPREUVES PRATIQUES. — *Dissection* : Creux de l'aisselle. — *Médecine opératoire* : Ligature de l'artère tibiale postérieure derrière la malléole interne. Désarticulation du poignet. — *Pièce commune* : Fosse iliaque interne. — *Pièces particulières* : Veines linguales ; la vulve ; sphincter buccal ; col de la vessie et canal de l'urèthre de la femme ; veines de la paume de la main ; la veine sphincter de l'anus avec ses vaisseaux et ses nerfs; col de la vessie chez l'homme.

1884

ÉPREUVES ORALES. — *Anatomie* : Estomac. Aisselle — *Physiologie* : De l'accommodation de l'œil aux distances. Circulation fœtale. — *Pathologie* : Phlegmon périnéphrétique. Hernie ombilicale.

ÉPREUVE ÉCRITE. — Anatomie pathologique des hématocèles.

ÉPREUVES PRATIQUES. — *Dissection* : Région de la nuque. *Médecine opératoire* : Ligature de l'humérale au pli du coude. Désarticulation du poignet.

1887

ÉPREUVES ORALES. — *Anatomie* : La cornée. — *Physiologie* : Physiologie du larynx. — *Pathologie :* Fibromyômes utérins.

ÉPREUVE ÉCRITE. — Anatomie pathologique des angines.

ÉPREUVES PRATIQUES. — *Dissection* : Région temporale. *Médecine opératoire* : Ligature de l'artère axillaire dans le creux de l'aisselle. Désarticulation médio-tarsienne (dite de Chopart). — *Pièce commune* : Corps thyroïde.

1888

ÉPREUVES ORALES. — *Anatomie* : Nerf maxillaire supérieur. — *Physiologie* : Physiologie du rein. — *Pathologie* : Hernie inguinale congénitale.

ÉPREUVE ÉCRITE. — Anatomie pathologique de l'ostéomyélite.

ÉPREUVE PRATIQUE. — *Dissection* : Paume de la main. *Pièce commune* : La vessie chez l'homme.

1891

ÉPREUVES ORALES. — *Anatomie* : Cœcum. Œsophage. Cordons antéro-latéraux de la moelle. — *Physiologie* : Physiologie des muscles striés. — *Pathologie* : Pleurésie purulente.

ÉPREUVE ÉCRITE. — Anatomie pathologique de la tuberculose des membranes séreuses.

ÉPREUVES PRATIQUES. — *Dissection* : Muscles de l'avant-bras et leurs nerfs. — *Médecine opératoire* : Ligature de l'artère tibiale postérieure à sa partie intérieure. Désarticulation du gros orteil. — *Pièce commune :* Anatomie chirurgicale du pharynx. — *Pièces particulières :* Anatomie de la trompe de Fallope. Tiers supérieur de l'uretère. Nerfs et veines du cordon. Canal cystique. Rapports de l'uretère avec l'uretère. Vésicules séminales. Cloisons des fosses nasales aux différents âges.

1892

ÉPREUVES ORALES. — *Anatomie* : Mamelles. — *Physiologie* : Physiologie du pancréas. — *Pathologie* : Signes et diagnostic des tumeurs du sein.

ÉPREUVE ÉCRITE. — Anatomie pathologique des différentes espèces de goitres.

ÉPREUVES PRATIQUES. — *Dissection* : Nerf facial dans sa portion extra-crânienne. — *Médecine opératoire* : Ligature de l'artère axillaire dans l'aisselle. Amputation tarso-métatarsienne (Lisfranc). — *Pièce commune* : Vaisseaux sanguins et lymphatiques de l'utérus. — *Pièces particulières :* Sphincter externe de l'anus. Urèthre de la femme. Appendice iléo-cœcal. Orifice cardiaque de l'estomac.

1895

ÉPREUVES ORALES. — *Anatomie* : 1° Voies spermatiques depuis les reins jusqu'à l'urèthre; 2° Vaisseaux sanguins et lymphatiques de l'utérus et des annexes. — *Physiologie* : 1° Circulation dans les veines générales, pulmonaires et porte; 2° Digestion intestinale. — *Pathologie* : 1° Symptômes, diagnostic et complications des fibromes utérins; 2° Symptômes, diagnostic et traitement de l'occlusion intestinale.

ÉPREUVE ÉCRITE. — Anatomie et physiologie pathologiques des anévrysmes artériels.

ÉPREUVES PRATIQUES. — *Dissection* : Capsule fibreuse, tendons et ligaments périphériques du genou. — *Médecine opératoire* : 1° Ligature de la fémorale au sommet du triangle de Scarpa ; 2° Désarticulation de Chopart. — *Pièce commune* : Nerfs de la main. — *Pièces particulières* : Vaisseaux sanguins du cornet inférieur. Sinus frontal. Sinus maxillaire. Apophyse mastoïdale. Symphyse pubienne. Articulation du coccyx. Artères et nerfs des téguments du talon. Appendice xyphoïde.

CONCOURS POUR L'ADJUVAT

Le premier concours pour l'adjuvat d'anatomie de Clamart a été ouvert le 15 octobre 1895. C'est donc un concours tout récent.

La date de l'ouverture est rendue publique par voie d'affiches.

Peuvent y prendre part, les élèves en médecine et en chirurgie des hôpitaux et hospices, en exercice, et les anciens élèves, sous la condition toutefois qu'ils ne seront pas pourvus du diplôme de docteur, sont seuls admis à concourir pour les places d'aide d'anatomie à l'amphithéâtre d'anatomie des hôpitaux.

La durée des fonctions des aides d'anatomie est limitée à trois années, pendant lesquelles ils ne peuvent prendre le grade de docteur.

Les candidats qui désirent prendre part au concours doivent se présenter au secrétariat général de l'Administration pour obtenir leur inscription, en déposant leurs pièces, et signer au registre ouvert à cet effet. Les candidats absents de Paris ou empêchés devront demander leur inscription par lettre chargée.

Toute demande d'inscription faite après l'époque fixée par les affiches pour la clôture des listes ne peut être accueillie.

Le jury du concours est formé dès que la liste des candidats a été close.

Cinq jours après la clôture des listes d'inscription, chaque candidat peut se présenter au secrétariat général de l'Administration pour connaître la composition du jury.

Si des concurrents ont à proposer des récusations, ils forment immédiatement une demande motivée, par écrit et cachetée, qu'ils remettent au directeur de l'Administration. Si, cinq jours après le délai ci-dessus fixé, aucune demande n'a été déposée, le jury est définitivement constitué, et il ne peut plus être reçu de réclamations.

Le jury des concours pour les places d'aide d'anatomie à l'Amphithéâtre d'anatomie des hôpitaux se compose de cinq membres, dont : le directeur des travaux scientifiques de l'Amphithéâtre d'anatomie, un professeur de la Faculté de médecine désigné par elle, deux chirurgiens et un médecin, qui seront pris parmi les chirurgiens et les médecins chefs de service des hôpitaux et hospices, en exercice ou honoraires, et parmi les chirurgiens et les médecins des hôpitaux.

Les épreuves du concours sont au nombre de trois, savoir :

1° Une épreuve écrite sur un sujet d'anatomie générale et physiologie. Pour cette épreuve, deux heures sont accordées aux candidats;

2° Une épreuve orale sur l'anatomie descriptive. Dix minutes de réflexion sont accordées aux candidats, et dix minutes pour traiter la question tirée au sort;

3° Une épreuve pratique de dissection, avec démonstration par le candidat. Il est accordé trois heures aux candidats pour la préparation anatomique, et cinq minutes pour en faire la description. L'objet de la préparation est désigné par la voie du sort entre trois questions posées par le jury avant d'entrer en séance.

Le maximum des points à attribuer pour chacune de ces épreuves est fixé ainsi qu'il suit:

Pour la composition écrite, 30 points; pour l'épreuve orale, 20 points; pour l'épreuve de dissection, 20 points.

QUESTIONS POSÉES AU CONCOURS

1895

ÉPREUVE ÉCRITE. — Tuniques artérielles, leur rôle dans la circulation.

ÉPREUVE ORALE. — Nerf radial.

ÉPREUVE PRATIQUE. — Muscles qui s'attachent au gros orteil et leurs insertions.

CIRCONSCRIPTIONS HOSPITALIÈRES

Par arrêté du Directeur de l'Assistance publique, approuvé par le Préfet de la Seine, *chaque quartier et chaque commune du département de la Seine* ayant passé un traité avec l'Assistance publique pour le traitement de ses malades indigents, ont été rattachés à un hôpital déterminé, conformément aux indications du tableau ci-dessous.

Depuis le 14 octobre 1895, les malades ne peuvent être reçus, à titre gratuit, que dans l'hôpital de leur circonscription. Ils doivent en se présentant à l'hôpital dans lequel ils viennent se faire admettre, soit à l'heure de la consultation, soit en cas d'urgence dans le courant du jour ou de la nuit, justifier de leur domicile dans la circonscription de l'hôpital, sauf les exceptions ci-après spécifiées.

Cette justification peut se faire, soit par la production de la carte du bureau de bienfaisance, de la carte électorale, d'une quittance de loyer, d'une attestation de personnes connues de la Direction de l'hôpital, etc.

Pour les personnes momentanément sans domicile et recueillies par les asiles de nuit, une déclaration signée du Directeur de l'asile doit être produite.

Les dispositions ci-dessus ne sont pas applicables:

1° Aux enfants qui (quel que soit leur domicile), continuent à être reçus dans les deux hôpitaux d'enfants (Enfants-Malades et Trousseau), dans le service de chirurgie infantile de l'hôpital Tenon et dans le service d'orthopédie de l'hospice des Enfants-Assistés;

2° Aux personnes atteintes d'affections spéciales qui continuent également, quel que soit leur domicile, à recevoir les consultations et à être admises dans les services spéciaux suivants :

Saint-Louis, Ricord, Broca : Maladies de la peau et maladies syphilitiques.

Salpêtrière : Maladies nerveuses.

Lariboisière, Hôtel-Dieu : Maladies des yeux.

Necker : Maladies des voies urinaires.

Cochin : Service de gynécologie chirurgicale.

La même règle s'applique au service de chirurgie générale des femmes de l'hôpital Broca-Pascal.

Les malades adultes atteints d'affections contagieuses continuent à être dirigées sur l'hôpital d'Aubervilliers et le Bastion 29.

Enfin, les personnes malades d'accidents subits ou de blessures graves, hors du territoire de leur circonscription hospitalière, sont reçus dans l'hôpital le plus voisin du lieu de l'accident.

Des consultations de médecine et de chirurgie ont lieu tous les jours non fériés dans les hôpitaux suivants :

Médecine : Hôtel-Dieu, Pitié, Charité, Saint-Antoine, Necker, Cochin, Beaujon, Lariboisière, Tenon, Laënnec, Bichat, Andral, Broussais.

Chirurgie : Hôtel-Dieu, Pitié, Charité, Saint-Antoine, Necker, Cochin, Beaujon, Lariboisière, Tenon, Laënnec, Bichat, Broussais, Saint-Louis, Broca, La Salpêtrière.

Ces consultations sont données dans chacun de ces établissements par des médecins et des chirurgiens des hôpitaux et des médecins et chirurgiens assistants, spécialement désignés et choisis parmi les anciens internes des hôpitaux.

Les personnes qui veulent bénéficier de ces consultations sans réclamer leur admission peuvent être exceptionnellement dispensées de la justification de leur domicile dans la circonscription de l'hôpital.

Les portes du service des consultations sont, dans chaque hôpital désigné plus haut, ouvertes à 8 heures du matin. Elles sont fermées à 9 heures, heure à laquelle commencent les consultations.

En conséquence des consultations nouvelles, les consultations qui étaient données l'après-midi au Bureau central (Hôtel-Dieu) ont été supprimées depuis le 14 octobre 1895.

TABLEAU DES CIRCONSCRIPTIONS HOSPITALIÈRES

HÔTEL-DIEU. — *Quartiers rattachés :* Arsenal (4e), Avoie (Saint-) (3e), Bonne-Nouvelle (2e), Enfants-Rouges (3e), Gervais (Saint-) (4e), Halles (1er), Merri (Saint-) (4e), Notre-Dame (4e), Archives (4e), (Chirurgie seulement).

PITIÉ. — *Quartiers rattachés:* Jardin-des-Plantes (5e), Salpêtrière (13e), Sorbonne (5e), Victor (Saint-) (5e). — *Communes rattachées :* Antony, Chevilly, Choisy-le-Roi, Fresnes, Gentilly, Ivry, L'Hay, Rungis, Thiais, Villejuif, Vitry.

CHARITÉ. — *Quartiers rattachés :* Germain-l'Auxerrois (Saint-) (1er), Germain-des-Prés (Saint-) (6e), Gaillon (2e), Mail (2e), Monnaie (6e), Notre-Dame-des-Champs (6e), Odéon (6e), Palais-Royal (1er), Place Vendôme (1er), Thomas-d'Aquin (Saint-) (7e), Vivienne (2e).

SAINT-ANTOINE. — *Quartiers rattachés :* Bel-Air (12e), Bercy (12e), Marguerite (Sainte-) (11e), Picpus (12e), Quinze-Vingts (12e), Roquette (La) (11e), Charonne (11e). — *Communes rattachées :* Bonneuil, Bry-sur-Marne, Champigny, Charenton, Créteil, Fontenay-sous-Bois, Joinville-le-Pont, Maisons-Alfort, Montreuil, Nogent-sur-Marne, Le Perreux, Saint-Mandé, Saint-Maur, Saint-Maurice, Vincennes, Alfortville.

NECKER. — *Quartiers rattachés :* Auteuil (16e), Grenelle (15e), Javel (15e), Lambert (Saint-) (15e), Necker (15e). — *Communes rattachées :* Clamart, Issy, Malakoff.

COCHIN. — *Quartiers rattachées :* Croulebarbe (13e), Gare (13e), Maison-Blanche (13e), Montparnasse (14e), Santé (14e), Val-de-Grâce (5e). — *Communes rattachées :* Arcueil, Bagneux, Bourg-la-Reine, Châtenay, Fontenay-aux-Roses, Orly, Plessis-Picquet, Sceaux.

SAINT-LOUIS (Chirurgie seulement). — *Quartiers rattachées :* Combat (19e), Folie-Méricourt (11e), Hôpital-Saint-Louis (10e), Pont-de-Flandre (19e), Villette (19e).

LARIBOISIÈRE. — *Quartiers rattachées :* Arts-et-Métiers (3e), Chapelle (La) (18e), Chaussée-d'Antin (9e), Clignancourt (18e), Georges (Saint-) (9e), Goutte-d'Or (18e), Montmartre (Faubourg-) (9e), Porte-Saint-Denis (10e), Porte-Saint-Martin (10e), Rochechouart (9e), Saint-Vincent-de-Paul (9e), Hôpital-Saint-Louis (Médecine seulement) (19e). — *Communes rattachées :* Bondy, Drancy, Dugny, Epinay, Ile-Saint-Denis, Pantin, Pré-Saint-Gervais, Pierrefitte, Saint-Denis, Stains, Villetaneuse.

TENON. — *Quartiers rattachés :* Ambroise (Saint-) (11e), Amérique (19e), Belleville (20e), Fargeau (Saint-) (20e), Père-Lachaise (20e), Combat, Pont-de-Flandre, Villette (19e) (Médecine seulement). — *Communes rattachées :* Bagnolet, Noisy-le-Sec, Les Lilas, Romainville, Rosny, Villemomble.

BEAUJON. — *Quartiers rattachés :* Bassins (16e), Batignolles (17e), Champs-Elysées (8e), Europe (8e), Muette (La) (16e), Plaine-Monceau (17e), Porte-Dauphine (16e), Roule (8e), Ternes (17e). — *Communes rattachées :* Asmières, Boulogne, Clichy, Colombes, Courbevoie, Genne-villiers, Levallois-Perret, Nanterre, Neuilly, Puteaux, Suresnes.

LAENNEC. — *Quartiers rattachés* : Ecole militaire (7ᵉ), Gros-Caillou (7ᵉ), Invalides (7ᵉ).

BICHAT.— *Quartiers rattachés* : Epinettes (17ᵉ), Grandes-Carrières (18ᵉ). — *Communes rattachées* : Aubervilliers, Robigny, Le Bourget, La Courneuve, Saint-Ouen.

BROUSSAIS. — *Quartiers rattachés* : Petit-Montrouge (14ᵉ), Plaisance (14ᵉ). — *Communes rattachées* : Vanves, Montrouge, Châtillon.

ANDRAL (Médecine seulement). — *Quartiers rattachés* : Archives (3ᵉ), Folie-Méricourt (11ᵉ).

HOPITAUX, HOSPICES, FONDATIONS

PAR ORDRE ALPHABÉTIQUE

Clinique d'Accouchements et de Gynécologie, 89, rue d'Assas.

Clinique d'Accouchements Baudelocque, 125, boulevard Port-Royal.

Maison et Ecole d'Accouchements, Maternité, 119, boulevard de Port-Royal.

Fondation Alquier-Debrousse, 148, rue de Bagnolet.

Hôpital Andral, 35, rue des Tournelles.

Hôpital de la porte d'Aubervilliers, Porte d'Aubervilliers, bastion 29.

Hôpital Beaujon, 208, faubourg Saint-Honoré.

Hôpital de Bicêtre, à Bicêtre.

Hôpital Bichat, boulevard Ney.

Hôpital Broca-Pascal, 111, rue Broca.

Hôpital Broussais, 96, rue Didot.

Fondation Chardon-Lagache, 1, rue du Point-du-Jour (Auteuil).

Hôpital de la Charité, 47, rue Jacob.

Hôpital Cochin, 47, faubourg Saint-Jacques.

Maison Dubois, 200, rue du Faubourg-Saint-Denis.

Hospice des Enfants-Assistés, 74, rue Denfert-Rochereau.

Hôpital des Enfants-Malades, 149, rue de Sèvres.

Fondation Galignani, boulevard Bineau, 53 et 55, à Neuilly-sur-Seine.

Hôpital Hérold, (place du Danube).

Hôtel-Dieu, Parvis Notre-Dame.

Hospice d'Ivry, à Ivry-sur-Seine.

Hôpital Laennec, 42, rue de Sèvres.

Hôpital Lariboisière, 2, rue A. Paré.

Maison de retraite de La Rochefoucauld, 15, avenue d'Orléans.

Maison de retraite des Ménages, 25, rue du Vivier, à Issy-les-Moulineaux.

Maison municipale de santé, 200, rue du Faubourg-Saint-Denis.

Hôpital Necker, 151, rue de Sèvres.

Hôpital de la Pitié, 1, rue Lacépède.

Hôpital Ricord, 111, boulevard de Port-Royal.

Fondation Rossini, 5, rue Mirabeau.

Hôpital Saint-Antoine, 184, faubourg Saint-Antoine.

Hôpital Saint-Louis, 40, rue Bichat.

Institution Sainte-Périne, rue du Point-du-Jour (Paris-Auteuil).

Hospice de la Salpêtrière (femmes), 47, boulevard de l'Hôpital.

Hôpital Tenon, rue de Chine.

Hôpital Trousseau, 88, rue de Charenton.

Hôpitaux et Hospices en Province

Hôpital maritime de Berck-sur-Mer.

Hospice de Brévannes (Seine-et-Oise).

Hôpital de Forges-les-Bains (Seine-et-Oise).

Hospice de Moisselles.

Hospice de la Reconnaissance (fondation Brézin) à Garches (Seine-et-Oise).

Maison de convalescence de la Roche-Guyon.

Hospice Saint-Michel (fondation Boulard et Lenoir-Jousseran), à Saint-Mandé (Seine).

HOPITAUX GÉNÉRAUX

HÔPITAL ANDRAL
35, rue des Tournelles.

Omnibus : Bastille-Grenelle, Madeleine-Bastille, Gare Montparnasse-Bastille.

Médecine.

MM.	Salles.	Lits.
Mathieu.		
Int.: Descazals.		68 Hommes.
— Delamarre.		
5 *externes*.		31 Femmes.

Consultation.

Polguère.		
Suppl.: N...	} Médecine.	
2 *externes*.		

Pharmacien : Un interne sous la surveillance du pharmacien de l'hôpital Trousseau.

Dentiste : Dʳ Rousseau.

Directeur : Vallin.

HÔPITAL BEAUJON
208, faubourg Saint-Honoré.

Omnibus : Ternes-Filles du Calvaire, Panthéon-Courcelles.

Médecine.

MM.	Salles.	Lits.
Fernet.	Barth.	29 Hommes.
Int. : Derocque.		
4 *externes*.	Gubler.	20 Femmes.
Rigal.	Sandras.	28 Hommes.
Suppl. : Dalché.	Béhier.	39 Femmes.
Int. : Mortagne.	Legroux.	4 Hommes.
6 *externes*.	Crèche.	6 Femmes.
Troisier.	Louis.	22 Hommes.
Int. : Al. Sicard.		
3 *externes*.	Vulpian.	18 Femmes.
Debove.	Monneret.	40 Hommes.
Int. : Bensaude.		
3 *externes*.	Axenfeld.	20 Femmes.

Chirurgie.

MM.	Salles.	Lits.
Lucas-Championnière *Int.:* Angelesco. — Barozzi. 8 externes.	Blandin.	20 Hommes.
	Marjolin.	20 —
	Laugier.	23 Femmes.
	Verneuil.	22 —
Th. Anger. *Assist.:* Lejars. *Int.:* Auclair. — Bonamy. 6 externes.	Gosselin.	21 Hommes.
	Robert.	20 —
	Huguier.	19 Femmes.
B. Anger. *Int.:* Perron. — Lorrain. 5 externes.	A. Paré.	16 —
	Malgaigne.	16 Hommes.
	Jarjavay.	18 —
	Pav. Dolbeau.	9 Lits.

Accouchements.

Ribem.-Dessaignes. *Int.:* Bouchacourt. 2 externes.	Pav. Dubois.	22 Lits 22 Berceaux.

Consultations : le matin à 9 heures.

Launois. *Suppl.:* Soupault. *Int. prov.:* Delestre. 2 externes.	Médecine.
Jarjavay. *Supp.:* Bernard.	Chirurgie.
Ribem.-Dessaignes.	Accouchements.

Enseignement.

I. *Service de M. Fernet.* — *Dimanche, à* 10 *h.,* conférences cliniques à l'amphithéâtre de chirurgie.
II. *Enseignement des stagiaires :*

Médecine.	Chirurgie.
Fernet (3e année), Troisier (3e année).	Th. Anger (3e année).

Dentiste : M. Léger.
Pharmacien : M. Aguillan de Sarran.
Directeur : M. Baudry.

HOPITAL BICHAT

Boulevard Ney

Tramways : Square Monge — La Chapelle ; descendre à l'extrémité de la ligne et prendre le boulevard Ney.
Omnibus : Batignolles-Clichy-Odéon ou Batignolles-Jardin des Plantes, puis prendre le tramway Gare Saint-Lazare-Saint-Denis ; descendre à la porte Saint-Ouen. — Montmartre place Saint-Jacques ; prendre la rue du Poteau jusqu'au boulevard Ney.

Médecine.

MM.	Salles.	Lits.
Roques. *Int.:* Turnor. 5 externes.	Bazin.	31 Hommes. 16 H. suppl.
	Louis.	31 Femmes. 2 F. suppl.

MM.	Salles.	Lits.
Lacombe. *Int.:* Constensoux. 5 externes.	Andral.	32 Hommes. 1 H. suppl.
	Récamier.	25 Femmes.

Chirurgie.

Terrier. *Assist.:* Hartmann. *Int.:* Du Bouchet. — Paquy. — Dujon. 6 externes.	Jarjavay.	31 Hommes. 11 H. suppl.
	Chassaignac.	38 Femmes.
	Pav. d'isolem.	6 Femmes.

Consultations.

Barbier. *Suppl.:* Pineau. *Int. prov.:* Guillemard. 1 externe.	Médecine. ...
Péraire. *Suppl.:* Raymond. 2 externes.	Chirurgie.

Laboratoires.

Chaque service est muni d'un laboratoire sous la direction des internes.

Enseignement.

Enseignement des stagiaires :

Médecine.	Chirurgie.
Roques (3e année). Lacombe (3e année).	Prof. Terrier (3e année).

Dentiste : Dr Rousseau.
Pharmacien : Guerbet.
Directeur : Boiteau-Cadiot.

HOPITAL BROUSSAIS

96, rue Didot

Tramway : Montrouge — Gare de l'Est, descendre à l'église de Montrouge, prendre la rue d'Alésia à droite et la suivre jusqu'à la rue Didot qui la coupe perpendiculairement.
Omnibus : Plaisance — Hôtel-de-Ville ; descendre rue Pierre-Larousse qui aboutit à l'hôpital.

Médecine.

MM.	Salles.	Lits.
Barth. *Int.:* Martin. 5 externes.	Delpech.	32 Hommes.
	Hillairet.	20 H. (chr.).
	Axenfeld.	28 Femmes.
	Archambault.	20 F. (chr.).
Gilbert. *Int.:* Grenet. 5 externes.	Lasègue.	32 Hommes.
	Parrot.	20 H. (chr.).
	Gebler.	28 Femmes.
	Cazalis.	20 F. (chr.).

Chirurgie.

MM.	Salles.	Lits.
Campenon. *Int.:* Bellot. — Morel. *5 externes.*	Follin.	30 Hommes.
	Broca.	34 Femmes.

Consultations.

Wurtz. *Suppl.:* Lafitte. *2 externes.*	} Médecine.	
Morestin. *Suppl.:* Malherbe. *2 externes.*	} Chirurgie.	

Enseignement.

I. *Service de* M. BARTH.

Mercredi et samedi (10 heures), conférences de séméiologie élémentaire et de propédeutique médicale.

II. *Enseignement des stagiaires:*

Médecine.	Chirurgie.
Gilbert (3ᵉ année). Barth (3ᵉ année).	Campenon (3ᵉ année).

Dentiste : Dʳ Roy.
Pharmacien : Un interne sous la surveillance du pharmacien de Necker.
Directeur : M. Comte.

HOPITAL DE LA CHARITE

47, rue Jacob.

Omnibus : Batignolles-Clichy-Odéon. — Montmartre — Saint Germain-des-Prés.
Tramways : Bastille-Porte Rapp. — Gare de Lyon-Place de l'Alma (descendre rue des Saint-Pères).

Médecine.

MM.	Salles.	Lits.
Potain. *Ch. de clin.:* Teissier. *Ch. de cl. ad.:* Martin-Durr. *Int.:* Nobécourt. *4 externes.*	Bouillaud.	30 Hommes.
	Piorry.	30 Femmes.
Constantin Paul. *Int.:* Rebreyend. *6 externes.*	Vulpian.	30 Hommes.
	Beau.	30 Femmes.
	Crèche.	14 lits et 14 berc.
Labadie-Lagrave. *Int.:* Magdelaine. *4 externes.*	Rayer.	32 Hommes.
	Briquet.	32 Femmes.
Bouchard. *Int.:* Mourette. *4 externes.*	Corvisart.	34 Hommes.
	Cruveilhier.	24 Femmes.
	Bernutz.	12 —
Gouraud. *Int.:* H. Tissier. *3 externes.*	Laënnec.	30 Hommes.
	Frère Côme.	30 Femmes.
Moutard-Martin. *Int.:* Dupuy-Dutemps. *5 externes.*	Louis.	30 Hommes.
	Andral.	30 Femmes.

Chirurgie.

MM.	Salles.	Lits.
Tillaux. *Ch. de clin.:* Rieffel. *Int.:* Gesland. — Baraduc. — Veau. *7 externes.*	Velpeau.	27 Hommes.
	Trélat.	27 Hommes.
	Gosselin.	32 Femmes.
	Isolement.	
Desprès. *Int.:* Coyon. — Guillemot. *4 externes.*	Boyer.	26 Hommes.
	Petit.	24 Femmes.

Accouchements.

MM.	Salles.	Lits.
Porak. *Int.:* Siron. *4 externes.*	} Maternité.	50 Femmes. 40 Berceaux.

Consultations.

Gallois. *Suppl.:* Springer. *2 externes.*	} Médecine.	
Thiéry. *Suppl.:* Souligoux. *2 externes.*	} Chirurgie.	

Porak. Accouchement.
Desprès (dans son service). Gynécologie.

Laboratoires.

1º Laboratoire de la clinique médicale (Professeur POTAIN ;

Chef des travaux de physiologie pathologique : SPRINGER.
Chef des travaux anatomiques : SUCHARD ;
Chef des travaux chimiques : DROUIN.

2º Laboratoire de la clinique chirurgicale (professeur TILLAUX) ;

Chef de laboratoire : PILLIET ;
Aide de laboratoire : DUBAR.

3º Laboratoire particulier de M. Constantin PAUL, sous la direction de M. CHARTIER.

4º A chacun des services de MM. GOURAUD et BOUCHARD est annexé un laboratoire dirigé par l'interne du service.

5º A la Maternité est annexé également un laboratoire.

Enseignement.

I. *Clinique médicale* de M. le professeur POTAIN.

Leçons au lit du malade, les lundi, mercredi et vendredi à 8 h. 1/2 ;

Interrogatoire des malades par les élèves le jeudi à 8 h. 1/2 ;

Leçons au grand amphithéâtre, les mardi et samedi à 10 heures ;

Vendredi (10 heures), TEISSIER : leçons de séméicologie.

Tous les jours, SUCHARD : Démonstrations d'anatomie pathologique ;

II. *Clinique chirurgicale* de M. le professeur TILLAUX.

Lundi, mercredi, vendredi à 9 h. 1/2. Prof., TILLAUX : clinique.

Lundi, vendredi, à 6 h. 1/4, RIEFFEL : exercices cliniques ;

Lundi, jeudi à 5 heures, PILLIET : démonstrations et anatomie pathologique.

III. *Enseignement des stagiaires :*

Médecine.	Chirurgie.
Potain (4ᵉ année).	Tillaux (4ᵉ année).
Constantin, Paul (4ᵉ année).	
Gouraud (4ᵉ année).	
Moutard-Martin (3ᵉ année).	

Dentiste : Dʳ Cruet (mardi, samedi).
Pharmacien en chef : Guinochet.
Directeur : Gillet.

HOPITAL COCHIN
47, faubourg Saint-Jacques

Omnibus : Saint-Jacques-Montmartre.
Tramways : Montparnasse-Bastille (descendre rue du Faubourg-Saint-Jacques et le remonter). — Montrouge Gare de l'Est (descendre à l'Observatoire et prendre la rue Cassini, à gauche du monument).

Médecine.

MM.	Salles.	Lits.
Chauffard. *Int.:* Bonnus. — Ramond. 7 *externes.*	Chauffard.	26 Hommes.
	Woillez.	26 —
	Beau.	26 —
	Briquet.	22 Femmes.
	Blache.	22 —
	Accouc. malades	3 lits et 3 berc.
	Viel.	21 H. (chr.)
	Anthéaume.	19 H. (chr.).
Richardière. *Int.:* Faitout. 4 *externes.*	Lasègue.	30 Hommes.
	Trousseau.	30 —
	Baraque VI.	20 Femmes.
Richardière. *Int. prov.:* Isclin. 2 *externes.*	Serv. temporaire	

Chirurgie.

MM.	Salles.	Lits.
Schwartz *Int.:* Mermet. — Lacour. 5 *externes.*	Demarquay.	18 Hommes.
	Gosselin.	16 —
	Ch. d'isolement.	7 —
	Richet.	16 Femmes.
	Sédillot.	14 —
	Pav. Lister (opér.)	5 —
Quénu. *Int.:* Lenoir. — Schmidt. — Robineau. 7 *externes.*	Cochin.	26 Hommes.
	Boyer.	25 —
	Richet.	
	Lorain.	40 Femmes.
	Bichat.	

(Pavillon Lister ; P. Pasteur.)

Gynécologie et accouchements.

MM.	Salles.	Lits.
Bouilly. *Int.:* Demantké. — Planque. 8 *externes.*	Pav. Velpeau.	Gynécol. 40 lits.
		Accouch. 20 —

Consultations.

Lebreton. *Suppl.:* N... *Int. prov.:* Lenglet. 1 *externe.*	Médecine.
Sébileau. *Suppl.:* Wassilief. 4 *externes.*	Chirurgie.
Bouilly.	Accouchements et gynécologie. (Lundi, merc., vend., entrée, 12, rue Méchain.)
Bonnier.	Laryngologie et otologie. (Mardi et samedi.)

Laboratoires.

Des laboratoires sont annexés aux différents services et placés sous la direction des internes.

Enseignement.

I. *Service* CHAUFFARD :
Visite à 9 heures moins 1/4.
Mardi : Clinique aux lits des malades.
Jeudi : Examen par les stagiaires des malades entrants.
Vendredi (10 h.) : Conférence de séméiotique et de clinique à l'amphitéâtre.
Samedi : Examen, par les stagiaires, des malades entrants.
II. *Service* QUÉNU.
Mercredi et samedi : Clinique aux lits des malades.
III. *Enseignement des stagiaires* :

Médecine.	Chirurgie.
Chauffard (3ᵉ année).	Schwartz (3ᵉ année). Quénu (3ᵉ année).

Dentiste : Dʳ Moiroud (vendredi).
Pharmacien en chef : M. Lafont.
Directeur : M. Baron.

MAISON MUNICIPALE DE SANTE
(MAISON DUBOIS)
200, rue du Faubourg-Saint-Denis.

Tramway : Square Monge-La Chapelle.
Ne reçoit que des malades payants et n'est ouverte qu'aux internes et aux externes qui y sont attachés. Est sur le point d'être transformée.

Médecine.

MM.			
Œttinger. *Int.:* Mercier. 3 *externes.*	R.-de-ch. gauche.	H. et F.	10
	2ᵉ étage.	H.	
	1ᵉʳ étage.	F.	
Le Gendre. *Int.:* Delmond-Bebet. 3 *externes.*	2ᵉ étage.	H.	61
	3ᵉ étage.	F.	

Chirurgie.

MM.			
Tuffier. *Int.:* Dujarier. — Marchais. 4 *externes.*	3ᵉ étage.	H.	62
	3ᵉ étage.	F.	

4

MM.	Salles.	Lits.	
Picqué.			
Int. : Barnsby.	1er étage.	H.	
— Macé.			80
4 externes.	2e étage.	F.	

Laboratoires.

A chaque service de médecine est annexé un laboratoire sous la direction de l'interne. Il existe en outre, dans les mêmes conditions, un laboratoire pour les deux services de chirurgie.

Pharmacien : M. Joulie.
Directeur : M. Enjolras.

HOPITAL HEROLD

Place du Danube.

Omnibus : Belleville (Lac Saint-Fargeau) — Louvre.
Tramway : Louvre-Belleville.

Médecine.

Gilles de la Tourette.		100
Int. : Hamy.		
— prov. : d'Herbécourt.		
5 externes.		

Consultation spéciale pour les maladies nerveuses.

Commis-comptable : M. Degouy.
Pharmacien : un interne sous la surveillance du pharmacien de Tenon.

HOTEL-DIEU

Place du Parvis-Notre-Dame.

Omnibus : Batignolles-Jardin des Plantes, Saint-Sulpice-La Villette.
Tramways : Châtelet-Ivry-Vitry-Bicêtre.

Médecine

MM.	Salles	Lits
Germain Sée.		
Suppl. : Charrin.	St-Christophe.	38 Hommes.
Ch. de cl. : Auscher.		
Int. : Binot.	Ste-Jeanne.	24 Femmes.
9 externes.		
Audhoui.	St-Augustin.	24 Hommes.
Suppl. : Guinon.		
Int. Griffon.	Ste-Monique.	24 Femmes.
8 externes.		
Proust.	St-Charles.	38 Hommes.
Int. : Cavasse.	Ste-Madeleine.	23 Femmes.
5 externes.	— crèche	6 Lits.
Cornil.	St-Denis.	38 Hommes.
Int. : Vermorel.		
6 externes.	Ste-Marie.	24 Femmes.
Straus.	St-Louis.	24 Hommes.
Int. : Auclair.		
6 externes.	Ste-Marthe.	30 Femmes.
Ferrand.	St-Thomas.	24 Hommes.
Int. : Théohari.	Ste-Anne.	29 Femmes.
5 externes.	Ste-Anne (crèche).	6 Femmes.

Chirurgie.

MM.	Salles.	Lits.
Duplay.	St-Landry.	43 Hommes.
Ch. de cl. : Cazin.		
Ch. de tr. gyn. : Clado.	St-Jean.	9 Hommes.
Int. : Fouquet.		
— Ombredanne.	Notre-Dame.	26 Femmes.
— Bigeard.		
— Bize.		
9 externes.		
Polaillon.	St-Côme.	24 Hommes.
Int. : Keim.		
— Dartigues.	Ste-Marthe.	24 Femmes.
6 externes.		

Ophtalmologie.

MM.	Salles.	Lits.
Panas.	St-Julien.	39 Hommes.
Ch. de cl. : Terson.		
Int. : Le Fûr.	Ste-Agnès.	16 Femmes.
— Lévy (Samuel).		
— Brin.	— (crèche).	4 Femmes.
6 externes.		

Consultations.

Raymond.		
Suppl. : Triboulet.	Médecine.	
Int. prov. : Célos.		
1 externe.		
Demoulin.		
Suppl. : Macquart-Moulin.	Chirurgie.	
2 externes.		
Panas.		
Ch. de cl. : Terson.	Ophtalmologie.	

Laboratoires.

1° Laboratoire de la clinique médicale : Prof. G. Sée.
Chef de laboratoire : Lapicque.
Chef des travaux chimiques : Auscher.
Aide　　—　　—　　Pion.
2° Laboratoire de la clinique chirurgicale : Prof. Duplay.
Chef de laboratoire : Berdal.
Préparateur : Grasset.
3° Laboratoire de la clinique ophtalmologique : Prof. Panas.
Chef de laboratoire : Sourdille.

Enseignement.

I. *Clinique médicale* : Prof. Germain Sée.
Lundi et vendredi (10 heures) : Charrin, clinique médicale.
Lundi (3 heures.) : Auscher, leçons de clinique, salle Saint-Christophe ;
II. *Clinique chirurgicale* : Professeur Duplay.
Lundi : Visite et examen des malades (salle des hommes).
Mardi (9 h. 1/2 : Leçon clinique et opérations (Amphithéâtre de la clinique).
Mercredi : Visite et examen des malades (salle des femmes).
Jeudi : Opérations, (Chirurgie abdominale).
Vendredi (9 h. 1/2) : Leçon clinique et opérations (Amphithéâtre de la clinique).
Samedi : Exercices gynécologiques (salle des femmes et salle du spéculum).
Enseignement complémentaire et exercices cliniques du soir :
Mardi (5 h., amphitéâtre de la clinique) ; Conférences de séméiologie et méthodes d'exploration clinique : Cazin.

Jeudi et samedi (5 h., amphithéâtre de la clinique) : Exercices cliniques, examen des malades par les élèves : CAZIN.

Lundi (5 h., amphithéâtre de la clinique) : Conférences de gynécologie, méthodes d'exploration gynécologique : CLADO.

Mercredi (5 h., salle du spéculum) : Exercices de gynécologie, examen des femmes par les élèves : CLADO.

Vendredi (5 h., laboratoire de la clinique) : Conférences et exercices pratiques d'anatomie pathologique et de bactériologie : BERDAL.

N. B. — Les élèves qui veulent prendre part aux travaux du soir sont priés de se faire inscrire auprès de MM. Clado, Cazin, Berdal.

III. — *Clinique ophtalmologique* : Prof. PANAS : Leçons cliniques, lundi, vendredi (9 h.). Examen ophtalmologique tous les mercredis. Opérations à 10 heures.

MM. A. Terson et Sourdille font, aux mois de novembre et d'avril un cours pratique d'ophtalmologie comprenant l'anatomie normale et pathologique de l'œil et de ses annexes, la bactériologie clinique, la médecine opératoire et l'ophtalmoscopie ; ces cours, qui ont lieu tous les jours à 5 heures du soir, durent 6 semaines.

Enseignement des stagiaires dans les services de :

Médecine.	Chirurgie.
Germain Sée (4e année).	Duplay (4e année).
Cornil (4e —).	Panas (4e —).
Straus (4e —).	Polaillon (4e —).
Proust (4e —).	
Ferrand (4e —).	

M. Ferrand : Tous les jours (9 h.), clinique au lit du malade ; jeudi (10 h.) : Conférences de propédeutique et thérapeutique cliniques.

Dentiste : M. Pietkiewciz (lundi et vendredi).
Pharmacien en chef : M. Villejean.
Directeur : M. Joret.

HÔTEL-DIEU (Annexe).

Médecine.

MM.	Salles.	Lits.
Duflocq. *Int. proc. :* Monthus. 4 externes.	St-Bernard.	42 Hommes.
	St-Raphaël.	34 Femmes.
Ménétrier. *Int. prov. :* Guilbaud. 4 externes.	St-Antoine.	40 Hommes.
	St-Landry.	42 Femmes.

Accouchement.

MM.	Salles.	Lits.
Varnier. *Int. prov. :* Rudeaux. 3 externes.	Maternité et isol.	8 Femmes. 6 Berceaux.
	Baudelocque.	24 F. et 24 Berc.
	Mauriceau.	24 F. et 24 Berc.

HOPITAL LAENNEC

42, rue de Sèvres.
Omnibus : Louvre-Porte de Versailles.

Médecine.

MM.	Salles.	Lits.
Merklen. *Int. :* Venot. 6 externes.	Béhier.	28 Hommes.
	Larochefoucauld.	28 Hommes chr.
	Becquerel.	12 Hommes chr.
	Claude Bernard.	30 Femmes.
	Piorry.	30 Femmes chr.

MM.	Salles.	Lits.
Landouzy. *Int. :* Josué. 7 externes.	Grisolle.	30 Hommes.
	Rostan.	38 Hommes chr.
	Broca.	31 Femmes.
	Chomel.	28 Femmes chr.
Oulmont. *Int. :* Hermary. 5 externes.	Guersant (cr.).	20 lits et 20 berc.
	Cruveilher.	38 Hommes.
	Beau.	28 Hommes chr.
	Legroux.	34 Femmes.
	Quesnay.	28 Femmes chr.
Gingeot. *Int. :* Deguy. 5 externes.	Damaschino.	30 Hommes.
	Trousseau.	26 Hommes chr.
	Monneret.	32 Femmes.
	Louis.	28 Femmes chr.

Chirurgie.

MM.	Salles.	Lits.
Nicaise. *Assist. :* Delbet. *Int. :* Claisse. — Héresco. *Int. prov. :* Nicaise. 6 externes.	Malgaigne.	38 Hommes.
	Chassaignac.	19 Femmes.
	Boyer.	20 Hommes chr. 10 Femmes chr.
	P. Récamier, op.	3 Lits.

Service temporaire (Hiver).

MM.	Salles.	Lits.
Queyrat. *Int. prov. :* Poix. 6 externes.	Pinel.	32 Hommes.
	Velpeau.	32 Hommes.
	Woillez.	16 Femmes.
	Maur. Raynaud.	32 Femmes.

Consultations.

De Grandmaison. *Suppl. :* Avizagnet. 2 externes.	Médecine.
Villemin. *Suppl. :* Benoit. 2 externes.	Chirurgie.

Laboratoires.

I. *Service de M.* LANDOUZY.
Laboratoire pour l'histologie, la physiologie pathologique, la chimie, la microbiologie.
Chef du laboratoire : M. QUEYRAT.

Enseignement.

I. M. MERKLEN : Conférences cliniques le mercredi (9 heures).

II. M. LANDOUZY : Conférences cliniques, le jeudi (10 h.). M. Landouzy fait dans son service un enseignement spécial aux candidats pour l'agrégation de médecine.

III. M. NICAISE : Conférences cliniques, le samedi (10 h.).

IV. *Enseignement des stagiaires :*

Médecine.

Landouzy (3e année).	Gingeot (3e année).
Merklen (3e —).	Oulmont (3e année).

Dentiste : Dr Rousseau, mardi.
Pharmacien : Bourquelot.
Directeur : Girard.

HOPITAL LARIBOISIÈRE

2, rue Ambroise-Paré.

Tramways : Saint-Ouen-Bastille (descendre rue Saint-Vincent-de-Paul). — La Villette-Etoile (descendre boulevard Magenta jusqu'à la rue A. Paré, à gauche). Prendre les différents omnibus qui vont à la gare du Nord.

Médecine.

MM.	Salles.	Lits.
Duguet. *Int. :* F. Fournier. 5 *externes.*	Grisolle.	38 Hommes.
	Bernutz.	38 Femmes.
Muzelier. *Int. :* Papillon. 4 *externes.*	Rabelais.	36 Hommes.
	Langle.	38 Femmes.
Dreyfus-Brisac. *Int. :* Long. 6 *externes.*	Barth.	20 Hommes.
	Grande baraque.	25　—
	Petite baraque.	11　—
	M. Raynaud.	38 Femmes.
	Vincent de Paul.	8 Crèches.
Landrieux. *Int. :* Emery. 5 *externes.*	Boulel.	38 Hommes.
	Trousseau.	38 Femmes.
Tapret. *Int. :* Macrez. 4 *externes.*	Bazin.	38 Hommes.
	Louis.	38 Femmes.

Médecine et Laryngologie.

MM.	Salles.	Lits.
ouguenheim. *Int. :* Desvaux. *Int. prov. :* de Pont-Réaulx. 8 *externes.*	Lasègue.	38 Hommes.
	Aran.	38 Femmes.
	Davainne.	7 Diphtérie.

Chirurgie.

MM.	Salles.	Lits.
Périer. *Assist. :* Rochard. *Int. :* Cotet. — Page. *Int. prov. :* Larrieu. 8 *externes.*	Chassaignac.	40 Hommes.
	Voillemier.	40 Hommes chr.
	Denonvilliers.	40 Femmes.
	Ovariotomie.	2　—
Peyrot. *Assist. :* Guinard. *Int. :* Leblanc, — Pissavy. *Int prov. :* Larrieu. 8 *externes.*	Nélaton.	40 Hommes.
	Élisa Roy.	30 Femmes.
Reynier. *Int. :* Fauvel. — Estrabaut. 6 *externes.*	Ambroise Paré.	40 Hommes.
	Gosselin.	40 Femmes.

Ophtalmologie.

MM.	Salles.	Lits.
Delens. *Int. :* Terrien. — Guillemin. 3 *externes.*	Daviel.	10 Hommes.
	Demours.	10 Femmes.

Accouchements.

MM.	Salles.	Lits.
Maygrier. *Int. :* Le Damany. 4 *externes.*	Accouchées.	50 Femmes.
	Isolement.	6 F. et 6 berc.
	Femmes enceint.	6 Femmes.

Consultations.

P. Tissier. *Suppl. :* Létienne. *Int. prov. :* Chastanet. 2 *externes.*	Médecine.
Beurnier. *Suppl. :* Manson. 2 *externes.*	Chirurgie.
Maygrier.	Accouchements.
Delens. *Assist. :* Rochon-Duvigneau.	Ophtalmologie.
Gongueuheim. *Assist. :* Courtade.	Laryngologie et otologie. (Mardi, jeudi et samedi.)
Landrieux.	Gynécologie. (Mercredi.)
Duguet.	Goîtres.

Enseignement.

Enseignement des stagiaires :

Médecine.		Chirurgie.	
Duguet. . . . Tapret. . . . Dreyfus-Brisac Landrieux. . .	3e année.	Peyrot. . . . Reynier. . . .	3e année.

Dentiste : Dr Ferrier (mardi et samedi).
Pharmacien en chef : Dr Patein.
Directeur : M. Montreuil.

HOPITAL NECKER

151, rue de Sèvres.

Tramways. — Saint-Germain-des-Prés-Clamart. Gare Montparnasse-Étoile (descendre rue de Sèvres et tourner à gauche). *Omnibus :* Vaugirard — Gare Saint-Lazare.

Médecine.

MM.	Salles.	Lits.
Dieulafoy. *Int. :* Apert. 5 *externes.*	Trousseau.	31 Hommes.
	Monneret.	31 Femmes.
Cuffer. *Int. :* Chevereau. 4 *externes.*	Vernois.	27 Hommes.
	Pavillon Peter.	16 Femmes.
		16 lits de crèche
Huchard. *Int. :* Baillet. 4 *externes.*	Chauffard.	27 Hommes.
	Delpech.	31 Femmes.
Rendu. *Int. :* Funck-Brantano. 5 *externes.*	Bouley.	33 Hommes.
	Lasègue.	29 Femmes.

Chirurgie.

MM.	Salles.	Lits.
Le Dentu. *Ch. de cl. :* Brodier. *Int. :* Guinard. — Proust. — R. Petit. 8 *externes.*	Malgaigne.	53 Hommes.
	Lenoir.	28 Femmes.
	Gynécologie.	6　—

MM.	Salles.	Lits.
Guyon. *Ch. de cl. :* Chevalier. *Int. :* Escat. — Pasteau. — Imbert. *7 externes.*	Velpeau.	32 Hommes.
	Richet.	4 —
	Laugier.	28 Femmes.
	Civiale.	31 Hommes.
Routier. *Int. :* Diriart. — Chauvel.	Foucher.	26 Femmes.
	Pav. Nélaton. (isolement).	5 Hommes. 5 Femmes.

Consultations.

Weber. *Suppl. :* Charrier. *2 externes.*	Médecine.
Albarran. *Suppl. :* Glantenay. *2 externes.*	Chirurgie.
Guyon.	Voies urinaires.
Routier.	Voies urinaires. (Lundi, mercredi et vendredi au pavillon Nélaton : Hommes. Mercredi et samedi salle Foucher. Femmes.)

Laboratoires.

1° Laboratoire de clinique chirurgicale (prof. LE DENTU).

Chef de laboratoire : FABRE-DOMERGUE.

Préparateur : THÉLOHAN.

2° Laboratoire de clinique des maladies des voies urinaires (prof. GUYON).

Chefs de laboratoire { Bactériologie et histologie : HALLÉ.
Chimie : CHABRIÉ.

3° Aux services de médecine sont annexés des laboratoires sous la direction des internes.

Enseignement.

I. *Clinique chirurgicale* (prof. LE DENTU).

Mardi et vendredi (9 h. 1/2). Clinique et opérations.

Jeudi (9 heures). Opérations abdominales (pavillon de gynécologie).

Lundi, mercredi, vendredi : Visite salle Malgaigne (hommes).

Mardi, samedi : Visite salle Lenoir (femmes).

II. *Clinique des maladies des voies urinaires* (prof. GUYON).

Mercredi et samedi : Clinique à 9 heures.

III. *Service de M.* DIEULAFOY.

Jeudi (9 h. 1/2) : Examen des malades nouveaux et conférences de candidats au bureau central.

IV. *Service de M.* HUCHARD.

Lundi : Leçons de clinique thérapeutique à l'amphithéâtre.

Mercredi et samedi : Conférences de clinique thérapeutique dans les salles à 9 h. 1/2.

Jeudi : Démonstrations de travaux d'anatomie pathologique au laboratoire à 10 heures.

Vendredi : Conférences sur les maladies du cœur, à 10 heures.

V. *Service de M.* RENDU.

Jeudi, à 10 heures, à l'amphithéâtre : Leçons cliniques.

VI. *Enseignement des stagiaires :*

Médecine.		Chirurgie.	
Dieulafoy . . . . Rendu . . . . . . Huchard . . . . . Cuffer	} 3e année.	Le Dentu . . . . Guyon	} 4e année.
		Routier . . . . . 3e année.	

Dentiste : Dr Brochard (lundi et vendredi).
Pharmacien : M. Leidié
Directeur : M. Brelet.

HOPITAL DE LA PITIE

1, rue Lacépède.

Omnibus. — Batignolles-Jardin des Plantes. — Boulevard Saint-Marcel-Gare du Nord. — Place de la République-Montsouris (descendre rue Monge à la rue Lacépède et tourner à gauche).

Tramways. — Châtelet-Ivry-Vitry-Bicêtre (descendre rue Monge, à la rue Lacépède, et tourner à gauche).

Médecine.

MM.	Salles.	Lits.
Jaccoud. *Ch. de cl. :* Lesage. *Ch. de cl. adjt. :* Thiroloix. *Int. :* Fauquez. *6 externes.*	Jenner.	54 Hommes.
	Laennec.	40 Femmes.
Petit. *Int. :* Piatot. *5 externes.*	Rayer.	41 Hommes.
	Trousseau.	51 Femmes.
Robin. *Int. :* Kuss. *7 externes.*	Serres.	52 Hommes.
	Valleix.	41 Femmes.
Faisans. *Int. :* Gandy. *7 externes.*	Piorry.	52 Hommes.
	Lorain.	43 Femmes.
Thibierge. *Int. :* Cestan. *4 externes.*	Monneret.	34 Hommes.
	Cruv-ilhier.	24 Femmes.
Babinski. *Int. :* Levrey. *4 externes.*	Rostan.	29 Hommes.
	Grisolle.	50 Femmes.

Chirurgie.

MM.	Salles.	Lits.
Berger. *Ch. de cl. :* Reblaud. *Int. :* Mouchet. — Fredet. — Marion. *8 externes.*	Michou.	62 Hommes.
	Lisfranc.	31 Femmes.
	Pav. Lisfranc.	2 —
Reclus. *Int. :* Gosset. — Wiart. — Lardennois. *6 externes.*	Broca.	46 Hommes.
	Gerdy.	24 Femmes.
	Pav. Gerdy.	2 —

Accouchements.

MM.	Salles.	Lits.
Doléris. *Int. :* Benoit. *2 externes.*	Maternité.	} 21 Femmes. } 16 Berceaux.

Consultations.

Capitan. *Suppl. : Régnier,* *2 externes.*	Médecine.
Faure. *Suppl. : Ehrahrdt.* *2 externes.*	Chirurgie.
Doléris.	Accouchements.
Babinski.	Maladies nerveuses.
Thibierge.	Maladies cutanées.

Laboratoires.

1° Laboratoire de la clinique médicale (prof. JACCOUD); chefs de laboratoire : LESAGE et ACHALME.

2°. Laboratoire de la clinique chirurgicale (prof. BERGER); chef de laboratoire : M. BESANÇON.

3° Laboratoire de chimie de M. ROBIN; chef de laboratoire : M. BOURNIGAULT.

Enseignement.

I. *Clinique médicale* (prof. JACCOUD); mardi et samedi à 9 h. 1/2, cliniques.

II. *Clinique chirurgicale* (prof. BERGER); lundi et vendredi à 9 h. 1/2, cliniques.

III. *Service de M. Robin.* — *Lundi,* leçon de clinique thérapeutique, par M. ROBIN.

Mardi, consultation clinique.

Mercredi, exercices pratiques de chimie médicale au laboratoire, par M. BOURNIGAULT.

Jeudi, clinique thérapeutique à l'amphithéâtre, par M. ROBIN.

Vendredi, leçon de clinique médicale faite tour à tour par MM. MICHEL, LEREDDE.

Samedi, clinique thérapeutique au lit du malade, par M. ROBIN; et exercices pratiques de gynécologie, par M. DALCHÉ.

Tous les jours, interrogatoire des élèves par MM. MICHEL, LONDE, MIRALLIÉ; et conférences par MM. MICHEL, LEREDDE, LONDE, MIRALLIÉ, BAUDET, BAUDOIN, TERSON, MENDEL.

IV. *Service de M. Babinsky.* — *Samedi* à 10 heures, conférence clinique sur les maladies du système nerveux.

V. *Service de M. Thibierge.* — *Vendredi* à 10 h 3/4, leçon clinique sur les maladies de la peau.

VI. *Service de M. Doleris.* — *Mercredi et samedi,* à 10 h. 1/2, leçons cliniques d'obstétrique.

VII. *Enseignement des stagiaires :*

Médecine.	Chirurgie.
Jaccoud. Robin. Faisans. Petit. } 4° année.	Berger. Reclus. } 4° année.

Dentiste : M. Marchandé (mardi et vendredi).
Pharmacien : M. Chastaing.
Directeur : M. Jolly.

HOPITAL SAINT-ANTOINE

184, Rue du Faubourg-Saint-Antoine

Tramways. — Louvre-Vincennes. — Charenton-Écoles (descendre à l'entrée de la rue Crozatier et continuer le faubourg Saint-Antoine).

Médecine.

MM.	Salles.	Lits.
Hayem. *Ch. de cl. :* Parmentier. *Int. :* Lenoble. *Int. prov. :* Zadok. *6 externes.*	Béhier.	20 Hommes.
	Bazin.	20 —
	Moïana.	20 Femmes.
	Vulpian (crèche).	20 F. et 20 berc.
	Ch. d'isolement.	3 Hommes. / 4 Femmes.
Letulle. *Int. :* Dominici. *5 externes.*	Bichat. / Malgaigne.	49 Hommes.
	Chomel.	24 Femmes.
	— accouch.	4 Femmes. / 4 Berceaux.
Ballet. *Int. :* Bodin. *4 externes.*	Aran. / Broussais.	49 Hommes.
	Rostan.	24 Femmes.
Siredey. *Int. :* Le Roy. *5 externes.*	Axenfeld.	35 Hommes.
	Andral.	22 —
	Barth.	24 Femmes.
Lermoyez. *Int. :* Griner. *4 externes.*	Marjolin.	33 Hommes.
	Roux.	20 Femmes.
	Corvisart.	20 —
Gaucher. *Int. lauréat :* Sergent. *Int. :* Villière. *4 externes.*	Louis.	34 Hommes.
	Nélaton.	20 Femmes.
Hanot. *Int. :* Kahn. *5 externes.*	Magendie.	37 Hommes.
	Grisolle.	28 Femmes.
Brissaud. *Int. :* Lantzenberg. *4 externes.*	Pav. Damaschino.	20 Hommes.
	Pav. Lorain.	28 —
	Pav. Littré.	20 Femmes.

Chirurgie.

MM.	Salles.	Lits.
Monod. *Int. :* Chabry. — L. Monod. — Vanverts. *6 externes.*	Blandin. / Broca.	44 Hommes.
	Cruveilher.	22 Femmes.
	Pav. Gosselin.	3 Lits.
Blum. *Int. :* Blanc. — Termet. — Vouzelle. *6 externes.*	Dupuytren. / Velpeau.	46 Hommes.
	Lisfranc.	25 Femmes.
	Pav. Gosselin.	3 Lits.

Accouchements.

Une maternité est en construction. Actuellement il existe une petite salle annexée à la salle Chomel (Letulle) et contenant 4 lits d'accouchement pour les cas d'urgence.

Consultations.

Lyon. *Suppl. :* N... *Int. prov. :* Hauser. *2 externes.*	Médecine.

Walther. *Suppl. :* Couzette. *4 externes.*	{	Chirurgie.
Gaucher.	{	Maladies cutanées. (Lundi, mercredi et samedi, à 9 heures).
Brissaud.	{	Maladies nerveuses. (Lundi, à 9 heures).
Ballet.	|	Maladies nerveuses. (Vendredi, à 9 heures).
Lermoyez	{	Laryngologie et otologie. (Mardi, jeudi et samedi, à 9 heures).

Laboratoires.

1° Laboratoire de la clinique médicale : Prof. HAYEM.
Chef du laboratoire : CARILLON.
Chef des travaux d'anatomie pathologique : LION.
Chef des travaux chimiques : WINTER.

2° A chaque service de médecine est annexé un laboratoire dont la direction dépend de l'interne.

3° En outre, les deux chirurgiens de l'hôpital ont fondé, en 1894, un laboratoire dont ils ont confié la direction à un chef nommé directement par eux :
M. MOXON. Chef de laboratoire : M. Macaigne.
M. BLUM. Chef de laboratoire : M.

Enseignement.

I. *Clinique médicale* : Professeur HAYEM.
Mardi et samedi (10 h.) HAYEM : Leçons sur les malades.
Jeudi (10 h.) PARMENTIER : Conférence de technique clinique.
Lundi et vendredi (4 h.) PARMENTIER : Leçons particulières.

II. *Enseignement des stagiaires :*

Médecine.	Chirurgie.
Hayem...... 4° année.	
Hanot.......	
Letulle...... {	Monod...... } 3° année.
Ballet...... } 3° année. Blum....... }	
Gaucher.....	
Siredey.	

III. MM. BALLET et BRISSAUD font pendant le semestre d'hiver un cours de clinique de pathologie nerveuse.
Dimanche (10 h.) : BALLET, *maladies de l'encéphale.*
Jeudi (10 h.) : BRISSAUD, *maladies de la moelle.*

Dentiste : Dr Gailliard (mardi et vendredi).
Pharmacien en chef : M. Lextreit.
Directeur : M. Mulhem.

HOPITAL TENON
Rue de la Chine.

Omnibus. — Ménilmontant-Gare Montparnasse (passe au Châtelet).
Tramways. — Saint-Augustin-Vincennes.

Médecine.

MM.	Salles.	Lits.
Galliard. *Int. :* Milian. *5 externes.*	{ Andral.	22 Hommes.
	Behier.	25 Femmes.
	Cl. Bernard.	23 —
Talamon. *Int. :* Guillemot. *6 externes.*	{ Gérando.	25 Hommes.
	Rayer.	24 Femmes.
	Valleix.	20 —

MM.	Salles.	Lits.
H. Martin. *Int. :* A. Martin. *4 externes.*	{ Barth.	24 Hommes.
	Couverchel.	25 Femmes.
Bourcy. *Int. :* Bertherand. *5 externes.*	{ Pidoux.	32 Hommes.
	Trousseau.	32 —
	Cruveilher.	32 Femmes.
Delpeuch. *Int. :* Sainton. *5 externes.*	{ Parrot.	32 Hommes.
	Lorain.	32 —
Hirtz. *Int. :* Lesné. *4 externes.*	{ M. Raynaud.	24 Femmes.
	Lelong.	25 Hommes.
	Bouillaud.	24 Femmes.
	Serv. temporaire.	20 Hommes.
Barié. *Int. :* Got. *4 externes.*	{ Axenfeld.	24 Hommes.
	Collin.	25 Femmes.
Brault. *Int. :* Riche. *5 externes.*	{ Bichat.	24 Hommes.
	Magendie.	24 Femmes.
	Laënnec.	22 —

Chirurgie.

MM.	Salles.	Lits.
G. Marchaut. *Int. :* Ouvry. — Zeimet. — Herbet. *6 externes.*	{ Nélaton.	24 Hommes.
	Lisfranc.	22 —
	Velpeau.	12 — chr.
	R. Wallace.	23 Femmes.
	Annexe R. Wall.	8 — chr.
Bazy. *Int. :* Ravanier. — Batigne. — Wintrebert. *6 externes.*	{ Montyon.	27 Hommes.
	Seymour.	21 —
	Dupuytren. (Urinaires)	12 —
	Delessert.	23 Femmes.

Chirurgie infantile.

MM.	Salles.	Lits.
Félizet. *Int. :* Branca. — Lombard. — Rosenthal. *6 externes.*	{ Pav. Dolbeau.	36 Garçons.
	Amb. Paré.	24 Filles.
	Pavillon Tenon.	12 des 2 sexes. (de 2 à 4 ans)
	Boyer (crèche).	6 Lits.

Accouchements.

MM.	Salles.	Lits.
Champetier de Ribes. *Int. :* Baron. *3 externes.*	{ Baudelocque.	36 Lits.

Consultations.

Duplaix. *Suppl. :* N... *Int. prov. :* Drouard. *1 externe.*	{	Médecine.
Paul Delbet. *Suppl. :* Isch-Wall. *2 externes.*	{	Chirurgie.
Champetier de Ribes.	{	Accouchements.
Félizet.		Chirurgie infantile.

Laboratoires.

Un laboratoire est annexé à chaque service et est placé sous la direction des internes.

Enseignement.

I. *Service de M. Bazy.* — *Mardi et samedi* à 9 h. 1/2, conférence sur les maladies des voies urinaires avec présentation de malades.

II. *Enseignement des stagiaires :*

	Médecine.	Chirurgie.
Talamon…… Brault……… Barié……… Hirtz……… Galliard…… } 3ᵉ année.		Félizet ……… Gérard-Marchant } 3ᵉ année.

Dentiste : Dr Richer (mardi et jeudi).
Pharmacien en chef : M. Meillère.
Directeur : M. Juramie.

HOPITAUX SPÉCIAUX

HOPITAL DES ENFANTS MALADES

149, Rue de Sèvres.

Tramways. — Saint-Germain-des-Prés-Clamart. — Montparnasse-Étoile (descendre rue de Sèvres et tourner à gauche).

Médecine.

MM.	Salles.	Lits.
Grancher. *Suppl. :* Marfan, agr. *Ch. de cl. :* Boulloche. *Int. :* Philippe. 5 *externes.*	Bouchut.	24 G. (aigus).
	Parrot.	24 F. (aiguës).
	Husson.	12 F. (chron.).
	Crèche.	4 berceaux.
Simon. *Int. :* P. Boncourt. — E. Lévy. 5 *externes.*	Blache.	46 G. (aigus).
	Archambault.	60 G. (teigne).
Descroizilles. *Int. :* Garnier. 4 *externes.*	De Chaumont.	40 F. (aiguës).
D'Heilly. *Int. :* J. Monod. — Laroche. 5 *externes.*	Gillette.	46 F. (aiguës).
	Gymnase.	44 F. (teigne).
Moizard. *Int. :* Rabé. 4 *externes.*	Bazin.	22 G. (aigus).
	Douteux.	9 Garçons. 9 Filles.

Rougeole.

Salles Guersant. . . . . 18 Garçons. 17 Filles.

Scarlatine.

Salles N… (système André). . . . . 12 Garçons. 12 Filles.

Crèche.

8 Garçons.
8 Filles.

Chacun de ces trois services sera fait désormais, pendant une année entière, par un des médecins de l'hôpital, l'ancien roulement de trois mois venant d'être supprimé.

Diphtérie (Service nouveau).

Sevestre. *Int :* R. Petit. Pav. Trousseau. 14 Garçons. 10 — suppl. 14 Filles. 10 — suppl.

Ce service a pris une grande extension depuis l'emploi de la sérumthérapie. C'est ainsi que ces pavillons, aménagés pour 28 lits, ont eu jusqu'à 52 malades à la fois par suite de l'admission d'enfants venant de la province.

Les internes font un grand nombre de trachéotomies et de tubages dans le pavillon Trousseau. Au commencement de l'année, un moniteur de trachéotomie, généralement un ancien interne de l'hôpital, guide les nouveaux internes pendant environ un mois.

MM.	Salles.	Lits.

Chirurgie.

MM.	Salles.	Lits.
De Saint-Germain. *Int. :* Ulmann. — Grisel. 7 *externes.*	Giraldès.	32 G. (aigus)
	Bouvier.	32 F. —
	Baffos.	20 Garçons.
	Baudelocque.	20 Filles.
Brun. *Int. :* M. Chaillous. — Desfosses. 5 *externes.*	Molland.	40 Garçons.
	Bilgrain.	40 Filles.

Consultations.

Jours.	Médecine.	Chirurgie.
Lundi.	Grancher.	De Saint-Germain.
Mardi.	Descroizilles.	De Saint-Germain.
Mercredi.	Sevestre.	Brun.
Jeudi.	Moizard.	De Saint-Germain.
Vendredi.	D'Heilly.	Brun.
Samedi.	Simon.	De Saint-Germain.

Mercredi. Maladies de la peau : FEULARD.

Vendredi. Maladies du nez, de la gorge : CUVILLIER.

Ces deux consultations ont lieu dans le service GRANCHER.

Mardi. / Jeudi. / Samedi. } Maladies des yeux : BRUX.

Mercredi. Vaccination.

Laboratoires.

1° Laboratoire de la clinique des maladies infantiles

Chef de laboratoire. . Ledoux-Lebard
Préparateur. . . . . Veillou.
Moniteur. . . . . . Auclair.

2° D'autres laboratoires sont annexés à certains des services de l'hôpital, notamment au service de diphtérie, et sont placés sous la direction des internes.

Enseignement.

I. *Clinique des maladies des enfants.* : prof. GRANCHER, suppléé par M. MARFAN (agrégé).

Mardi, samedi, à 4 heures après-midi, clinique des maladies infantiles par M. MARFAN.

Mercredi, à dix heures : maladies de la peau, par FEULARD.

Vendredi, à 10 heures : rhinologie, pharyngologie, laryngologie et otologie, par CUVILLIER.

II. *Service de* JULES SIMON.

Mercredi, à 9 heures : polyclinique dans la salle Blache ; à 10 heures, cours à l'amphithéâtre.

Samedi, à 9 heures : consultations cliniques.

III. *Enseignement des stagiaires :*

Grancher... / Jules Simon. } 4e année..

Dentiste : Dr Galippe (lundi et vendredi).
Pharmacien en chef : Sonnié-Moret.
Directeur : Mongin.

HOPITAL TROUSSEAU

88, Rue de Charenton et 110, rue du Faubourg-St-Antoine.
Ancien hôpital Sainte-Eugénie ou Sainte-Marguerite.

Tramways. — Louvre-Vincennes.— Charenton (Ecoles), Place de la République.

Médecine.

MM.	Salles.	Lits.
Comby. *Int.*: Frenkel. 5 *externes*.	Barrier.	30 Garçons.
	Blache.	30 Filles.
Josias. *Int.*: Schœffer. — Roux. 5 *externes*.	Lugol.	48 Garçons.
	Triboulet.	20 Filles.
	Isol. (coquel.).	14 Garçons.
	—	11 Filles.
	Bazin (teigne).	36 Garçons.
Netter. *Int.*: Carnot. — Salmon. 5 *externes*..	Archambault.	20 Garçons.
	Bouvier.	42 Filles.
	Gilette (teigne).	42 —

Chirurgie.

MM.	Salles.	Lits.
Lannelongue. *Assist.*: Broca. *Int.*: Courtillier. — Baudet. *Int. prov.*: Weil. 8 *externes*.	Denonvilliers.	51 Garçons.
	Giraldès.	45 Femmes.
Jalaguier. *Int.*: Pascal. — Cange. 4 *externes*.	Legendre.	8 G. (aigus). / 24 G. (chr.).
	Valleix.	4 F. (aiguës). / 28 F. (chr.).

Pavillons d'isolement

Dyphtérie et Douteux.

MM.	Salles.	Lits.
Variot. *Int.*: Bayeux. — Ghika. 4 *externes*.	Bretonneau (diph.)	26 Garçons. / 26 Filles.
	Pav. de douteux	8 Garçons. / 8 Filles.

Scarlatine et rougeole.

Le service est fait selon un roulement établi à l'avance.

Coqueluche.

Garçons.	Filles.
Comby.	Josias.

Laboratoires.

A chaque service est annexé un laboratoire sous la direction de l'interne.

Consultations.

Jours.	Médecine.	Chirurgie.
Lundi..........	Comby.	Jalaguier.
Mardi..........	Josias.	Lannelongue.
Mercredi.......	Netter.	—
Jeudi..........	Comby.	—
Vendredi......	Josias.	Jalaguier.
Samedi........	Netter.	—

Enseignement.

Enseignement des stagiaires :

Médecine.	Chirurgie.
Comby (4e année).	Lannelongue (4e année)

Dentiste : Dr Rodier (mardi et vendredi).
Pharmacien : M. Héret.
Directeur : M. Richer.

HOPITAL SAINT-LOUIS

40, Rue Bichat.

Se rendre à la gare de l'Est, prendre la rue des Récollets, traverser le canal Saint-Martin et gagner la rue Bichat,—ou aller à la place de la République), prendre la rue Beaurepaire (à l'entrée du boulevard Magenta, à droite, traverser le canal et prendre l'avenue Richerand.

Médecine.

MM.	Salles.	Lits.
Fournier. *Ch. de cl.*: Wickham. *Ch. de cl. adj.* Gastou. *Int.*: Brouardel. — Canuet. 5 *externes*.	Saint-Louis.	42 Hommes.
	Henri IV.	40 Femmes.
Besnier. *Int.*: Rist. 4 *externes*.	Devergie.	38 Hommes.
	Alibert.	41 Femmes.
Hallopeau. *Int.*: Bureau. *Int. prov.*: Jousset. 4 *externes*.	Bazin.	86 —
	Lugol.	50 —
	Pav. Gabrielle.	29 Hommes.
Tennesou. *Int.*: Martinet. 6 *externes*.	Cazenave.	72 —
	Gibert.	34 Femmes.
Du Castel. *Int.*: Jacobson. 4 *externes*.	Bichat.	70 Hommes.
	Biett.	42 Femmes.
Dan'os. *Int.*: Declamps. 4 *externes*.	Hillairet.	36 Hommes.
	Lorry.	32 Femmes.
	Pav. Lug. : Emery 13	—

Chirurgie.

MM.	Salles.	Lits.
Marchand. *Int.*: Tissier. — Roger. — Jusier-Lavillauroy 6 *externes*.	Cloquet.	42 Hommes.
	Gosselin.	36 Femmes.
	Cruveilhier.	14 —
Richelot. *Int.*: Pauchet. — Laurens. — Pochon. 6 *externes*.	Pav. de l'isol.	29 Hommes.
	— —	53 Femmes.

MM.	Salles.	Lits.
Nélaton. *Int.*: Coquelet. — Cunéo. — Coville. *7 externes.*	Nélaton.	36 Hommes.
	Denonvilliers.	49 Femmes.
	Jamain.	12 Femmes.

Accouchements.

Bar. *Suppl.* Bonnaire. *Int.*: Boquel. *4 externes.*	Maternité.	52 dont 8 d'isol.
	(Pav. Dubois.)	52 berceaux.

Consultations.

Hallopeau. Maladies cutanées et syphil. (le lundi).

Tennesson.   —   (le mardi).

Du Castel.   —   (le mercredi).

Danlos.   —   (le jeudi).

Besnier.   —   (le vendredi).

Fournier.   —   (le samedi).

Legueu.
Suppl.: Regnault.   } Chirurgie.
2 externes.

Bar.   Accouchement.

Laboratoires.

I. Laboratoire de la clinique des maladies cutanées et syphilitiques : Chef de laboratoire : SABOURAUD ; chef adjoint (chimie) : CATHELINEAU.

II. Laboratoire de M. TENNESON : Chef de laboratoire (chimie) : M. BUTT ; Préparateur (anatomie pathologique) : M. LEREDDE.

III. Aux services de MM. Besnier et du Castel, sont annexés des laboratoires sous la direction de l'interne.

Enseignement.

I. *Clinique des maladies cutanées et syphilitiques* (prof. FOURNIER).

Lundi : GASTOU (9 heures). Conférence. Examen des malades nouveaux.

Mardi : FOURNIER (9 h. 1/2). Cours.

Mercredi : GASTOU (9 heures). Conférence.

FOURNIER (11 heures). Polyclinique ; examen des malades du dehors.

Jeudi : FOURNIER (9 heures). Maladies du cuir chevelu ; (10 h. 1/2) opérations dermatologiques.

WICKHAM (2 heures). Démonstrations pratiques. Présentations des malades, diagnostic et traitement.

Vendredi : FOURNIER (9 h. 1/2). Cours.

Samedi : Consultation externe.

Dimanche : GAUCHER (10 h. 1/2). Cours.

II. *Service de M. Lepage. Mardi*, à 9 h. 1/2, conférences cliniques d'obstétrique.

III. *Chaque année MM. du Castel, Tenneson et Hallopeau font des conférences au musée :* M. TENNESON le jeudi, à 10 heures ; M. DU CASTEL, le samedi, à 1 h. 1/2 ; M. HALLOPEAU, le dimanche, à 9 h. 1/2.

IV. *Enseignement des stagiaires :*

Médecine.	Chirurgie.
Prof. Fournier (4ᵉ année).	Richelot (3ᵉ année). Nélaton (3ᵉ —).

Dentiste : Dʳ Combe (vendredi).
Pharmacien en chef : M. Portes.
Directeur : M. Oudot.

HOPITAL RICORD

111, Boul. Port-Royal.

Tramways : Montparnasse-Bastille. — Montrouge-Gare de l'Est (descendre boulevard Port-Royal).
Omnibus : Montmartre-Place-Saint-Jacques (descendre boulevard Port-Royal).

Médecine.

MM.	Salles.	Lits.
Balzer. *Int.*: Drnault. *3 externes.*	Salles VI et VIII (Syphilitiques). Salle VII. (Dermatologie).	40 Hommes. 40 — 16 —
Mauriac. *Int.*: Fontoynont. *3 externes.*	Salles IX. — XI. — XII. (Syphilitiques). Salles X. (Dermatologie).	38 Hommes. 19 — 21 — 18 —

Chirurgie.

MM.	Salles.	Lits.
Humbert. *Int.*: Hepp. *4 externes.*	Salles I.	30 —
	— II.	25 —
	— III.	29 —
	— IV.	20 —

Il existe en outre 21 chambres particulières pour tous les services indistinctement.

Consultations.

Jours.	Médecine.	Chirurgie.
Lundi..........	—	Humbert.
Mardi..........	Mauriac.	—
Mercredi.......	Balzer.	—
Jeudi..........	—	Humbert.
Vendredi.......	Mauriac.	—
Samedi.........	Balzer.	—

Enseignement.

Cliniques par les chefs de service annoncées par voie d'affiche à des époques irrégulières.

Dentiste : Dʳ Jarre.
Pharmacien en chef : M. Béhal.
Directeur : M. Mouton.

HOPITAL BROCA et HOPITAL PASCAL

111, rue Broca et 76 rue Pascal.

Omnibus : Place de la République-Montsouris. — Gare du Nord-Boulevard Saint-Marcel (il ne reste qu'à remonter le boulevard Arago).
Tramways : Châtelet-Ivry-Vitry-Bicêtre (descendre boulevard Arago et remonter celui-ci jusqu'à l'hôpital).

Médecine.

MM.	Salles.	Lits.
Renault. *Int.:* Bigard. 5 *externes.*	Natalis-Guillot.	46 vénériennes.
	Cullerier.	36 —
	Fracastor B.	22 dermatologie
De Beurmann. *Int.:* Géorghiu. 7 *externes.*	Goupil.	12 vénériennes.
	Astruc.	48 —
	Van Swieten.	36 —
	Fracastor C.	12 dermatologie
	Bouley.	10 —

Chirurgie (gynécologie).

Pozzi. *Int.:* Collinet. — Beaussenat. — Caboche. 6 *externes.*	A.	20 lits par salle.
	B.	20 —
	C.	20 —

10 lits de la salle A sont affectés aux accouchements des femmes syphilitiques.

Actuellement, le service est en reconstruction et deux des salles sont complètement évacuées.

Consultations.

Renault.	Maladies cutanées et vénériennes (Lundi, mercredi et vendredi.)
De Beurmann.	Maladies cutanées et vénériennes. (Mardi, jeudi et samedi.)
Jayle. *Suppl.* Ehrhardt. 2 *externes.*	Chirurgie tous les jours.

Laboratoires.

A chaque service est annexé un laboratoire sous la direction des internes.

Au service de M. Pozzi est en outre adjoint un laboratoire de photographie.

Enseignement.

Enseignement des stagiaires :

Chirurgie. — M. Pozzi (3e année).

Dentiste : Dr Jarre.
Pharmacien en chef : M. Gassellu.
Directeur : M. Berruyer.

HOPITAL DE LA CLINIQUE

Tramways : Montrouge-Gare de l'Est (descendre rue Michelet et la suivre jusqu'à la rue d'Assas, puis tourner à gauche).
170 lits dont 12 de gynécologie et 56 berceaux

Tarnier. *Ch. de cl.:* Dubrisay. 6 *externes.* *S.-f. en ch.:* Hanicot. 8 *aides sages-femmes.*	5 salles d'accouch. ayant chacune	8 lits et 8 berc.
	2 salles de	1 lit et 1 berc.
	III. Gynécologie.	12 Femmes.
	F. enceintes.	60 — / 10 berceaux.

Laboratoires.

Chef de laboratoire : Galippe.
Préparateur : Létienne.

Enseignement.

Mardi et samedi (9 h.) : Leçons à l'amphithéâtre.
Tous les matins : Visite des malades.
Les étudiants qui désirent suivre le service sont tenus de se munir d'une carte spéciale délivrée par le professeur ou la Faculté.
Cette clinique est également désignée pour le stage des élèves sages-femmes dont la durée est de deux ans ; ces élèves reçoivent comme les étudiants une carte d'entrée.

Dentiste : Dr Moiroud.
Pharmacien : Grimbert.
Directeur : Duvelle.

MAISON D'ACCOUCHEMENTS BAUDELOCQUE

Tramways : Montrouge-Gare de l'Est, descendre au boulevard Montparnasse. — Montparnasse-Bastille.
Omnibus : Saint-Jacques-Montmartre.

180 lits dont 14 de gynécologie et 71 berceaux.

Professeur Pinard. *Ch. de cl. :* Bouffe de Saint-Blaise. 6 *externes.* *S.-femme ch.:* Mlle Rose 4 *aides sages-femmes.*	Dugès.	24 Femmes.
	La Chapelle.	17 F. et 17 berc.
	Pavillon.	40 F. et 40 berc.
	Gynécologie.	14 Femmes.
	Isolement.	4 F. et 4 berc.

Laboratoires.

I. Laboratoire de la clinique d'accouchements :
Chef de laboratoire :

Enseignement.

Clinique d'accouchements et de gynécologie : Prof. Pinard :
Lundi et vendredi : Clinique obstétricale à l'amphithéâtre : Prof. Pinard.
Mercredi : Leçons et opérations de gynécologie : Segond.
Les autres jours : Leçons de chirurgie infantile : Kirmisson ; Leçons d'anatomie obstétricale pathologique : Varnier ; Leçons de diagnostic obstétrical : Bouffe de Saint-Blaise ; Leçons de kinésithérapie gynécologique : Stapfer ;
Tous les jours : Cours pratique et manœuvres obstétricales : Lepage, Potocki, Wallich, Baudron, Funck-Brentano.

Dentiste : Dr Moiroud.
Pharmacien : Prunier.
Directeur : Lhuillier.

Maison-école d'accouchements (Maternité).
Dentiste : D' Moiroud.
Pharmacien : Prunier.
Directeur :

HOPITAL D'AUBERVILLIERS

Tramway : Square Monge-La Chapelle
(Porte d'Aubervilliers).

Variole	Pav. I........	30 H.
	Pav. II.......	30 F.
Affection cholériforme. Pav.	Espitallier I.....	20 H.
—	— II.....	20 F.
Scarlatine	Pav. III....	36 H.
	Pav. IV....	36 F.
Dyphtérie. Pav. André		12 H.
		12 F.
Rougeole		26 H.
		20 F.

Douteux		8 H.
		8 F.
Chambres payantes		1 H.
		1 F.

Médecin : M. Roger.
Int. : Comte.
Int. prov. : Tournemelle.
5 *externes.*

Pharmacien : Un interne sous la surveillance du pharmacien de Bichat.
Directeur : M. Courdouzy.

BASTION 29

Tramways : Square Monge-Lachapelle.
Destiné à recevoir des malades atteints de diphtérie et 21 d'érysipèle : 24 H. et 45 F.

Médecin : M. Chantemesse.
Int. : Terrien.
5 *externes.*

HOSPICES ET FONDATIONS

HOSPICE DES ENFANTS ASSISTÉS

Tramway : Montrouge-Gare de l'Est

Médecine

MM.	Salles	Lits
Hutinel.	Archambault.	32 et 10 berceaux
Int. : Lévi.	Isolement.	14 et 16 —
— Labbé.	Douteux.	6 et 6 —
5 *externes.*	Diphtérie.	4 et 6 —
	Nourricerie.	32 berceaux.

Chirurgie

Kirmisson.	Giraldès.	24 garç. et 16 berc.
Int. : Pétron.		24 filles et 11 —
— Ardouin.		
5 *externes.*		

Consultation { 9 garçons et 1 berceau
{ 10 filles et 1 berceau

Ophtalmologie { 6 garçons
{ 6 filles

Consultations

Jours	Médecine	Chir. et Orthop.
Lundi...........	Hutinel.	—
Mardi..........	—	Kirmisson.
Mercredi........	Hutinel.	—
Jeudi...........	—	Kirmisson.
Vendredi........	Hutinel.	—
Samedi.........	—	Kirmisson.

Laboratoires

Au service de M. Hutinel est annexé un laboratoire sous la direction de l'interne.

Enseignement

Service de M. Kirmisson : *Lundi, Vendredi*, à 9 heures. Leçons cliniques sur la chirurgie orthopédique (malformations de la tête et du tronc).

Annexes

L'hospice des Enfants-Assistés possède deux annexes situées l'une à Thiais, l'autre à Châtillon-sous-Bagneux (Seine).
Le service médical est confié : pour la première à M. Laforest, pour la seconde à M. Barbillon.

Dentiste : D' Thomas (lundi et vendredi).
Pharmacien : Un interne sous la surveillance du pharmacien de la Clinique.
Directeur : M. May.

HOSPICE DE LA SALPÊTRIERE

Tramways : Montparnasse-Bastille — Gare de Lyon. — Place de l'Alma (descendre au pont d'Austerlitz et remonter le boulevard de la Gare).
Omnibus : Gare d'Orléans-Square Montholon (il reste à remonter le boulevard de la Gare).

Femmes....... { Vieillards : 3.110 lits
{ Aliénés : 724 —
Hommes : 42 lits.

Médecine

Prof. Raymond.
Chef de clin. : Charcot.
Int. : Claude.
— Gasne.
— M. Faure.
8 *externes.*

Déjerine.
Int. : Thomas.
Int. prov. : Michaut.
5 *externes.*

Chirurgie

Segond.
Int. : Chauveau.
— Lapointe.
4 *externes.*

Service des aliénés

Falret.
Int. : Audran.
1 *externe.*
Médec.-adj. : Séglas.

A Voisin.
Int. : Bernheim.
2 *externes.*

J. Voisin.
Int. : Roques.
2 *externes.*

Laboratoire

I. Laboratoire de la clinique des maladies du système nerveux. Chef du laboratoire : P. RICHER. Chef des travaux d'anatomie : NAGEOTTE. Prosecteur : BLOCH. Travaux chimiques : YVON. Travaux photographiques : LONDE. Service ophtalmologique : PARINAUD.

Consultations

Falret........	Aliénés (lundi)
Raymoud....	Maladies nerveuses (mardi)
Déjerine.....	Maladies nerveuses (mercredi)
A. Voisin ...	Aliénés (vendredi)
J. Voisin	Aliénés (samadi).

Chirurgie

Chipault.
Suppl.: N...
2 externes.

Mardi, jeudi, samedi, de midi à 3 heures, service d'électrothérapie destiné aux malades de la Salpêtrière, de la consultation externe et des autres hôpitaux : R. VIGOUROUX.

Enseignement

1. *Clinique des maladies du système nerveux* (Prof. RAYMOND) : mardi et vendredi à 10 heures.

II. *Conférences cliniques sur les maladies nerveuses et mentales* (Jules VOISIN) : jeudi à 10 heures, de décembre à mai.

III. Service de M. DÉJERINE. *Leçons cliniques*, le jeudi à 5 heures, dans la salle de consultation externe.

IV. *Enseignement des stagiaires :* M. RAYMOND (4e année).

Dentiste : Ponendot.
Pharmacien : Viron.
Directeur : Lebas.

HOSPICE DE BICÊTRE
à Bicêtre.

Tramway : Châtelet - Bicêtre. (Aller jusqu'au bout de la ligne et prendre la première avenue à droite).

Médecine

MM.	Salles	Lits
Marie.	Bichat.	31 H.
Int.: Jolly.		
Int. prov. : Pédeprade.	Laënnec.	24 H.
	Rochoux	25 H.
	Cullerier.	31 H.
		3 F.

Chirurgie

MM.	Salles	Lits
Chaput.	Nélaton.	30 H.
Int.: Durrieux.		
— J. Chaillous.		24 H.
Int. prov.: Cochemé.	Després.	
		2 F.

Consultations

Jours	Médecine	Chirurgie
Lundi...........		Chaput.
Mardi............	Marie.	
Mercredi........		Chaput.
Jeudi............	Marie.	
Vendredi........		Chaput.
Samedi.........	Marie.	

Des malades du dehors peuvent être hospitalisés soit en médecine, soit en chirurgie.

Division des aliénés

1re *Section* : 223 lits. M. Charpentier. *Int. :* Marcille. *Int. prov.:* Audistère.

2e *Section* : 229 lits. M. Deny. *Int. :* Mercier. *Int. prov.:* Gaullieur-l'Hardy.

3e *Section* : 128 lits d'épileptiques aliénés et 70 lits d'épileptiques simples. Total : 198 lits. M. Féré. *Int.* Herrenschmidt. *Int. prov.:* Wall.

4e *Section :* 380 lits et 20 lits d'épileptiques simples et 45 lits d'infirmerie. Total : 445 lits. M. Bourneville. *Int.:* Mettetal, Luys. *Int. prov.:* Pelisse. *Méddj.-a. :* Chaslin.

Fondation Vallée : Administrée par l'hospice de Bicêtre et destinée aux petites filles idiotes et arriérées. — Population = 130 enfants.

Enseignement

I. Service de M. CHARPENTIER. — Maladies mentales : mercredi (8 h. 1/2).

II. Service de M. BOURNEVILLE. — Maladies nerveuses des enfants : samedi (9 heures).

Dentiste : Dr Bouvet (mercredi).
Pharmacien : M. Berthoud.
Directeur : M. Pinon.

HOSPICE D'IVRY
à Ivry-sur-Seine

Omnibus : Place Saint-Michel — Forges d'Ivry.
Tramways : Châtelet — Ivry. (Le tramway s'arrête devant la porte de l'hôpital).

Médecin

MM.	Salles	Lits
Gombault.	Bernard.	26
Int. : Castaigne.	Hillairet.	26
Int.prov.: Rastouil.	Duplay.	18
1 externe.		

Chirurgien

MM.	Salles	Lits
Michaux.	Broca.	18
Int.: Bonnet.		
Int. prov. : Hivet.	Cruveilhier.	18
1 externe.		

Consultations

Médecine	Chirurgie
Mercredi.	Lundi.

Laboratoire

Un laboratoire est annexé au service de M. Gombault (Histologie et Anatomie pathologique).

Dentiste : Dr Roy.
Pharmacien : Cousin.
Directeur : Labouyrie.

MAISON DE RETRAITE DES MÉNAGES

Médecin

MM.	Salles	Lits
Marfan.		1.461

Suppl.: Achard.
Int.: Bernard.
Int. prov.: Maret.
1 *externe.*

Pharmacien : Un interne sous la surveillance du pharmacien des Enfants-Malades.

Directeur : Potin.

MAISON DE RETRAITE DE LA ROCHEFOUCAULD

Tramway : Montrouge-Gare de l'Est

Médecin

MM.	Salles	Lits
Brocq.		226

Int.: Hallé.
2 *externes.*

Enseignement

Trois fois par semaine, M. Brocq fait le matin à 8 heures, de façon à ce que les élèves des hôpitaux de la rive gauche puissent y assister, une consultation externe de dermatologie.

Dentiste : Dr Roy.
Directeur : M. Amaury.

INSTITUTION SAINTE-PÉRINE & FONDATION ROSSINI

Médecin : M. Giraudeau ...... 34 lits.
Int.: Cadol .... 4 —
Directeur : M. Grandry

FONDATION CHARDON-LAGACHE

Médecin : M. Giraudeau ..... 163 lits.
Int.: Hennecart ....
Directeur : Grandry.

FONDATION ALQUIER-DEBROUSSE

200 lits pour vieillards des deux sexes.

Médecin : M. Béclère.
Int. prov.: Unganer.
Directeur : M. Capoulin.

HOPITAUX ET HOSPICES DE PROVINCE

DÉPENDANT DE L'ASSISTANCE PUBLIQUE

Un certain nombre d'hôpitaux, hospices et fondations situés en province ou aux environs de Paris, dépendent comme les hôpitaux et hospices précédents de l'administration de l'Assistance publique à Paris, mais le personnel médical est nommé soit directement, soit par des concours spéciaux.

HOSPICE DE LA RECONNAISSANCE FOND. BRÉZIN

à Garches (Seine-et-Oise).
Médecin résidant : Dr Gille.

Le service pharmaceutique est placé sous la surveillance du pharmacien de Laënnec.

MAISON DE RETRAITE FONDATION GALIGNANI

Médecin : Dr Cayla.
Méd.-adj.: Dr Catuffe.
Pharmacien : M. Dargent.
Dentiste : M. Diaz.

HOSPICE SAINT-MICHEL FONDATION BOULARD

Saint-Mandé (Seine).
Médecin : Dr Divernéresse.
Pharmacien : M. Boudet.

HOPITAL DE LA ROCHE-GUYON

Médecin : Dubrac.
Directeur :

HOPITAL DE FORGES-LES-BAINS

Médecin : Donnenge.
Directeur :

HOPITAL MARITIME DE BERCK-SUR-MER

(Pas-de-Calais).
Médecin-chirurgien : M. Ménard.
Internes : MM. Grosjean, Ménier, Véron.
Directeur : M. Husson.

Les internes en médecine au nombre de trois sont pris parmi les internes des hôpitaux.

HOSPICE DE MOISSELLES

Pour les enfants tuberculeux.

Médecin : M. Queyrat.
Int. prov.: A. Mauger.
Chirurgien : Beurnier.
Int. prov.: Gauchery.

HOSPICE DE BRÉVANNES

Situé près Boissy-Saint-Léger (Seine-et-Oise).

Médecin : Dr Geoffroy.
Internes : MM. Cros, Gagey.
Pharmacien : M. Laclotre.
Directeur : M. Jacoulet.

Les internes en médecine sont nommés à la suite d'un concours spécial (deux places).

ASILES DE CONVALESCENCE

Les asiles de convalescence dépendent non de l'Assistance publique, comme ce serait rationnel, mais directement du ministère de l'Intérieur. Ils sont destinés à recevoir les convalescents provenant des services hospitaliers. Vincennes et Vacassy (420 lits) sont réservés aux hommes. Le Vésinet (409 lits) aux femmes.

VINCENNES-VACASSY

Vacassy a été fondé grâce au legs universel fait par M. Vacassy (1876) « pour recevoir et hospitaliser, lorsqu'ils auront cessé d'être en traitement, des indigents ayant subi à Paris des accidents quelconques ayant entraîné pour les victimes une mutilation ou une infirmité, les frappant de l'incapacité de subvenir par leur travail à leur existence ».

Le personnel médical se compose de *médecins* et d'*internes*.

Médecins. — Les médecins sont nommés directement par le Ministre de l'intérieur.

Internes. — Les internes sont nommés au concours.

Conditions du concours
pour l'admission aux emplois d'interne en médecine

ART. 1er. — Il est établi un concours pour la nomination aux emplois d'internes en médecine de l'asile national de Vincennes.

ART. 2. — Sont autorisés à concourir, les étudiants en médecine de nationalité française, âgés de moins de trente ans révolus le jour de l'ouverture du concours, célibataires, pourvus de douze inscriptions de doctorat et ayant exercé les fonctions d'externe dans un des hôpitaux de Paris, qui auront été agréés par le directeur par le corps médical de l'asile national. Les docteurs en médecine ne pourront pas prendre part au concours.

ART. 3. — Les candidats qui voudront concourir devront se présenter au secrétariat de l'asile national pour y obtenir leur inscription, en y déposant :

1° leur acte de naissance;

2° Les certificats constatant qu'ils remplissent les conditions prescrites par l'article 2 et qu'ils sont de bonne vie et mœurs.

La liste des candidats sera close huit jours avant la date de l'ouverture du concours.

ART. 4. — Le jury est composé de MM. les médecins de l'asile national auxquels seront adjoints deux membres nommés par nous parmi les médecins inspecteurs généraux des services administratifs, les médecins de l'administration centrale ou des établissements généraux de bienfaisance.

ART. 5. — Sur la proposition du directeur de l'asile national, le jury sera composé par nous et réuni au Ministère de l'intérieur toutes les fois qu'il sera nécessaire.

Il dressera la liste des candidats admis qui seront nommés au fur et à mesure des vacances dans l'ordre de leur classement.

Cette liste certifiée conforme sera adressée aussitôt après le concours, au directeur de l'établissement par le président du jury.

ART. 6. — La durée de l'internat est fixé à trois ans. Tout interne titulaire est autorisé à se faire recevoir docteur en médecine dans cet intervalle, sans être forcé de quitter ses fonctions, à condition de ne pas exercer; mais le candidat, inscrit sur la liste des admis, qui aura passé sa thèse avant d'être titularisé aura ainsi renoncé implicitement à sa nomination.

ART. 7. — Les épreuves du concours seront les suivantes :

1° Une composition écrite de trois heures sur un sujet d'anatomie et de physiologie. Il sera accordé 30 points pour cette épreuve.

2° Une épreuve orale de quinze minutes sur un sujet de pathologie interne et de pathologie externe après quinze minutes de préparation. Il sera attribué 20 points à cette épreuve.

ART. 8. — Le sujet de la composition écrite est le même pour tous les candidats. Il est tiré au sort entre trois questions qui sont rédigées et arrêtées par le jury avant l'ouverture de la séance.

Pour les épreuves orales, la question sortie est la même pour tous les candidats qui sont appelés dans la même séance. Elle est tirée au sort comme il est dit ci-dessus.

L'épreuve orale peut être faite en plusieurs jours si le nombre des candidats ne permet pas de la faire subir à tous dans la même séance : dans ce cas, les questions sont rédigées par le jury chaque jour d'épreuves, au nombre de trois, avant d'entrer en séance.

Les noms des candidats qui doivent subir l'épreuve orale sont tirés au sort à l'ouverture de chaque séance.

ART. 9. — Les candidats sont surveillés pendant la composition écrite par des membres du jury.

Tout candidat qui s'est servi pour sa composition de livres ou de notes apportées à la séance, ou qui, en lisant sa composition, en a sensiblement changé le texte primitif, est exclu du concours.

Les compositions sont recueillies et mises sous cachet par le Président; elles sont lues publiquement par leurs auteurs sous la surveillance de l'un des membres du jury.

ART. 10. — A la fin de chaque séance, il peut être donné connaissance aux candidats du nombre de points qui leur sont attribués.

ART. 11. — Le jugement définitif portera sur l'ensemble des deux épreuves (écrite et orale).

QUESTIONS DONNÉES AU CONCOURS
1894

Écrit : Gros intestin (anat. et phys.). — Restaient dans l'urne : Testicules et ses enveloppes (anat. et physiologie). — Plèvres (anat. et phys.).

Oral : Étiologie et prophylaxie de la fièvre typhoïde.

N. B. — L'allocation accordée aux internes de l'asile national de Vincennes est :
Pour la première année de 1.500 francs;
Pour la deuxième année de 1.600 francs;
Pour la troisième année de 1.700 francs.
En dehors de l'interne de garde qui est nourri et logé, les internes ont droit au déjeuner moyen-

nant la retenue d'une somme de 20 francs par mois.

Médecins : D^r DU MESNIL et Dr BLOCH.
Pharmacien : M. RUMOND.
Directeur : M. BOBŒUF.

LE VÉSINET

(Commune du Vésinet, près Saint-Germain-en-Laye)

Cet asile est destiné à recevoir les convalescents provenant des services hospitaliers. Il dépend, comme Vincennes, du Ministère de l'intérieur.

Le personnel médical se compose d'un médecin résident et d'un médecin adjoint. En raison de la présence d'un médecin adjoint, il n'y a pas d'interne.

Les médecins sont nommés directement par le Ministre de l'Intérieur.

Médecin résident : Dr CASMAS.
Médecin adjoint : Dr LELIEVRE (de Chatou).
Directeur : M. CHABANEL.

ASILES PUBLICS D'ALIÉNÉS

Les Asiles publics d'aliénés dépendent administrativement des préfectures, y compris ceux de la Seine qui, avant 1873 et depuis 1849, dépendaient de l'Assistance publique.

PERSONNEL MÉDICAL

Le personnel médical des asiles publics d'aliénés se compose de directeurs-médecins, de médecins en chef, de médecins adjoints et d'internes.

Directeurs-médecins et médecins en chef. — Ils sont nommés, sans concours, par les préfets, après avis du ministère de l'Intérieur, quand il s'agit de pourvoir à une vacance; directement, par le ministre, quand il s'agit de la création d'un poste nouveau.

Ils sont généralement recrutés parmi les médecins adjoints, à l'ancienneté plutôt qu'au choix et selon les mérites. Trop souvent, ils ont été pris aussi parmi des personnalités étrangères à la carrière.

Médecins adjoints. — Des médecins adjoints se recrutent par le concours. Ce concours est régional. Il y a autant de régions que de Facultés de médecine.

Malgré son importance, le département de la Seine ne forme pas une région séparée; il n'y a donc pas de recrutement spécial pour les asiles de la Seine.

Les concours pour les places de médecin adjoint ne sont pas réguliers; ils ont lieu d'après les vacances. En général, le concours s'ouvre en même temps dans toutes les Facultés. Ordinairement, les élus restent dans la région pour laquelle ils ont concouru, (ils ont, du reste, la faculté de concourir pour plusieurs régions à la fois) mais ils peuvent aussi, suivant les besoins du service, être appelés à passer d'une région dans une autre.

Internes. — D'une façon générale, les internes sont choisis par les Directeurs d'asiles et agréés par les préfets. Dans les grands centres comme Lyon, Marseille, etc., ils sont nommés au concours. Il en est de même des internes des asiles de la Seine.

Conditions du concours pour les emplois de médecins adjoints

Le concours est régional (arrêté ministériel du 18 juillet 1888); il y a autant de régions que de Facultés de médecine de l'Etat.

La circonscription de chaque région est composée comme il est indiqué dans le tableau ci-après.

Les candidats doivent être Français et docteurs d'une des Facultés de médecine de l'Etat.

Leur demande devra être adressée au ministre de l'Intérieur, qui leur fera connaître si elle est agréée et s'ils sont admis à prendre part au concours.

Ils ne devront pas être âgés de plus de trente-deux ans au jour de l'ouverture du concours. Ils auront à justifier de l'accomplissement d'un stage d'une année, au moins, comme interne soit dans un asile public ou privé consacré au traitement de l'aliénation mentale, soit dans un hôpital où ils auront été appelés à ces fonctions par la voie du concours. A l'égard des anciens internes des hôpitaux, la limite d'âge maxima, peut être, sur demande et par décisions individuelles, reculée jusqu'à trente-cinq ans, en faveur de ceux qui auraient plus de trente-deux ans à la date du concours.

Toute demande sera, en conséquence, accompagnée des pièces faisant la preuve de ce stage, de l'acte de naissance du postulant, ainsi que de ses diplômes et états de services quelconques.

Les candidats sont libres de concourir, à leur choix, dans l'une ou l'autre des régions.

Au fur et à mesure des vacances d'emploi qui se produiront dans les asiles publics de la région où ils auront passé le concours, les candidats déclarés admissibles seront désignés au choix des préfets suivant l'ordre de classement établi par le jury d'après le mérite des examens.

A titre exceptionnel, et s'il y a urgence à nommer le médecin adjoint d'un asile d'une région où la liste des admissibles se trouverait épuisée, l'administration se réserve la faculté d'appeler à cet emploi un candidat d'une autre région, à la condition que celui-ci déclarera expressément renoncer au droit qui lui appartient d'obtenir son poste de début dans la région où il a subi le concours.

A titre exceptionnel, également, et lorsqu'une nécessité d'ordre supérieur le commanderait, ou encore par mesure disciplinaire, tout médecin adjoint nommé, pour son début, dans la région où il aura concouru pourra être ensuite envoyé, avec ses mêmes fonctions, dans un asile situé hors de cette région.

Les médecins adjoints peuvent être nommés médecins en chef ou directeurs-médecins dans toute la France.

Le *jury* chargé de juger les résultats du concours sera composé dans chaque région :

1° De trois directeurs-médecins ou médecins en chef de la région;

2° D'un inspecteur général des établissements de bienfaisance, docteur en médecine;

3° D'un professeur désigné par la Faculté de médecine de la région.

Les directeurs-médecins et les médecins en chef appelés à faire partie du jury seront désignés par voie de tirage au sort parmi les docteurs qui remplissent l'une ou l'autre de ces fonctions dans un des asiles publics de la région.

Les médecins de la maison nationale de Charenton, les médecins en chef des quartiers d'aliénés des hospices de Bicêtre, de la Salpêtrière, peuvent, pour la région de Paris, être également appelés par la voie du sort à faire partie du jury, concurremment avec les directeurs-médecins et les médecins en chef des asiles publics de cette région.

Il sera procédé, en outre, au tirage au sort d'un juré suppléant, pris également parmi les directeurs-médecins et médecins en chef ci-dessus désignés.

Les *épreuves* sont au nombre de quatre :

1º Une question écrite portant sur l'anatomie et la physiologie du système nerveux, pour laquelle il sera accordé trois heures aux candidats. — Le maximum des points sera de 30.

2º Une question orale portant sur la médecine et la chirurgie ordinaires, pour laquelle il sera accordé 20 minutes de réflexion et 15 minutes pour la dissertation. — Le maximum des points sera de 20.

3º Une épreuve clinique sur deux malades aliénés. Il sera accordé 20 minutes pour l'examen des deux malades, 15 minutes de réflexion et 30 minutes d'exposition. L'un des deux malades devra être examiné et discuté plus spécialement au point de vue médicolégal. — Le maximum de points sera de 30.

4º Une épreuve sur titres. Les travaux scientifiques antérieurs des candidats seront examinés par un jury; ces travaux feront l'objet d'un rapport qui pourra être communiqué aux candidats sur leur demande. — Le maximum de points sera de 10. Les points, sur cette épreuve, devront être donnés au début de la première séance de lecture des compositions écrites.

SERVICE DES ALIÉNÉS DE LA SEINE

Les aliénés de la Seine sont répartis dans les asiles : *a*) de Sainte-Anne, Villejuif, Vaucluse, Ville-Evrard (dépendant de la préfecture de la Seine); *b*) de Charenton (relevant directement du ministère de l'Intérieur); *c*), de la Salpêtrière, de Bicêtre (dépendant de l'Assistance publique).

ASILES D'ALIÉNÉS

Personnel médical.

Le *personnel médical* se compose de médecins en chef, de médecins adjoints et d'internes.

Médecins. — Les médecins en chef et les médecins adjoints, sont recrutés comme nous l'avons dit plus haut. (V. page 80).

Internes. — Pour les internes, le recrutement se fait par voie d'un concours spécial.

Conditions du concours pour les emplois d'internes.

Pourront prendre part à ce concours, les étudiants en médecine pourvus de huit inscriptions au moins, prises dans les Facultés de l'Etat, et âgés de moins de trente ans révolus, le jour de l'ouverture du concours.

Chaque candidat, pour être inscrit au concours, doit produire les pièces ci-après :

1º Une expédition d'acte de naissance ;

2º Un extrait du casier judiciaire;

3º Un certificat de vaccination;

4º Un certificat constatant qu'il est pourvu de huit inscriptions en médecine ;

5º Un certificat de bonne vie et mœurs délivré par le maire de sa commune ou le commissaire de police de son quartier.

Toute demande d'inscription faite après l'époque fixée par les affiches pour la clôture des listes, ou qui ne serait pas accompagnée de toutes les pièces ci-dessus désignées ne sera pas accueillie.

Les épreuves du concours aux places d'interne en médecine sont réglées comme il suit :

Epreuve d'admissibilité : 1º Une épreuve écrite de trois heures sur un sujet d'anatomie et de physiologie du système nerveux.

Cette épreuve pourra être éliminatoire si le nombre des concurrents dépasse le triple des places vacantes.

Epreuve définitive : 2º Une épreuve orale de quinze minutes sur un sujet de pathologie interne, et de pathologie externe, après un quart d'heure de préparation.

Le maximum des points à accorder pour chacune de ces épreuves est fixé ainsi qu'il suit :

Pour l'épreuve écrite....... 30 points.
Pour l'épreuve orale........ 20 —

Le sujet de l'épreuve écrite est le même pour tous les candidats.

Il est tiré au sort entre trois questions qui sont rédigées et arrêtées avant l'ouverture de la séance par le Jury.

Pour les épreuves orales, la question sortie est la même pour ceux des candidats qui sont appelés dans la même séance. Elle est tirée au sort entre trois questions qui sont rédigées et arrêtées par le Jury avant l'ouverture de chaque séance.

L'épreuve orale peut être faite en plusieurs jours, si le nombre des candidats ne permet pas de la faire subir à tous dans la même séance.

Les noms des candidats qui doivent subir l'épreuve orale sont tirés au sort à l'ouverture de chaque séance.

Le jugement définitif porte sur l'ensemble des deux épreuves (écrite et orale) et les nominations sont faites dans l'ordre de classement établi par le jury d'examen.

La durée des fonctions des internes titulaires est de trois ans.

Les internes titulaires des asiles de la Seine reçoivent, outre le logement, le chauffage, l'éclairage et la nourriture, dans les proportions déterminées par les règlements, un traitement annuel fixe de 800 francs à l'asile Clinique et de 1.100 francs aux asiles de Vaucluse, de Ville-Evrard et de Villejuif.

Ceux de l'Infirmerie spéciale des aliénés à la Préfecture de Police recevront un traitement de 1.000 francs. Ils auront droit, en outre, au logement, au chauffage, à l'éclairage et à l'indemnité de nourriture, dans les proportions fixées par la Préfecture de Police.

La répartition des internes dans les divers services d'aliénés se fait dans l'ordre de classement établi par le Jury d'examen, le 1er février *seulement* de chaque année. Ce mode de répartition assure à presque tous les internes des asiles d'aliénés du département de la Seine un séjour d'au moins une année sur trois dans un des services de l'asile Clinique, situé dans l'enceinte de Paris, ou de Villejuif situé à proximité de l'enceinte.

Un interne ne pourra rester plus de deux ans dans le même service.

Tout interne titulaire est autorisé à soutenir sa thèse de doctorat aussitôt après sa nomination.

— Il sera pourvu, à la suite du concours et dans l'ordre de mérite, à la nomination d'*internes provisoires chargés de remplacer les internes titulaires en cas d'absence ou d'empêchement*.

La durée des fonctions d'interne provisoire est limitée à une année, à partir du 1er février 1895.

Les internes provisoires pourront se représenter au concours pour les places d'interne titulaire.

L'interne provisoire qui soutient sa thèse renonce implicitement à se représenter, mais il peut rester en fonctions jusqu'à l'expiration de l'année commencée.

L'interne provisoire reçoit le traitement et les avantages en nature de l'interne titulaire, chaque fois qu'il est appelé à le remplacer.

QUESTIONS POSÉES AU CONCOURS

Voici les questions écrites et orales données aux concours de 1883 à 1892, afin de donner aux futurs concurrents une idée de la nature des épreuves :

Questions écrites.

1883. — Cordon postérieur de la moelle (anatomie et physiologie).
1884. — Nerf récurrent.
1885. — Racines des nerfs rachidiens.
1886. — Artères de l'encéphale; circulation cérébrale.
1887. — Pneumogastrique (anat. et physiologie).
1888. — Cordons postérieurs de la moelle (anat. et physiologie).
1889. — Pie-mère; liquide céphalo-rachidien (anat. et physiologie).
1890. — Nerf hypoglosse (anat. et physiologie).
1891. — Lobes frontaux et pariétaux du cerveau (anat. et physiologie).
1892. — Cordons postérieurs de la moelle (anat. et physiologie).
1893. — Nerfs moteurs de l'œil (anat. et phys.)

Questions orales.

1885. — Signes et diagnostic du cancer de l'estomac. — Fractures compliquées des jambes. — Des symptômes des épanchements liquides de la plèvre. — Des hydarthroses du genou. — Symptômes et complications de la fièvre scarlatine. — Des fractures des côtes.
1886. — Symptômes et marche de la scarlatine régulière; anthrax. — Signes et diagnostic de la première période la phtisie pulmonaire. — Fracture de la clavicule. — Signes et diagnostic de la péritonite aiguë. — Fracture de la rotule.
1887. — Valeur séméiologique de l'hémoptysie. — Signes et diagnostic des luxations de l'épaule. — Causes et signes du pneumothorax; fractures de la clavicule.
1888. — Luxation de l'épaule; — Signes et diagnostic de l'insuffisance aortique. — Fracture compliquée de la jambe; érysipèle de la face (signes et diagnostic). — Hernie crurale étranglée; rhumatisme articulaire aigu (signes et diagnostic). — Plaie pénétrante de l'abdomen (symptômes et complications); typhlite.
1889. — Cause et diagnostic de l'hémoptysie; symptômes et diagnostic de la hernie étranglée. — Scarlatine; fracture du col du fémur. — Signes et diagnostic de la fièvre typhoïde; symptômes et diagnostic des anévrismes externes. — Signes et diagnostic de la pleurésie purulente; plaies de la poitrine.

1890. — Pneumonie du sommet; panaris.
1891. — Symptômes et diagnostic de l'endocardite ulcéreuse; symptômes et diagnostic de la fracture du col du fémur. — Complications de la scarlatine : symptômes et diagnostic du mal de Pott. — Symptômes et diagnostic de l'urémie; diagnostic des fractures de la base du crâne. — Symptômes et diagnostic de la gangrène pulmonaire; abcès rétro-pharyngiens.
1892. — Symptômes et diagnostic de la pneumonie franche aiguë; hernie crurale. — Hémoptysie; fractures de l'extrémité inférieure du radius. — Insuffisance mitrale; fractures des côtes. — Pleurésie purulente; luxation de la mâchoire.
1893. — Symptômes et diagnostic des étranglements internes; corps étrangers de l'œsophage. — Ulcère rond de l'estomac; luxations de l'épaule en avant. — Pleurésie purulente; fractures du col du fémur.
1894. — Signes et diagnostic de l'urémie et de la hernie étranglée. — Insuffisance aortique, plaies de poitrine. — Signes et diagnostic de la pneumonie et des tumeurs des bourses.

SAINTE-ANNE

Rue Cabanis, 1, et boulevard Saint-Jacques. — 970 lits.

Médecin en chef du bureau central : M. le Dr MAGNAN.

Professeur de la clinique des maladies mentales : M. le professeur JOFFROY.

Chef de clinique responsable du service : Dr TOULOUZE.

Chef de laboratoire : Dr KLIPPEL.

Médecins, chefs de service : Dr DUBUISSON (hommes); Dr BOUCHEREAU (femmes).

Médecin adjoint : Dr DAGONET fils, chargé du service des bains externes.

Pharmacien : Dr QUESNEVILLE, agrégé à l'École de pharmacie.

Dentiste : Dr POINSOT. — Consultations, mercredis, à 10 heures, dans la salle des consultations externes.

Directeur : Dr TAULE.

N.-B. — M. le Dr Magnan fait des leçons de clinique mentale le dimanche matin à 10 heures.

Ecole départementale d'infirmiers et d'infirmières de l'asile clinique Sainte-Anne.

Les cours ont lieu de novembre à juillet les lundis et vendredis, à 8 heures du soir, dans l'amphithéâtre de l'admission.

Hygiène : prof. : Dr DUBUISSON.
Pansements et appareils : prof. Dr PIQUE.
Physiologie : prof. : Dr VALLON.
Anatomie : prof.
Petite pharmacie : prof. : M. THABUIS, pharmacien en chef à l'asile de Vaucluse.
Administration : prof. : Dr TAULE.

Les personnes étrangères à l'établissement qui désirent suivre ces cours gratuits devront se faire inscrire tous les jours, de 10 heures à 4 heures, à la direction de l'asile.

VILLEJUIF

Situé dans la commune de Villejuif, à 8 kilomètres au sud de Paris. — 1.200 malades.

Médecins, chefs de service : Dr VALLON (hommes); Dr BRIAND (femmes).

Médecins adjoints : Dr ROUILLARD (hommes); Dr SÉRIEUX (femmes).

Pharmacien en chef : M. REQUIER.

Directeur : M. BARROUX.

VILLE-ÉVRARD

Commune de Neuilly-sur-Marne (Seine-et-Oise), à 15 kilomètres de Paris. — 1.260 lits.

A côté de l'asile public, il existe un pensionnat pour le traitement des maladies mentales des deux sexes, sous la direction d'un médecin.

Médecins, chefs de service : Dr Febvré (femmes); Dr Marandon de Montyel (hommes).

Médecin en chef du pensionnat : Dr Legrain.

Pharmacien en chef : M. Mourel.

Directeur : M. Balet.

VAUCLUSE

(Asile et colonie). — Commune d'Épinay-sur-Orge (Seine-et-Oise), chemin de fer d'Orléans, station de Perray-Vaucluse. — 910 lits : asile, 780; colonie, 130.

Médecins en chef : Dr Boudrie (femmes); Dr Keraval (hommes).

Médecin adjoint (chargé de la colonie des enfants) : Dr Blin.

Pharmacien en chef : M. Thabuis.

Directeur : Dr Baudart.

NANTERRE

(A 15 minutes de la gare de la Garenne-Bezons) (ligne de Paris à Saint-Germain).

Directeur : M. Caplat.

Médecins : MM. Laugier et Sapelier.

Chirurgien : M. Rémy.

Pharmacien : M. Isidet.

Dentiste : M. Levadour.

Internes en médecine, nommés au concours : MM. Jeanne, Hamard, Gombault, Parmentier.

Internes en pharmacie : MM. Anglade et Sourdillat.

Les paysans des environs ne désignent la maison de Nanterre que sous le nom de la Prison, bien qu'en réalité son rôle soit plutôt philanthropique, suivant le désir de son premier organisateur, M. Lépine, aujourd'hui préfet de police.

En effet, la population, qui s'élève en hiver à 3.800, sans compter les employés, ne comprend que 1.000 détenus environ (400 femmes : prison cellulaire et 500 ou 600 hommes et femmes : dépôt de mendicité).

Les 2.500 qui restent, sont venus volontairement: les uns, les plus jeunes, y trouvent un refuge temporaire et du travail pour s'amasser un petit pécule, les autres sont des vieillards ou des infirmes qui sont recueillis à titre définitif comme dans un asile; cependant, c'est un véritable directeur de prison qui est chargé de l'administration locale et qui lui a donné sa réputation pénitentiaire. Il relève de la Préfecture de police, sauf pour le département cellulaire qui dépend du ministère de l'Intérieur. Les fonds sont votés par le Conseil général de la Seine.

Les malades de l'infirmerie se recrutent principalement dans la population de la maison, qui ouvre aussi ses portes, en cas d'urgence, aux malades et aux blessés des environs, à l'exception des malades contagieux.

Le service de chirurgie et accouchements comprend 66 lits d'hommes et 63 de femmes. Deux immenses services de médecine contiennent 300 lits d'hommes et 180 de femmes, mais il faut y joindre des salles-annexes de vieillards renfermant environ 600 lits, ce qui fait plus de 250 malades à voir dans la matinée pour chaque médecin.

Les docteurs ou étudiants en médecine peuvent visiter l'infirmerie en demandant à voir un chef de service; mais, si les visites doivent se renouveler, ils devront se munir d'une autorisation du chef de service, visée par le Directeur.

Le prix de revient pour l'entretien des malades est beaucoup moins élevé que dans les hôpitaux de Paris; on serait heureux de ce résultat si la disproportion entre le nombre des médecins et celui des malades n'était pas trop grande et n'imposait aux médecins des devoirs au-dessus de leurs forces.

CHARENTON

La Maison nationale de Charenton dépend du Ministère de l'Intérieur (place Beauveau), direction générale de l'Assistance publique, 1er bureau (M. Chabanet, chef). Elle reçoit des aliénés des deux sexes.

Le *personnel médical* se compose de médecins chefs de service et d'internes; il n'y a pas de médecins adjoints comme dans les autres services.

Les médecins en chef sont nommés directement par le ministre.

Les internes sont nommés au concours.

Conditions du concours pour l'admission aux emplois d'interne.

Art. 1er. — Il est établi un concours pour la nomination aux emplois d'interne en médecine de la Maison nationale de Charenton.

Art. 2. — Sont autorisés à concourir les étudiants en médecine de nationalité française, âgés de moins de trente ans révolus le jour de l'ouverture du concours et pourvus de douze inscriptions, qui auront été agréés par le Directeur et par le corps médical de la Maison nationale. Les docteurs en médecine ne pourront pas prendre part au concours.

Art. 3. — Les candidats qui voudront concourir devront se présenter au secrétariat de la Maison nationale, pour obtenir leur inscription, en y déposant :

1° Leur acte de naissance;

2° Les certificats constatant qu'ils remplissent les conditions prescrites par l'article 2 et qu'ils sont de bonnes vie et mœurs.

La liste des candidats sera close huit jours avant la date de l'ouverture du concours.

Art. 4. — Le Jury est composé de MM. les Médecins et Chirurgiens de la Maison nationale, auxquels seront adjoints deux membres nommés par nous parmi les Médecins inspecteurs généraux des services administratifs, les Médecins de l'Administration centrale ou des Etablissements généraux de bienfaisance.

Art. 5. — Sur la proposition du Directeur de la Maison nationale de Charenton, le Jury sera composé par nous et réuni au Ministère de l'Intérieur toutes les fois qu'il sera nécessaire.

Il dressera la liste des candidats admis, qui seront nommés au fur et à mesure des vacances, dans l'ordre de leur classement.

Cette liste, certifiée conforme, sera adressée, aussitôt après le concours, au Directeur de l'Etablissement par le Président du Jury.

Les candidats déclarés admissibles, en attendant qu'ils deviennent titulaires, devront se tenir à la disposition de l'Administration pour remplacer, à titre provisoire et à tour de rôle, les internes empêchés de faire leur service pour une cause quelconque :

congé, maladie, etc. — Ils jouiront alors et pendant
tout le temps que durera cet intérim, de l'indemnité et des avantages attachés à la fonction d'interne
de première année.

Art. 6. — La durée de l'Internat est fixée à trois
ans. Tout interne titulaire est autorisé à se faire recevoir docteur en médecine dans cet intervalle,
sans être forcé de quitter ses fonctions; mais le
candidat inscrit sur la liste des admis qui aura passé
sa thèse avant d'être titularisé, aura ainsi renoncé
implicitement à sa nomination.

Art. 7. — Les épreuves du concours seront les
suivantes :

1° Une composition écrite de trois heures sur un
sujet d'anatomie et de physiologie du système nerveux. Il sera accordé 30 points pour cette épreuve;

2° Une épreuve orale de quinze minutes sur un sujet de pathologie interne et de pathologie externe,
après quinze minutes de préparation. Il sera attribué 20 points à cette épreuve.

Art. 8. — Le sujet de la composition écrite est le
même pour tous les candidats. Il est tiré au sort
entre trois questions qui sont rédigées et arrêtées
par le Jury, avant l'ouverture de la séance.

Pour les épreuves orales, la question sortie est la
même pour ceux des candidats qui sont appelés
dans la même séance. Elle est tirée au sort comme
il est dit ci-dessus.

L'épreuve orale peut être faite en plusieurs jours
si le nombre des candidats ne permet pas de la faire
subir à tous dans la même séance; dans ce cas, les
questions sont rédigées par le Jury, chaque jour
d'épreuves, au nombre de trois, avant d'entrer en
séance.

Les noms des candidats qui doivent subir l'épreuve
orale sont tirés au sort à l'ouverture de chaque
séance.

Art. 9. — Les candidats sont surveillés pendant la
composition écrite par des membres du Jury.

Tout candidat qui s'est servi pour sa composition
de livres ou de notes apportées à la séance, ou qui,
en lisant sa composition, en a sensiblement changé
le texte primitif, est exclu du concours.

Les compositions sont recueillies et mises sous
cachet par le Président; elles sont lues publiquement par leurs auteurs sous la surveillance de l'un
des membres du Jury.

Art. 10. — A la fin de chaque séance, il peut être
donné connaissance aux candidats du nombre de
points qui leur sont attribués.

Art. 11. — Le jugement définitif portera sur l'ensemble des deux épreuves (écrite et orale).

QUESTIONS POSÉES AU CONCOURS

Questions écrites.

1887. — Nerf facial (anatomie et physiologie).
1888. — Nerfs du larynx (anatomie et physiologie).
Restées dans l'urne : Nerf cubital. — Dure-mère cérébrale.
1889. — Nerf crural (anatomie et physiologie).
Restées dans l'urne : Dure-mère. — Rétine.
1890. — Cubital. — Dure-mère crânienne. — Pneumogastrique.
1891. — Bulbe rachidien. — Nerf spinal. — Nerfs de la
langue (anatomie et physiologie).
1892. — Nerfs du cœur. — Dure-mère crânienne. — Nerf
sciatique (anatomie et physiologie).
1893. — Nerf sciatique. — Lobes frontaux. — Cordons
postérieurs de la moelle (anatomie et physiologie).
1894. — Quatrième ventricule. — Nerf facial. — Cordons
postérieurs de la moelle (anatomie et physiologie).

Questions orales.

1887. — Signes et diagnostic de la fièvre typhoïde. —
Diagnostic de la hernie inguinale.
1888. — Symptômes et diagnostic du cancer de l'estomac. — Symptômes et diagnostic de la pneumonie aiguë.
— Symptômes et diagnostic de la scarlatine. — Epistaxis.
— Fractures de l'humérus. — Des accidents de la chloroformisation et les moyens d'y remédier.
1889. — Ulcère rond de l'estomac. — Symptômes de la
pneumonie franche aiguë. — Symptômes de la fièvre typhoïde. — Pansement des plaies. — Panaris. — Fracture du
péroné.
1890. — Diagnostic de la pneumonie aiguë franche.
— Luxation du maxillaire inférieur. — Symptômes et
diagnostic de la rougeole. — Cathétérisme œsopha-
gien. — Étiologie de la fièvre typhoïde. — Rétention
d'urine.
1891. — Diagnostic de la pneumonie aiguë. — Signes
de l'étranglement herniaire. — Signes et diagnostic de
la colique hépatique. — Fracture du col du fémur. —
Insuffisance mitrale. — Entorse.
1892. — Symptômes et diagnostic de la pleurésie avec
épanchement. — Fracture du col du fémur. — Symptômes
et diagnostic de la scarlatine. — Ulcères variqueux. — De
l'indigestion. — Fractures de côtes.
1893. — Étiologie et symptômes de la fièvre typhoïde.
— Entorse tibio-tarsienne. — Diagnostic différentiel de
la pneumonie et de la pleurésie. — Rétention d'urine. —
Symptômes de l'hémorragie cérébrale. — Fractures de
côtes.
1894. — Signes et diagnostic de la fièvre typhoïde. —
Fracture du rocher. — Érysipèle de la face. — Rétrécissement de l'urèthre. — Coliques hépatiques. — Signes et
diagnostic de l'étranglement herniaire.

Médecins : Dr Christian (hommes).
Dr Ritti (femmes).
Chirurgien : Dr Damalix.
Pharmacien : M. Reymond.
Directeur : M. Dumangin.

BICÊTRE — LA SALPÊTRIÈRE

Les quartiers d'aliénés des hospices de Bicêtre
(hommes) et de la Salpêtrière (femmes) dépendent
de l'administration de l'Assistance publique.

Le service médical se compose de médecins chefs
de service et d'internes. Les médecins sont nommés
à la suite d'un concours spécial.

Les internes sont pris parmi les internes des hôpitaux.

MÉDECINS EN EXERCICE

MM.

21 juill. 1865.	Voisin (Aug.),	R. Séguier, 16.
15 mars 1867.	Falret,	R. du Bac, 114.
12 sept. 1879.	Voisin (Jules),	R. Fg-Poissonn., 58.
—	Bourneville,	R. des Carmes, 14.
1er avril 1881.	Charpentier,	R. Pierre-Guérin, 27.
—	Deny,	R. de la Pépinière, 18.
16 nov. 1884.	Féré,	Bd Saint-Michel, 37.

MÉDECINS ADJOINTS

MM.

1er août 1886.	Seglas,	R. de Rennes, 96.
1er juin 1887.	Chaslin,	— 61.

Conditions du concours pour les emplois de médecin adjoint.

Les candidats qui se présentent aux concours ouverts pour les places de médecin adjoint des quartiers d'aliénés dans les hospices de Bicêtre et de la Salpêtrière, doivent justifier de la qualité de Français et être âgés de vingt-huit ans au moins.

Ils doivent justifier, en outre :

Soit de quatre années d'internat dans les hôpitaux et hospices de Paris ou dans les asiles publics d'aliénés et d'une année de doctorat;

Soit encore de cinq années de doctorat.

Les candidats doivent se présenter au Secrétariat général de l'Administration pour obtenir leur inscription en déposant leurs pièces, et signer au registre ouvert à cet effet quinze jours au moins avant l'ouverture du concours. Les candidats de Paris ou empêchés devront demander leur inscription par lettre chargée.

Toute demande d'inscription faite après l'époque fixée pour la clôture du registre ne peut être accueillie.

Le jury du concours est formé dès que la liste des candidats a été close.

Cinq jours après la clôture du registre d'inscription, chaque candidat peut se présenter au Secrétariat général de l'Administration pour connaître la composition du jury.

Si des concurrents ont à proposer des récusations, ils forment immédiatement une demande motivée, par écrit et cachetée, qu'ils remettent au Directeur de l'Administration. Si, cinq jours après le délai ci-dessus fixé, aucune demande n'a été déposée, le jury est définitivement constitué et il ne peut plus être reçu de réclamations.

Tout degré de parenté ou d'alliance entre un concurrent et l'un des membres du jury donne lieu à récusation d'office de la part de l'Administration.

Le jury du concours pour les places de médecin adjoint du service des aliénés dans les hospices de Bicêtre et de la Salpêtrière, se compose de sept membres, savoir :

Quatre membres tirés au sort parmi les médecins aliénistes des hôpitaux et hospices en exercice ou honoraires, les médecins chefs de service des asiles publics d'aliénés du département de la Seine en exercice ou honoraires, le médecin du bureau d'admission de Sainte-Anne; et trois membres tirés au sort parmi les médecins des hôpitaux en exercice ou honoraires.

Toutefois, les médecins chefs de service des asiles de la Seine en exercice, et le médecin du Bureau d'admission de Sainte-Anne, ne pourront être portés sur la liste des membres, parmi lesquels doit être tiré le jury, qu'après cinq années d'exercice.

Les épreuves du Concours pour les places de médecin adjoint du service des aliénés dans les hospices de Bicêtre et de la Salpêtrière sont réglées de la manière suivante :

1° Une épreuve écrite sur l'anatomie et la physiologie du système nerveux, pour laquelle il sera accordé trois heures;

2° Une épreuve clinique commune sur un malade. — Il sera accordé au candidat dix minutes pour l'examen du malade et vingt minutes pour développer oralement son opinion devant le Jury, après cinq minutes de réflexion;

3° Une épreuve clinique sur les maladies mentales : un seul malade. — Il sera accordé vingt minutes pour l'examen du malade et vingt minutes pour la dissertation, après cinq minutes de réflexion;

4° Une épreuve écrite comprenant une consultation après l'examen d'un aliéné, et un rapport sur un cas d'aliénation mentale. Il sera accordé au candidat quinze minutes pour l'examen de chacun des malades et une heure et demie pour la rédaction du rapport et de la consultation. La lecture de cette consultation et du rapport sera faite au début de la séance suivante;

5° Une épreuve clinique sur deux malades d'un service d'aliénés. — Le candidat aura quinze minutes pour l'examen de chacun des deux malades et trente minutes pour la dissertation orale après cinq minutes de réflexion.

Le maximum des points à attribuer pour chacune de ces épreuves est fixé ainsi qu'il suit :

Pour la première épreuve écrite, 30 points; pour l'épreuve clinique commune, 20 points; pour l'épreuve clinique sur les maladies mentales, à un seul malade, 20 points; pour la deuxième épreuve écrite, 30 points; pour l'épreuve clinique sur deux malades, 30 points.

INFIRMERIE DU DÉPOT

Les aliénés trouvés sur la voie publique ou mis en observation sont envoyés à l'infirmerie du dépôt, qui dépend de la préfecture de police.

Le service médical se compose de médecins, médecins adjoints et internes.

Les médecins et médecins adjoints sont nommés par le préfet de police.

Les internes sont pris parmi les internes des asiles publics d'aliénés nommés au concours.

Les places d'internes de l'infirmerie du dépôt sont très recherchées en raison des conditions matérielles particulièrement avantageuses qu'elles confèrent aux titulaires.

Médecin en chef : Dr Garnier.
Médecins adjoints : Dr Legras, Rueff.

HOSPICE SAINT-LAZARE

107, rue du Faubourg Saint-Denis

La maison d'arrêt et de correction de Saint-Lazare dépend de la Préfecture de Police.

Il existe, à Saint-Lazare, deux services médicaux distincts, l'un dit de l'*Infirmerie normale* destiné aux maladies quelconques provenant de la population de Saint-Lazare, l'autre dit de l'*Infirmerie spéciale*, destiné aux maladies vénériennes. Ces deux services sont formés l'un et l'autre de médecins, médecins adjoints et internes, en plus, de chirurgiens et chirurgiens adjoints pour l'infirmerie spéciale.

INFIRMERIE SPÉCIALE

L'organisation de l'Infirmerie spéciale pour le traitement des maladies vénériennes date de 1888. (Décrets du 12 décembre.)

L'Infirmerie comprend 5 services : 3 de médecine, 2 de chirurgie.

Le cadre du personnel médical est composé de : 3 médecins titulaires et 1 médecin suppléant ; 2 chirurgiens titulaires et 4 chirurgien suppléant; 2 internes.

Ce personnel se recrute pour les médecins et chirurgiens titulaires parmi les adjoints; pour les médecins et chirurgiens adjoints et pour les internes, par la voie du concours.

Conditions du Concours pour médecins et chirurgiens adjoints.

ARTICLE PREMIER. — Tous les candidats devront avoir la qualité de Français.

Chaque demande de participation à un concours sera adressée an Ministre de l'Intérieur, qui fera connaître si elle est agréée.

La demande sera accompagnée de l'acte de naissance du candidat ainsi que de ses diplômes, de l'indication de ses titres scientifiques et hospitaliers, de ses états de services quelconques et des autres documents officiels à présenter, selon les cas.

ART. 2. — Pour l'admission aux emplois de médecins ou de chirurgiens suppléants, le jury du concours se compose de sept membres nommés par arrêté ministériel sur une liste de présentation que dressera le préfet de police et choisis parmi les personnes appartenant aux corps scientifiques ci-après désignés, savoir :

Les membres de l'Académie de médecine, les professeurs et professeurs agrégés des Facultés de médecine de l'Etat, les médecins et chirurgiens accoucheurs des hôpitaux de Paris, les médecins et chirurgiens titulaires de Saint-Lazare.

ART. 3. — Le président sera désigné par arrêté ministériel parmi les membres du jury.

ART. 4. — Pour l'emploi de médecin suppléant, le concours consistera en trois épreuves d'admissibilité et deux épreuves définitives.

Les premières sont :

1° Epreuve de titres scientifiques et hospitaliers ;

2° Epreuve théorique orale sur un sujet de pathologie interne, de gynécologie ou d'obstétrique (leçon de vingt minutes après vingt minutes de préparation) ;

3° Epreuve de clinique spéciale (leçon de dix minutes après dix minutes de préparation).

Les deux épreuves définitives, auxquelles il ne sera admis de candidats qu'à raison de trois au plus par chaque emploi mis au concours, sont :

1° Une composition écrite sur un sujet concernant les affections vénériennes (trois heures sont données pour cette composition);

2° Une épreuve orale de diagnostic sur deux malades (exposé de vingt minutes après examen de vingt minutes au lit des malades).

ART. 6. — Pour l'emploi de chirurgien suppléant, le concours consistera en trois épreuves d'admissibilité et deux épreuves définitives.

Les premières sont :

1° Epreuve de titres scientifiques et hospitaliers ;

2° Epreuve théorique orale sur un sujet de pathologie externe, de gynécologie ou d'obstétrique (leçon de vingt minutes après vingt minutes de préparation);

3° Epreuve de clinique spéciale (leçon de dix minutes après dix minutes de préparation).

Les deux dernières épreuves, auxquelles il ne sera admis de candidats qu'à raison de trois au plus par chaque emploi mis au concours, sont :

1° Une composition écrite sur un sujet concernant les affections vénériennes (trois heures seront données pour cette composition);

2° Une épreuve orale de diagnostic sur deux malades atteints d'affections chirurgicales (exposé de vingt minutes après examen de vingt minutes au lit des malades);

3° Epreuve de médecine opératoire sur un cadavre.

ART. 6. — Pour les épreuves orales, la note maxima sera de 20 points; elle sera de 30 points pour l'épreuve écrite et pour l'épreuve de médecine opératoire.

ART. 7. — Pour le concours d'internat, le jury sera constitué comme il est dit aux articles 3 et 4 ci-dessus, mais seulement avec trois juges et un suppléant.

Les épeuves comprendront :

1° Une composition écrite qui portera sur un sujet d'anatomie et de pathologie et pour laquelle il sera donné deux heures. Ce sujet sera pris par tirage au sort entre six questions arrêtées par le jury au début de la séance, tenues secrètes et closes sous enveloppes distinctes ;

2° Une épreuve orale sur un sujet concernant les maladies vénériennes (leçon de dix minutes après dix minutes de réflexion).

ART. 8. — Les dates et lieux des concours à intervenir seront fixés par arrêté ministériel, ainsi que les emplois auxquels ces concours auraient pour objet de pourvoir.

Conditions du Concours pour l'admission aux emplois d'internes.

Pour prendre part à ce concours, il faut 1° justifier de la qualité de Français; 2° être âgé de moins de vingt-huit ans; 3° avoir pris dans une Faculté de médecine de l'Etat au moins douze inscriptions; 4° n'être pas reçu docteur en médecine.

Les pièces qui devront être déposées à la Préfecture de Police aux dates fixées par l'affiche spéciale sont :

1° Extrait d'acte de naissance.

2° Pièces établissant la situation du candidat au point de vue militaire.

3° Certificat de la Faculté de médecine.

Les candidats pourront joindre à leur dossier toutes les pièces (travaux personnels, publications), qu'ils jugeront utiles pour leur concours.

Les épreuves du concours se composent de :

1° Une épreuve écrite sur un sujet d'anatomie générale et de pathologie pour laquelle il sera accordé deux heures.

2° Une épreuve orale de dix minutes sur un sujet traitant des maladies vénériennes, après dix minutes de réflexion.

Les épreuves du concours ont lieu en général à la prison Saint-Lazare, la date est fixée par affiche spéciale.

La durée des fonctions est de 4 ans.

QUESTIONS POSÉES AU CONCOURS

1894. — *Ecrit.* — Conformation extérieure du bulbe rachidien. Causes, diagnostic et traitement des épilepsies symptomatiques.

1896. — *Ecrit.* — Structure de la vessie et ses rapports chez la femme. Cancer de l'utérus (symptomes et diagnostic). Questions restées dans l'urne : Rapports de la trachée et des bronches extrapulmonaires. Symptômes et diagnostic de la bronchopneumonie. — Rapports de l'Œsophage et sa structure. — Hématémèse. — Rapports de l'utérus. — Hématocèle. — Glande mammaire. — Abcès du sein. Crosse de l'aorte. — Erysipèle de la face.

Oral. — Rétrécissements syphilitiques du rectum. (Question restée dans l'urne : Ophtalmie blennorrhagique).

Formalités à remplir pour être admis à suivre les services de Saint-Lazare.

L'entrée des médecins ou étudiants à Saint-Lazare pour y suivre les services de clinique de l'Infirmerie spéciale est réglementée par un décret de décembre 1888.

1° Il pourra être délivré à des étudiants en médecine d'une des Facultés de l'État, par décision ministérielle, sur avis du Préfet de Police, des autorisations *permanentes* d'admission aux cliniques de l'infirmerie spéciale de la maison d'arrêt et de correction de Saint-Lazare.

Les conditions d'admission du personnel étudiant du sexe féminin, feraient, le cas échéant, l'objet de dispositions spéciales.

2° Toute demande d'admission devra être adressée au ministre de l'intérieur avec telles pièces qu'il appartiendra. Le candidat devra justifier, par production d'un certificat du doyen de la Faculté à laquelle il appartient, qu'il a pris au moins seize inscriptions.

3° Il ne pourra être admis plus de seize étudiants à la fois pour suivre chaque service.

4° La liste générale des étudiants admis dans les divers services sera tenue à jour et communiquée en double au Préfet de Police. Il en sera fourni copie au directeur de la maison de Saint-Lazare.

5° Les étudiants ainsi autorisés n'auront accès que dans les parties de l'établissement réservées aux services dont ils relèvent.

Ils seront tenus de se conformer à tous règlements ainsi qu'aux conditions générales de fonctionnement des établissements pénitentiaires. Ils devront déférer à l'autorité des personnes appartenant à l'administration et exerçant leurs fonctions de direction, de surveillance ou de contrôle, en quelque partie de l'établissement que ce soit.

6° Les certificats d'admission seront rigoureusement personnels. Ils porteront la signature du ministre ou de son délégué, le visa du directeur de l'établissement, la date d'autorisation, les nom, prénoms, qualité et résidence de l'intéressé, ainsi que la désignation du service auquel il est attaché. Ils pourront toujours être retirés.

7° Nul étudiant autre que ceux nommément désignés par le ministre pour suivre les cliniques ne sera admis à pénétrer dans l'établissement, sauf après autorisation ministérielle s'il s'agit d'assister ou de prendre part à des travaux, et sauf dans les conditions générales requises par les règlements pénitentiaires, s'il s'agit seulement de visiter cet établissement ou l'une de ses parties.

Service médical.

Médecins de l'Infirmerie normale : Dr Leblond, Dr Oberlin; Dr Fauquez; Dr Chipier et Dr Cornik; médecins-adjoints.

Médecins de l'Infirmerie spéciale : Dr Cheron; D^r Le Pileur; Dr Barthélemy. Médecin-suppléant : Dr Feulard.

Chirurgiens de l'Infirmerie spéciale : Dr Julien et Dr Verchère. Chirurgien suppléant : Dr Ozenne.

Directeur : M. Dublin.

HOPITAL NATIONAL DES QUINZE-VINGTS

Rue de Charenton, 28.

CLINIQUE MÉDICALE OPHTALMOLOGIQUE
rue Moreau, 13, près la Bastille.

Annexé à l'Hospice national des Quinze-Vingts. Nombre de lits : 190.

Service médical.

MM. Trousseau, Chevallereau, médecins de la clinique;

Valude, Kalt, médecins suppléants-adjoints;

Dubief, aide de laboratoire de clinique;

Pietkiewicz, chirurgien-dentiste de l'hospice et de clinique.

Consultations : tous les jours à midi et demi.

Opérations : tous les jours à midi et demi.

Conférences : Les médecins de la clinique des Quinze-Vingts commencent, à partir du mois de novembre, des leçons qui, toutes, sont accompagnées d'exercices pratiques et de démonstrations cliniques. Ces leçons auront lieu à 2 heures :

Lundi. — Dr Kalt : Maladies des muscles de l'œil. — Réfraction.

Jeudi. — Dr Valude : Maladies de la cornée, de la sclérotique, de l'iris et de l'orbite.

Vendredi. — Dr Trousseau : Maladies du cristallin et des membranes internes de l'œil. — Ophtalmoscopie.

Samedi. — Dr Chevallereau : Maladies des paupières, de la conjonctive et de l'appareil lacrymal.

Mercredi. — Présentation et discussion de malades par les médecins de la clinique.

Le premier et le troisième *jeudi* de chaque mois, de midi à une heure, à partir du mois de décembre. Dr Dubief : conférences d'anatomie normale et pathologique. — Anatomie normale des diverses membranes composant le globe de l'œil. — Technique à suivre pour l'examen histologique de l'organe de la vision.

Concours pour l'admissibilité aux emplois d'aides de clinique.

Sont admis à y prendre part les candidats de nationalité française âgés de moins de trente-cinq ans au jour de l'ouverture du concours et ayant pris au moins douze inscriptions à l'une des Facultés de médecine de l'État.

Peuvent également y prendre part les docteurs en médecine remplissant les conditions d'âge et de nationalité indiquées.

Pièces à fournir :

1° Acte de naissance;

2° Diplôme de docteur ou attestation constatant que le candidat a pris douze inscriptions au moins à l'une des Facultés de l'État;

3° Titres et états de service, ainsi que des travaux scientifiques dont il serait l'auteur;

4° Certificat de bonne vie et mœurs n'ayant pas plus de trois mois de date;

5° Engagement signé par lui conforme au modèle que les candidats trouveront déposé dans les bureaux de l'Hospice national.

Les candidats ne recevront leur titre officiel qu'après un an de service effectif à la clinique.

Les épreuves sont au nombre de trois :

1° Examen des titres et travaux scientifiques des candidats;

2° Une question orale sur un sujet de pathologie.

Il sera accordé cinq minutes de réflexion et dix minutes pour l'exposition ;

3° Une question orale sur un sujet de pathologie spéciale et oculaire. Il sera accordé cinq minutes de réflexion et dix minutes pour l'exposition.

QUESTIONS POSÉES AUX CONCOURS

Année 1891. — Pathologie générale: paralysie faciale. Pathologie oculaire de la cataracte (sauf le traitement).

Année 1893. — Pathologie générale : signes et diagnostic du tabes. Pathologie oculaire : ulcères de la cornée.

Concours pour les emplois de chef de clinique.

Tout aide de clinique ayant obtenu le titre officiel après l'accomplissement du stage ci-dessus indiqué pourra concourir pour les emplois de chef de clinique dont la création a été décidée par un arrêté ministériel en date du 24 décembre 1890.

Les épreuves du concours spécial pour les emplois de *chef de clinique* consisteront en :

1° Une épreuve pratique de réfraction sur un malade ; il sera accordé vingt minutes pour l'examen du malade et cinq minutes pour l'exposition;

2° Une épreuve clinique portant sur un malade quelconque; il sera accordé quinze minutes pour l'examen du malade et dix minutes pour l'exposition.

INSTITUTION NATIONALE DES SOURDS-MUETS

254, rue Saint-Jacques.

L'Institution nationale des sourds-muets dépend du Ministère de l'Intérieur, direction générale de l'Assistance publique. L'institut pour les sourds-muets du sexe féminin est situé à Bordeaux, celui pour les sourds-muets du sexe masculin à Paris.

Service médical. — Dr LADREIT de LACHARRIÈRE, médecin en chef; Dr MENIÈRE et Dr RUAULT (cliniques d'otologie et laryngologie) ; Dr FABRE, chef de clinique; Dr COLIN, chef de clinique ; Dr TSCHERNING, médecin oculiste.

Clinique: La clinique otologique avec consultations externes, a lieu les *mardi, jeudi et samedi*, à 9 heures.

La clinique laryngologique avec consultations externes a lieu les *lundi, mercredi et vendredi*, à 1 heure.

Directeur : M. DEDAX.

MAISONS DE SANTÉ PARTICULIÈRES

HOMMES

Hôpital protestant, 57, boulevard Bineau, Neuilly.

HOMMES ET FEMMES

Hôpital International, rue de la Santé, 11.
Hôpital Notre-Dame-de-Bon-Secours, rue des Plantes, 66.
Hôpital Notre-Dame-du-Perpétuel-Secours, rue de Villiers, 80, à Neuilly.
Hôpital Saint-Jacques, rue des Volontaires, 5.
Hôpital Saint-Joseph, rue Pierre-Larousse, 1.
Hôpital Saint-Michel, avenue Sainte-Eugénie, 9.

Hôpital de Rothschild, rue de Picpus, 76.
Hôpital Richard-Wallace, 72, rue de Villiers, à Levallois-Perret.
Fondation Isaac-Pereire, 107, rue Gide, à Levallois-Perret.

FEMMES

Hôpital des Dames Diaconesses, rue de Reuilly, 95.
Hôpital Saint-François, boul. Saint-Marcel, 36.

ENFANTS

Dispensaire Furtado-Heine, 8 et 10, rue d'Alésia, 149.

HOPITAUX PARTICULIERS

HOMMES

Maison des frères hospitaliers de Saint-Jean-de-Dieu, rue Oudinot, 19.

FEMMES

Maison des dames Augustines de Meaux, rue Oudinot, 16.

Maison des sœurs Augustines du Saint-Cœur-de-Marie, rue de la Santé, 19.
Maison des sœurs Sainte-Marie de la Famille, rue Blomet, 136.
Maison des sœurs du Saint-Sauveur de Niederbronn, rue Bizet, 23.
Maison des sœurs Franciscaines oblates du Sacré-Cœur de Jésus, rue de Sèvres, 157.

CHIRURGIENS-DENTISTES

La loi sur la médecine du 30 novembre 1892 et les décrets complémentaires des 25 juillet et 30 novembre 1893 ont transformé les conditions d'étude et d'exercice de l'art dentaire.

Désormais, il faut, pour être admis à exercer la profession de dentiste en France, avoir obtenu devant une Faculté de médecine française le diplôme de chirurgien-dentiste après des études et des examens déterminés.

Les études en vue du diplôme de chirurgien-dentiste ont une durée de trois ans [1].

Les aspirants doivent produire, pour prendre leur première inscription, soit un diplôme de bachelier, soit un certificat d'études prévu par le décret du 30 juillet 1886, modifié par le décret du 25 juillet 1893, soit le certificat d'études primaires supérieures.

Ils subissent, après la douzième inscription, trois examens sur les matières suivantes :

1er examen : Eléments d'anatomie et de physiologie;

Anatomie et physiologie spéciales de la bouche;

2e examen : Eléments de pathologie et de thérapeutique ;

Pathologie spéciale de la bouche;

Médicaments : anesthésiques.

3e examen : Clinique : affections dentaires et maladies qui y sont liées. — Opérations. — Opérations préliminaires à la prothèse dentaire.

Les examens sont subis au siège de la Faculté de médecine de Paris, en deux sessions ordinaires ; l'une dans le 1er trimestre, l'autre dans le 2e trimestre de l'année scolaire.

Les dentistes, inscrits au rôle des patentes, au 1er janvier 1892, peuvent postuler le diplôme de chirurgien dentiste à la seule condition de subir les trois examens.

Les dentistes de nationalité française, inscrits à ce rôle antérieurement au 1er janvier 1889, sont dispensés, en outre, du premier examen.

Les dentistes pourvus, antérieurement au 1er novembre 1893, d'un diplôme délivré par l'une des écoles d'enseignement dentaires existant en France à la date du présent décret, peuvent postuler le diplôme de chirurgien dentiste à la seule condition de subir le deuxième examen.

Les dentistes reçus à l'étranger et qui voudront exercer en France sont tenus de subir les examens.

Ils pourront obtenir dispense partielle ou totale de la scolarité, après avis du Comité consultatif de l'enseignement public.

Sont soumis à la même règle les dentistes reçus à l'étranger qui, sans avoir l'intention de se fixer en France, voudraient obtenir le diplôme français de chirurgien-dentiste.

Droits à percevoir.

1er examen	50 fr.
2e examen	50
3e examen	150

Ecole dentaire de Paris. — L'application de la nouvelle loi, loin de porter atteinte à la situation de l'Ecole dentaire de Paris l'a, au contraire, consolidée.

Les enquêtes nécessitées par la préparation de cette loi, les rapports présentés aux divers ministères et au Parlement avaient déjà mis en lumière les services que cette institution avait rendus à la profession en créant, depuis quinze ans, une pléiade de jeunes dentistes instruits. On avait chaque fois rendu justice à ses efforts et constaté l'influence considérable qu'elle avait exercée sur la rénovation de la science odontologique en France.

La première application de la loi de 1892 a été pour l'Ecole une nouvelle démonstration de son utilité.

Le ministre de l'instruction publique, d'accord avec la Faculté de médecine de Paris, avait déjà reconnu la valeur de l'enseignement et du diplôme de l'Ecole dentaire de Paris en insérant dans le décret du 25 juillet 1893 des dispenses spéciales pour ses élèves diplômés.

A la première session de l'examen pour l'obtention du diplôme de chirurgien-dentiste, il a donné une nouvelle preuve de l'estime qu'il avait pour cette institution et de la confiance que lui inspiraient son corps enseignant et toute son organisation : trois de ses professeurs ont été choisis pour constituer, avec les professeurs de la Faculté de médecine, un des jurys d'examen et plusieurs des épreuves se sont passées dans la grande salle de dentisterie opératoire de l'Ecole.

Désireuse de justifier la bienveillance des pouvoirs publics à son égard, l'administration de l'Ecole s'est employée de toutes ses forces à faciliter l'application de la nouvelle législation, en organisant, pour les dentistes bénéficiant des dispositions transitoires, des cours préparatoires dont le succès a dépassé toutes les espérances : ils ont été suivis par les deux tiers des candidats qui se sont présentés à la première session.

L'Ecole dentaire de Paris, régulièrement constituée, d'après les lois et règlements qui régissent l'enseignement supérieur en France, donne à tous ceux qui se destinent à la pratique de l'art dentaire un enseignement professionnel complet.

Son programme d'enseignement et ses règlements étant en parfait accord avec les dispositions de la nouvelle législation médicale, ses élèves se trouvent, à la fin de leur scolarité, en état de subir avec succès les examens officiels et d'obtenir le nouveau diplôme de chirurgien-dentiste.

Les inscriptions prises à l'Ecole sont valables pour l'examen d'Etat.

Elles ne nécessitent le paiement à l'Etat d'aucuns droits nouveaux, autres que les droits d'examen et de diplôme (250 francs), et l'Ecole les rembourse

---

1. Peuvent délivrer les douze inscriptions en vue du diplôme de chirurgien-dentiste, les établissements libres d'enseignement supérieur dentaire qui justifient que leur enseignement, leur personnel enseignant, leur salle de cours sont dans les conditions requises par le décret du 31 décembre 1894.

— Les certificats de fin d'études que sont tenus de produire les candidats aux examens doivent indiquer la date à laquelle chaque inscription a été délivrée.

aux candidats qui ont suivi ses cours après l'obtention de leur diplôme.

Par suite, la totalité des droits qu'elle réclame n'est pas sensiblement supérieure à ceux indiqués dans les règlements officiels, quoique correspondant à un ensemble d'études dentaires absolument complètes.

Il résulte donc de cette situation que l'Ecole dentaire de Paris, tout en restant l'établissement d'enseignement de l'odontologie qu'elle est depuis quinze ans, devient, pour l'application de la loi nouvelle, la collaboratrice officieuse du ministère de l'instruction publique et de la Faculté de médecine de Paris. Elle conserve néanmoins l'organisation et le programme auxquels elle doit sa réputation et ses succès.

Son enseignement demeure le même, sauf les légères modifications nécessitées par le programme des examens d'Etat.

Technique et professionnel dans le sens le plus rigoureux du mot, il comprend, comme le prescrit le décret du 25 juillet 1893, trois années d'études représentant douze inscriptions, dont quatre chaque année.

Ce programme se compose :

1° *D'un enseignement théorique;*

2° *D'un enseignement pratique.*

L'enseignement théorique se divise en trois parties distinctes réparties en trois années, suivant une échelle encyclopédique conforme à l'enseignement professionnel qu'il a pour but :

1° *Sciences physiques et naturelles;*

2° *Sciences biologiques;*

3° *Sciences spéciales ou appliquées à l'art dentaire.*

L'enseignement pratique comprend :

1° *L'enseignement de la dentisterie opératoire,* au dispensaire;

2° *L'enseignement de la prothèse dentaire,* au laboratoire de l'Ecole.

Le corps enseignant offre les plus sérieuses garanties au point de vue du savoir et de la compétence. Il comprend, pour la partie médicale, un professeur agrégé de la Faculté de médecine de Paris, des médecins, des chirurgiens et d'anciens internes des hôpitaux; pour la partie professionnelle, des chirurgiens-dentistes, praticiens dont la situation personnelle, la valeur reconnue par leurs confrères et plusieurs années d'enseignement garantissent l'expérience.

Un nombreux personnel de chefs de clinique, de démonstrateurs et de préparateurs de cours complète ce corps enseignant; les jeunes gens sont assurés de rencontrer en eux, tous les jours, des guides experts et dévoués qui ont tous fait leurs preuves en subissant les examens institués par l'Ecole et l'Etat.

Le dispensaire de l'Ecole, situé presque au centre de Paris, est fréquenté par de nombreux malades[1]. Il constitue un lieu de consultation pour les praticiens de la ville; de même, les médecins et chirurgiens des hôpitaux de Paris y envoient tous les jours les cas intéressants qu'ils trouvent dans leurs services et pour lesquels ils jugent nécessaire l'intervention des spécialistes. Les élèves sont donc certains d'y rencontrer le plus vaste champ d'études.

Les étudiants ont encore un excellent exercice dans le traitement du système dentaire des enfants des écoles communales de Paris, dont l'Ecole s'est chargée, par autorisation du Préfet de la Seine, ainsi que dans les services spéciaux qu'elle a organisés à l'orphelinat Coquerel, à Saint-Gratien, aux hospices d'aliénés de Sainte-Anne, à Villejuif et de

la Ville-Evrard, à la maison de Saint-Lazare, dans les bureaux de bienfaisance, etc.

Le laboratoire de prothèse offre également, pour l'étude de cette branche si importante de l'art d'entaire, et pourtant si négligée dans la plupart des écoles professionnelles étrangères, un enseignement des plus pratiques ; il est dirigé, en outre des professeurs de prothèse, par un chef de laboratoire et remplace avantageusement l'apprentissage qui ne répond plus aux exigences actuelles.

Cet enseignement pratique est expliqué et complété par les cours théoriques, nombreux et substantiels, rendus aussi intéressants et aussi facilement assimilables qu'il est possible. Enfin des autorisations sont facilement accordées aux élèves pour suivre les différents cours de la Faculté de médecine de Paris et la consultation dans les différents services des hôpitaux.

L'installation matérielle, déjà très complète, est sans cesse perfectionnée. Par suite de l'accroissement considérable du nombre des élèves et des malades, le local de la rue Richer, occupé par l'Ecole de 1880 à 1888, devenu trop étroit, dut être changé. Installée depuis cette époque rue Turgot, dans un hôtel particulier qu'elle occupe entièrement, l'Ecole possède, pour ses divers services, de vastes salles bien éclairées, dont la plus importante, la salle des opérations, vient d'être considérablement agrandie et peut contenir maintenant près de cent fauteuils. Des salles de cours, laboratoires, musée, bibliothèque, etc., complètent cette installation.

L'élève qui suit ces cours peut, après trois années passées à l'Ecole dentaire, sortir avec un bagage suffisant non seulement pour être apte à subir avec succès les différents examens d'Etat *français* ou *étrangers,* mais encore pour exercer sa profession avec compétence, n'avoir plus rien à demander, si ce n'est à l'observation personnelle et au raisonnement, et contribuer lui-même au progrès de l'odontologie.

Du reste, les résultats obtenus par cet enseignement sont des plus satisfaisants; la moyenne des examens s'élève chaque année. Le public et les dentistes tiennent compte des efforts des administrateurs de l'Ecole et apprécient le diplôme qu'ils décernent comme le font maintenant les pouvoirs publics. Le titre que confère ce diplôme : D. E. D. P. (*Diplôme de l'Ecole dentaire de Paris*), a acquis une valeur au moins égale à celle qu'ont à l'étranger les titres de D. D. S. ou L. D. S., données par les Ecoles américaines ou anglaises. La plupart des anciens élèves, *diplômés de l'Ecole dentaire de Paris* occupent, soit en France, soit à l'étranger, des situations très satisfaisantes. Leur succès montre combien ce titre, très recherché des nouveaux praticiens, inspire confiance aux malades.

L'Ecole participe, soit directement, soit par la Société d'Odontologie, soit par les diverses sections de l'Association générale, à toutes les manifestations scientifiques du monde entier qui intéressent l'art dentaire.

Aussi, malgré l'importance de son programme, de nombreuses additions y sont-elles faites chaque année, à mesure que la pratique, l'expérience et le progrès en indiquent la nécessité, suivant en cela la marche progressive de la science odontologique.

Depuis le mois de novembre 1894, la loi sur la médecine, légalement en vigueur, a reçu sa complète application.

Les administrateurs de l'Ecole dentaire de Paris ont fait tous leurs efforts pour que l'institution dont ils ont la garde soit à la hauteur de la situation que les événements lui ont faite, afin de justifier l'estime des pouvoirs publics et la confiance de ceux qui viennent réclamer son enseignement. Elle a maintenant pris place au premier rang parmi les institu-

---

[1]. Le chiffre des entrées des malades au Dispensaire s'élève, chaque année, à plus de vingt-cinq mille.

tions similaires étrangères; ils sauront l'y maintenir.

Cours de 1re année.

Cours théoriques : Physique, métallurgie et mécanique appliquée. — Chimie. — Anatomie. — Physiologie.

Cours pratiques : 1° Chirurgie dentaire (clinique); assistance à la consultation, nettoyage de la bouche, traitement et observation des caries des 1er et 2e degrés; extractions; leçons cliniques et démonstrations pratiques; clinique de prothèse. — 2° Prothèse (laboratoire) : Série d'appareils, travail de l'ivoire d'hippopotame, du caoutchouc, du celluloïd.

Cours de 2e année

Cours théoriques : Anatomie descriptive. — Histologie, micrographie, physiologie. — Dissection. — Pathologie générale. — Thérapeutique et matière médicale. — Prothèse dentaire.

Cours pratiques : 1° Chirurgie dentaire (clinique); assistance à la consultation, traitement des caries des 1er, 2e et 3e degrés, obturations, aurifications simples, redressements, extractions; leçons cliniques et démonstrations pratiques; cliniques de prothèse dentaire. — 2° Prothèse dentaire.

Cours de 3e année.

Cours théoriques : Anatomie et physiologie dentaires humaines et comparées. — Histologie dentaire. — Application du microscope. — Dissection. — Pathologie spéciale : 1° Maladies de la bouche; 2° Affections du système dentaire. — Thérapeutique spéciale : 1° Traitement, obturations, aurifications, extractions; 2° Anesthésie. — Prothèse dentaire : 1° Prothèse proprement dite ; 2° Orthopédie dentaire. — Restaurations buccales et faciales. — Droit médical dans ses rapports avec l'art dentaire.

Cours pratiques : 1° Chirurgie dentaire (clinique) : Assistance à la consultation, traitement des caries des 3e et 4e degrés. — Obturation. — Aurification à l'or adhésif, à la méthode rotative, à l'or non cohésif; redressements; dents à pivot. — Cours pratiques d'anesthésie : extractions avec l'anesthésie locale et générale. — Traitement des différentes affections buccales du ressort de la chirurgie dentaire. — Restaurations buccales et faciales. — Leçons cliniques et démonstrations pratiques. — Cliniques de prothèse. — 2° Prothèse (laboratoire) : Série d'appareils, travail pour gencives continues. — Série de dentiers montés sur caoutchouc, celluloïd ou métal. — Des appareils dits à ponts. — Esthétique. — Restaurations buccales et faciales. — Appareils pour fractures des maxillaires et de prothèse immédiate.

Diplôme d'État : Préparation permanente par répétitions confiées au corps enseignant.

LOI SUR L'EXERCICE DE LA MÉDECINE

(30 Novembre 1892)

TITRE Ier

CONDITIONS DE L'EXERCICE DE LA MÉDECINE.

1. Nul ne peut exercer la médecine en France s'il n'est muni d'un diplôme de docteur en médecine, délivré par le Gouvernement français, à la suite d'examens subis devant un établissement d'enseignement supérieur médical de l'Etat (Facultés, Ecoles de plein exercice et Ecoles préparatoires réorganisées conformément aux règlements rendus après avis du Conseil supérieur de l'Instruction publique).

Les inscriptions précédant les deux premiers examens probatoires pourront être prises et les deux premiers examens subis dans une Ecole préparatoire, réorganisée comme il est dit ci-dessus.

TITRE II

CONDITIONS DE L'EXERCICE DE LA PROFESSION DE DENTISTE.

2. Nul ne peut exercer la profession de dentiste s'il n'est muni d'un diplôme de docteur en médecine ou de chirurgien-dentiste. Le diplôme de chirurgien-dentiste sera délivré par le Gouvernement français à la suite d'études organisées suivant un règlement rendu après avis du Conseil supérieur de l'Instruction publique, et d'examens subis devant un établissement supérieur médical de l'Etat.

TITRE III

CONDITIONS DE L'EXERCICE DE LA PROFESSION DE SAGE-FEMME.

3. Les sages-femmes ne peuvent pratiquer l'art des accouchements que si elles sont munies d'un diplôme de 1re ou de 2e classe, délivré par le Gouvernement français, à la suite d'examens subis devant une Faculté de médecine, une École de plein exercice ou une École préparatoire de médecine ou de pharmacie de l'Etat.

Un arrêté pris après avis du Conseil supérieur de l'Instruction publique déterminera les conditions de scolarité et le programme applicable aux élèves sages-femmes.

Les sages-femmes de 1re et de 2e classe continueront à exercer leur profession dans les conditions antérieures.

4. Il est interdit aux sages-femmes d'employer des instruments. Dans les cas d'accouchements laborieux, elles feront appeler un docteur en médecine ou un officier de santé.

Il leur est également interdit de prescrire des médicaments, sauf le cas prévu par le décret du 23 juin 1873 et par les décrets qui pourraient être rendus dans les mêmes conditions, après avis de l'Académie de médecine.

Les sages-femmes sont autorisées à pratiquer les vaccinations et les revaccinations antivarioliques.

TITRE IV

CONDITIONS COMMUNES A L'EXERCICE DE LA MÉDECINE, DE L'ART DENTAIRE ET DE LA PROFESSION DE SAGE-FEMME.

5. Les médecins, les chirurgiens-dentistes et les sages-femmes diplômés à l'étranger, quelle que soit leur nationalité, ne pourront exercer leur profession en France qu'à la condition d'y avoir obtenu le diplôme de docteur en médecine, de dentiste ou de sage-femme, et en se conformant aux dispositions prévues par les articles précédents.

Des dispenses de scolarité et d'examen pourront être accordées par le Ministre, conformément à un règlement délibéré en Conseil supérieur de l'Instruction publique. En aucun cas, les dispenses accordées pour l'obtention du doctorat ne pourront porter sur plus de trois épreuves.

6. Les internes des hôpitaux et hospices français, nommés au concours et munis de douze inscriptions, et les étudiants en médecine dont la scolarité est terminée peuvent être autorisés à exercer la médecine pendant une épidémie et à titre de remplaçants de docteurs en médecine ou d'officiers de santé.

Cette autorisation, délivrée par le préfet du département, est limitée à trois mois; elle est renouvelable dans les mêmes conditions.

7. Les étudiants étrangers qui postulent soit le diplôme de docteur en médecine visé à l'article 1er de la présente loi, soit le diplôme de chirurgien-dentiste visé à l'article 2, et les élèves de nationalité étrangère qui postulent le diplôme de sage-femme de 1re ou de 2e classe visé à l'article 3, sont soumis aux mêmes règles de scolarité et d'examens que les étudiants français.

Toutefois il pourra leur être accordé, en vue de l'inscription dans les Facultés et écoles de médecine, soit l'équivalence des diplômes ou certificats obtenus par eux à l'étranger, soit la dispense des grades français requis pour cette inscription, ainsi que des dispenses partielles de scolarité correspondant à la durée des études faites par eux à l'étranger.

8. Le grade de docteur en chirurgie est et demeure aboli.

9. Les docteurs en médecine, les chirurgiens-dentistes et les sages-femmes sont tenus, dans le mois qui suit leur établissement, de faire enregistrer, sans frais, leur titre à la préfecture ou sous-préfecture et au greffe du tribunal civil de leur arrondissement.

Le fait de porter son domicile dans un autre département oblige à un nouvel enregistrement du titre dans le même délai.

Ceux ou celles qui, n'exerçant plus depuis deux ans, veulent se livrer à l'exercice de leur profession, doivent faire enregistrer leur titre dans les mêmes conditions.

Il est interdit d'exercer sous un pseudonyme les professions ci-dessus, sous les peines édictées à l'article 18.

10. Il est établi chaque année dans les départements, par les soins des préfets et de l'autorité judiciaire, des listes distinctes portant les noms et prénoms, la résidence, la date et la provenance du diplôme des médecins, chirurgiens-dentistes et sages-femmes visés par la présente loi.

Ces listes sont affichées chaque année, dans le mois de janvier, dans toutes les communes du département. Des copies certifiées en sont transmises aux ministres de l'Intérieur, de l'Instruction publique et de la Justice.

La statistique du personnel médical existant en France et aux colonies est dressée tous les ans par les soins du Ministre de l'Intérieur.

11. L'article 2272 du Code civil est modifié ainsi qu'il suit :

« L'action des huissiers, pour le salaire des actes qu'ils signifient et des commissions qu'ils exécutent;

« Celle des marchands, pour les marchandises qu'ils vendent aux particuliers non marchands;

« Celle des maîtres de pension, pour le prix de pension de leurs élèves; et des autres maîtres, pour le prix de l'apprentissage;

« Celle des domestiques qui se louent à l'année, pour le payement de leur salaire,

« Se prescrivent par un an.

« L'action des médecins, chirurgiens; chirurgiens-dentistes, sages-femmes et pharmaciens, pour leurs visites, opérations et médicaments, se prescrivent par deux ans. »

12. L'article 2101 du Code civil, relatif aux privilèges généraux sur les meubles, est modifié ainsi qu'il suit dans son paragraphe 3 :

« Les frais quelconques de la dernière maladie, quelle qu'en ait été la terminaison, concurremment entre ceux à qui ils sont dus. »

13. A partir de l'application de la présente loi, les médecins, chirurgiens-dentistes et sages-femmes jouiront du droit de se constituer en associations syndicales, dans les conditions de la loi du 21 mars 1883, pour la défense de leurs intérêts professionnels, à l'égard de toutes personnes autres que l'Etat, les départements et les communes.

14. Les fonctions de médecins experts près les tribunaux ne peuvent être remplies que par des docteurs en médecine français.

Un règlement d'administration publique revisera les tarifs du décret du 18 juin 1811, en ce qui touche les honoraires, vacations, frais de transport et de séjour des médecins.

Le même règlement déterminera les conditions suivant lesquelles pourra être conféré le titre d'expert devant les tribunaux.

15. Tout docteur, officier de santé ou sage-femme est tenu de faire à l'autorité publique, son diagnostic établi, la déclaration des cas de maladies épidémiques tombées sous son observation et visées dans le paragraphe suivant.

La liste des maladies épidémiques dont la divulgation n'engage pas le secret professionnel sera dressée par arrêté du Ministre de l'Intérieur, après avis de l'Académie de médecine et du Comité consultatif d'hygiène publique de France. Le même arrêté fixera le mode des déclarations desdites maladies.

TITRE V

EXERCICE ILLÉGAL. — PÉNALITÉS.

16. Exerce illégalement la médecine :

1° Toute personne qui, non munie d'un diplôme de docteur en médecine, d'officier de santé, de chirurgien-dentiste ou de sage-femme, ou n'étant pas dans les conditions stipulées aux articles 6, 29 et 32 de la présente loi, prend part, habituellement ou par une direction suivie, au traitement des maladies ou des affections chirurgicales ainsi qu'à la pratique de l'art dentaire ou des accouchements, sauf les cas d'urgence avérée ;

2° Toute sage-femme qui sort des limites fixées pour l'exercice de sa profession par l'article 4 de la présente loi ;

3° Toute personne qui, munie d'un titre régulier, sort des attributions que la loi lui confère, notamment en prêtant son concours aux personnes visées dans les paragraphes précédents, à l'effet de les soustraire aux prescriptions de la présente loi.

Les dispositions du paragraphe 1er du présent article ne peuvent s'appliquer aux élèves en médecine qui agissent comme aide d'un docteur ou que celui-ci place auprès de ses malades, ni aux gardes-malades, ni aux personnes qui, sans prendre le titre de chirurgien-dentiste, opèrent accidentellement l'extraction des dents.

17. Les infractions prévues et punies par la présente loi seront poursuivies devant la juridiction correctionnelle.

En ce qui concerne spécialement l'exercice illégal de la médecine, de l'art dentaire ou de la pratique des accouchements, les médecins, les chirurgiens-dentistes, les sages-femmes, les associations de médecins régulièrement constituées, les syndicats visés à l'article 13 pourront en saisir les tribunaux par voie de citation directe donnée dans les termes de l'article 182 du Code d'instruction criminelle, sans préjudice de la faculté de se porter, s'il y a lieu, partie civile dans toute poursuite de ces délits intentée par le ministère public.

18. Quiconque exerce illégalement la médecine est puni d'une amende de 100 à 500 francs, et, en cas de récidive, d'une amende de 500 à 1.000 francs et d'un emprisonnement de six jours à six mois, ou de l'une de ces deux peines seulement.

L'exercice illégal de l'art dentaire est puni d'une amende de 50 à 100 francs, et en cas de récidive, d'une amende de 100 à 500 francs.

L'exercice illégal de l'art des accouchements est puni d'une amende de 50 à 100 francs, et en cas de récidive, d'une amende de 100 à 500 francs et d'un emprisonnement de six jours à un mois, ou de l'une de ces deux peines seulement.

19. L'exercice illégal de la médecine ou de l'art dentaire, avec usurpation de titre de docteur ou d'officier de santé, est puni d'une amende de 1.000 à 2.000 francs et, en cas de récidive, d'une amende de 2.000 à 3.000 francs et d'un emprisonnement de six mois à un an, ou de l'une de ces deux peines seulement.

L'usurpation du titre de dentiste sera punie d'une amende de 100 à 500 francs, et, en cas de récidive, d'une amende de 500 à 1.000 francs et d'un emprisonnement de six jours à un mois, ou de l'une de ces deux peines seulement.

L'usurpation du titre de sage-femme sera punie d'une amende de 100 à 500 francs, et, en cas de récidive, d'une amende de 500 à 1.000 francs et d'un emprisonnement d'un mois à deux mois, ou de l'une de ces deux peines seulement.

20. Est considéré comme ayant usurpé le titre français de docteur en médecine quiconque, se livrant à l'exercice de la médecine, fait précéder ou suivre son nom du titre de docteur en médecine sans en indiquer l'origine étrangère. Il sera puni d'une amende de 100 à 200 francs.

21. Le docteur en médecine ou l'officier de santé qui n'aurait pas fait la déclaration prescrite par l'article 15 sera puni d'une amende de 50 à 200 francs.

22. Quiconque exerce la médecine, l'art dentaire ou l'art des accouchements sans avoir fait enregistrer son diplôme dans les délais et conditions fixés à l'article 9 de la présente loi, est puni d'une amende de 25 à 100 francs.

23. Tout docteur en médecine est tenu de déférer aux réquisitions de la justice, sous les peines portées à l'article précédent.

24. Il n'y a récidive qu'autant que l'agent du délit relevé a été, dans les cinq ans qui précèdent ce délit, condamné pour une infraction de qualification identique.

25. La suspension temporaire ou l'incapacité absolue de l'exercice de leur profession peuvent être prononcées par les cours et tribunaux, accessoirement à la peine principale, contre tout médecin, officier de santé, dentiste ou sage-femme, qui est condamné :

1° A une peine afflictive et infamante ;

2° A une peine correctionnelle prononcée pour crime de faux, pour vol et escroquerie, pour crimes et délits prévus par les articles 316, 317, 331, 332, 334 et 354 du Code pénal ;

3° A une peine correctionnelle prononcée par une cour d'assises pour des faits qualifiés crimes par la loi.

En cas de condamnation prononcée à l'étranger pour un des crimes et délits ci-dessus spécifiés, le coupable pourra également, à la requête du ministère public, être frappé, par les tribunaux français, de suspension temporaire ou d'incapacité absolue de l'exercice de sa profession.

Les aspirants ou aspirantes aux diplômes de docteur en médecine, d'officier de santé, de chirurgien-dentiste et de sage-femme, condamnés à l'une des peines énumérées aux paragraphes 1, 2 et 3 du présent article, peuvent être exclus des établissements d'enseignement supérieur.

La peine de l'exclusion sera prononcée dans les conditions prévues par la loi du 27 février 1880.

En aucun cas, les crimes et délits politiques ne pourront entraîner la suspension temporaire ou l'incapacité absolue d'exercer les professions visées au présent article, ni l'exclusion des établissements d'enseignement médical.

26. L'exercice de leur profession par les personnes contre lesquelles a été prononcée la suspension temporaire ou l'incapacité absolue, dans les conditions spécifiées à l'article précédent, tombe sous le coup des articles 17, 18, 19, 20 et 21 de la présente loi.

27. L'article 463 du Code pénal est applicable aux infractions prévues dans la présente loi.

TITRE IV

DISPOSITIONS TRANSITOIRES.

28. Les médecins et sages-femmes venus de l'étranger, autorisés à exercer leur profession avant l'application de la présente loi, continueront à jouir de cette autorisation dans les conditions où elle leur a été donnée.

29. Les officiers de santé reçus antérieurement à l'application de la présente loi, et ceux reçus dans les conditions déterminées par l'article 81 ci-après, auront le droit d'exercer la médecine et l'art dentaire sur tout le territoire de la République. Ils seront soumis à toutes les obligations imposées par la loi aux docteurs en médecine.

30. Un règlement délibéré en Conseil supérieur de l'instruction publique déterminera les conditions dans lesquelles : 1° un officier de santé pourra obtenir le grade de docteur en médecine ; 2° un dentiste qui bénéficie des dispositions transitoires ci-après pourra obtenir le diplôme de chirurgien-dentiste.

31. Les élèves qui, au moment de l'application de la présente loi, auront pris leur première inscription pour l'officiat de santé, pourront continuer leurs études médicales et obtenir le diplôme d'officier de santé.

32. Le droit d'exercer l'art dentaire est maintenu à tout dentiste justifiant qu'il est inscrit au rôle des patentes au 1er janvier 1892.

Les dentistes se trouvant dans les conditions indiquées au paragraphe précédent n'auront le droit de pratiquer l'anesthésie qu'avec l'assistance d'un docteur ou d'un officier de santé.

Les dentistes qui contreviendront aux dispositions du paragraphe précédent tomberont sous le coup des peines portées au deuxième paragraphe de l'article 19.

33. Le droit de continuer l'exercice de leur profession est maintenu aux sages-femmes de 1re et 2e classe reçues en vertu des articles 30, 31 et 32 de la loi du 10 ventôse an XI ou des décrets et arrêtés ministériels ultérieurs.

34. La présente loi ne sera exécutoire qu'un an après sa promulgation.

35. Des règlements d'administration publique détermineront les conditions d'application de la présente loi à l'Algérie et aux colonies et fixeront les dispositions transitoires ou spéciales qu'il sera nécessaire d'édicter ou de maintenir.

Un règlement délibéré en conseil supérieur de l'instruction publique déterminera les épreuves qu'auront à subir, pour obtenir le titre de docteur, les jeunes gens des colonies françaises ayant suivi les cours d'une école de médecine existant dans une colonie.

36. Sont et demeurent abrogés, à partir du moment où la présente loi sera exécutoire, les dispositions de la loi du 19 ventôse an XI et généralemnnt toutes les dispositions de lois et règlements contraires à la présente loi.

9 782019 990091